熊继柏

中医课徒录

熊传榘中医课徒录

熊传榘 著

熊 凯 整理

汪 渝
漆 越　　协助整理
江 河
郭铁军

人民卫生出版社
·北京·

著者简介

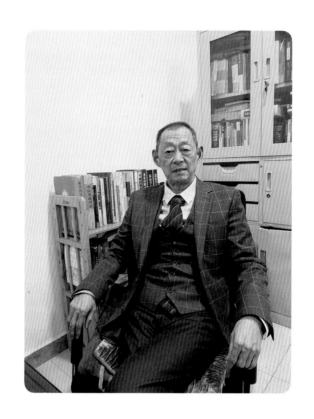

熊传渠,1949年生,医学博士,主任中医师,四川合江人。1966年初中毕业后回乡务农,1972年起任乡村医生,1974年起师从川南名医雷雨田先生系统学习中医。1979年经四川省卫生厅统一考核选拔录取为中医师。

1986—1989年,在湖南中医学院攻读中医内科学硕士学位,师从湖南省著名中医夏度衡教授。毕业后分配到重庆长江电工厂职工医院工作。1994—1997年,在山东中医药大学攻读中医基础理论专业博士学位,师从山东省著名中医张珍玉教授。毕业后分配到重庆市中医院(重庆市中医研究院)工作。

系中华中医药学会仲景学说专业委员会、风湿病专业委员会委员,重庆市中医药学会民族医药专业委员会主任委员、风湿病专业委员会及仲景专业委员会副主任委员,主持"重庆市中医优势病种研究""重庆苗族土家族医药调查"科研项目两项,主持国家级中医药继续教育项目两项。参编著作3部,发表论文多篇。

自

序

　　窃念立德立言,事非吾才所任;传道授业,责在我辈难辞。何病何方,雷师之言犹在耳;躬行躬学,夏老之叮嘱萦怀。大道岐黄,张老虑百载之存废;黎民疾厄,方药系患者之安危。后继乏人,前辈频呼屡吁;传承莫替,急如拯溺救焚。因敢忘陋效颦,集平生之所学;掏心剖肺,向后学以陈情。

　　《素问》《灵枢》,叹曾读而未精;《伤寒》《金匮》,憾三探而难彻。刘、李、张、朱,攻补温清各宜;叶、薛、吴、王,营卫三焦合法。时移世易,医学发展昌明;免疫强身,病谱已生变化。对医学之难题,运中医之方法。能无思考实践,继承创新者乎?

　　仆诚不敏,膺怀夙志;日求寸进,百折难回。名利不争,埋头苦干于读书诊病;学术不让,再思三忆于民望师恩[1]。狼疮尪痹,理先天而通经络;不育不孕,疏其管或生其精。肿瘤难消,活血化痰或兼攻毒;正气当固,补肾健脾掌握法门。道方法之常轨,陈验案以证明。传方务求直捷,力避隐晦难猜;运用须合实情,万勿刻舟求剑。

　　学浅才疏,知差求进。善始而难于善终,仰赖乎家严督阵。献礼九旬,晨昏鞭策;诊余奋笔,积岁为文。吟罢低眉,赖王院之青眼;公开面世,倚陈师之斧成。动辄云"我","我何人斯"常自问;生平爱山,大山之子好耕耘。知我罪我,一任当世;箴规磨切,寄望来人!

　　是为序。

熊传㮾

2020 年 2 月 10 日

书于重庆南山北麓之九泽堂

---

[1]　注:"名利不争,学术不让",是恩师张珍玉教授生前教诲学生之常言。

整理说明

　　家父熊公,讳传榘,为了向家祖的九十大寿献礼,更为了能让我们这些子徒较为系统地领悟他的学术经验,决定将自己学医行医五十年的一些经历、经验、想法、做法整理成书。虽然这些内容大多在日常临证之暇对我们的教诲中零散地说过,但一旦写下来,我们读之仍然倍感亲切。

　　家严对于中医药学有着极其深厚的感情。由于爱之深,对于他自己,他的一些同道以及我们这些后学,往往难免流露出一种恨铁不成钢的激愤之情。在讲稿整理中,为了磨钝情感流露的锋芒,我们建议他尽量少用第一人称,于是他自号"山之子"。

　　我们征求了家祖的意见。爷爷说:"传榘生于凤岭山下,长于仙花山下,求学于狮子山、岳麓山、千佛山下,工作于鹅岭及南山之下,虽然曾经就学于潇湘而览湖,负笈于齐鲁而观海,然终落脚于山城,是生平未尝离于山也,且1986年9月四川人民广播电台播出《有志者事竟成》[2] 时,称尔父'山的儿子,有山的意志,山的儿子,有山的胸怀',则汝父号曰'山之子',不亦宜乎? 不唯如此,我还希望你们皆能以此自勉。"

　　我就照家祖的话做了。

熊凯

2018年3月30日

---

[2]　注:该报道于1986年9月1日在四川人民广播电台播出,通讯员熊新民,2016年底退休自四川省泸州市卫生和计划生育委员会。

目 录

目　录

第二章　病证方药　93

目　录

第三章　治验举隅　133

第四章　医学散论　251

第五章　诗文记学　273

第一章

医 程 闻 见

第一节　学术恩师烙印深

　　山之子在学医五十年的历程中，曾经拜过十多位老师，但连续跟上三年以上的恩师，则是医学启蒙师雷雨田先生、硕士研究生导师夏度衡教授、博士研究生导师张珍玉教授。在跟师中，受到三位老师的影响主要有下面一些。

　　雷雨田——注重系统学习和临床实践，注重"重剂起沉疴"。

　　1972年春天，许多家庭条件较好的青年被推荐去学习了"新针疗法"（以"取穴少，进针深，透穴多"为特点的针刺疗法），其中多数人学习回来后并不从事这项工作。山之子却在侯志远先生的鼓励下，自购了《新医疗法手册》，按图索骥地开始在自己身上扎针，并义务地用针灸为周围群众治病。为了更好地学习针灸疗法，山之子去向医疗站的雷老师（后来成了山之子的业师）借阅针灸书，雷老师拒绝了他的借书，同时指出："既然要学医，就必须按药性、汤头、脉诀、内科的顺序，一步一步地系统学习。"原因是她认为单纯学针灸，在基层用途较为狭窄，不足以与大方脉相提并论。

　　自1973年春天起，山之子用了整整一年的时间来背诵《药性歌括四百味》，同时背诵了《中医学新编》上的方歌150个左右，初步打下了中药与方剂的基础。

　　1974年正式进入大队医疗站后，被公社卫生院推荐去县卫校学习两个月，在学习期间，山之子用楷体认真抄写了李时珍《濒湖脉诀》以及陈修园《医学实在易》等书中的脉诀部分，尤其是业师雷雨田先生传授的《六大六小脉诀》《佛点头脉诀》等书，集成一个小册子，于学习结束后呈送给雷师审阅。雷师在肯定山之子的钻研精神的同时，又告诫他说："重视医学理论的探讨，而忽略对临床具体方法和方药的掌握，是知识分子学医的大忌！"她指出，山之子其时必须集中精力向她学习什么病用什么方，什么症用什么药，脚踏实地在临床上摔打。倘有著书立说之志，十年八年后方可考虑。

　　由此可见，注重中医药基本知识的系统学习和临床技能的掌握，是雷师学术思想的精华。

夏度衡——注重三大临床经典的学习和临床实践,突出杂病从肝论治的理念,用药上崇疏慎补。

1986年9月至1989年6月,山之子师从湖南中医学院内科主任夏度衡教授。夏老十分强调对中医临床经典的学习。他在医疗实践中,对《伤寒论》《金匮要略》《温病条辨》中的方剂运用十分娴熟。山之子在读研期间,还被指定去跟本科班一起上《金匮要略》课,同时必须参加考试,计入学分,足见夏老对《金匮要略》的重视。此外,夏老对《景岳全书》十分推崇,曾经多次评价说:"张景岳是真正的中医博士。"同时对朱丹溪"气血冲和,万病不生,一有怫郁,诸病生焉"的理论十分重视,强调疏肝解郁,进而发展为"杂病从肝论治"的学术思想。此外,夏老对陈修园《医学实在易》中的方药应用亦有颇多经验。根据"久病原来气血凝,若投温热痛频增"一句,夏老创制了肝胃百合汤(柴胡、黄芩、百合、丹参、川楝子、蒲公英、郁金),以此为主方治疗胃脘痛肝胃郁热证,现在已成为山之子及其徒众治疗胃痛的常用方法。

崇"疏"慎"补",也是夏老用药的一大特色。山之子在长沙跟师抄方中,从未见到过夏老应用重剂、重补、大处方治病。总体上,轻疏灵动是夏老处方的一个特色。

强调临床实践。夏老经常引用陆游的两句诗——"纸上得来终觉浅,绝知此事要躬行"——来勉励他的研究生一定要注重临床实践,千万不要做一个空头的医学理论家。

张珍玉——重视理性思维,强调中医基础理论是中医形成和发展的根基。

也许因为张老是中基课程建设的奠基者之一的缘故,他十分重视理性思维。从中医基本理论形成的机制角度说,它是中国传统哲学思想和中医临床实践结合的产物。中国传统哲学以思辨为主要特征,而非以逻辑推理为主要特征,故要求辩证地看待事物,当然其中也还有因果推理的成分,否则就不能进行临床辨证思维。正是因为这一点,张老虽然年逾八旬,思想仍然十分开放,例如对他的博士研究生孙喜灵"人体隐性结构"学说的支持,就足见张老思维的开放性和包容性。

同时，张老认为《内经》《难经》以及中医各家学说，是中医基础理论形成的基础，故强调其学生必须通读《内经》，熟悉中医各家学说。山之子在山东读博期间，曾经先后为山东中西医结合大学（民办）的六个班次上过"中医各家学说"课，对张老的良苦用心颇有体会。2004年秋天，山之子赴青岛参加全国仲景学说学术研讨会，归途中专程去拜见张老。张老一见面就问他："一百年后还有中医吗？什么叫中西医结合？什么叫中医现代化？"在山之子茫然地不知如何回答之际，张老给出了答案："中医不会亡，一百年以后也还会有中医。前提就是坚持中医基础理论。"在山之子今日看来，中医是中国传统文化的重要组成部分，如果中国传统文化消失了，中医就可能被"废医存药"。中医基础理论和哲理思维，对于处理那些西医治疗效果不好、中医又无现成经验的病症，具有非常重要的指导作用，其中之三昧又绝非不事临床的理论家和仅凭死板经验应付临床的盲目实干家所能体味。而中国文化的保存和发展又与祖国的发展与强大有着须臾不可离的关系。

第二节　瓜蒂调油敷石影

石影，是一种民间疾病，至今山之子没能从任何一本公开出版的中医药书籍中查到它。其成因是夏天疾走在路上，被石子硌伤足底，既未破皮，也不出血，却暗中导致局部血瘀，然后积瘀成毒，形成化脓性疮痈。初起时宜用毛竹吹火筒，面上抹以桐油，在火上烤热，令患者将足底踩在上面，反复滚熨，令瘀血消散。

更有一法，为皮肤揪法。若患在左足底，即揪右背；患在右足底，即揪左背。交叉取穴。例如：左足底患石影，即让患者将左臂搭于背部右侧，中指尖所到处即为应揪之穴位。医师以手指揪起患者该穴皮肤，再放手，再揪，再放手，直至局部充血方止。

以上足烫滚油竹筒法及揪背法，皆为山之子务农时本组社员瞿国清先生习用之法。瞿氏之上辈为苗医，苗医多数具有"神药两解，人畜并治"之传统。那时,在缺医少药的乡村,瞿氏这一类半农半医的"藏龙",还是不少的。

山之子在1971年夏天曾患石影,用前面的瞿氏两法皆未能控制住病情,终于化脓。从所购《中草药验方》(中医研究院即今中国中医科学院之前身主编)上查到一方:南瓜蒂烧灰,调桐油搽。在整个化脓过程中,并未出现大的痛苦,比之于后来1973年初夏,手上干茧磨破,手背全肿,在化脓过程中,疼痛难忍,彻夜不眠,真是轻松多了。到底这是石影病本身的特点,还是南瓜蒂烧灰涂桐油搽这个外用方起了作用,至今不能透解。不过,这就是山之子的第一次医疗实践了。

第三节　针感良时针胜药

1972年春天,在侯志远叔叔的勉励与支持下,山之子开始自学针灸。侯叔叔原是安徽人,高小毕业后曾在其故乡邻近的一个乡上为一位侯姓的乡长背过一个月的枪,因为目睹过那位乡长的残酷行为,心生恐惧,就偷跑回了自己的家乡。那时,一位张姓解放军就住在他的家里,并介绍让他去了部队,一入伍他就当上了文化干事。侯叔叔当兵第一天就背手枪,进军大西南后曾担任合江剿匪大队参谋,大家都习惯称呼他侯参谋。他的爱人是家父熊中老大人新中国成立初期在石龙小学教书时的同事。"文革"中被遣送到山之子所在的生产队。那时生活困难,山之子家里举凡推个豆花,或者死了一只鸡什么的,都请他来一起"改善改善"伙食。每一个月,他就来同山之子聊天下大事,常常直到深夜。他认为山之子必须学个手艺才能安身立命,挣钱养家。石匠木匠,因山之子个头矮小,体力单薄,不能考虑,建议学"扎银针"加"卖狗皮膏药"。狗皮膏药无人教授山之子,针灸可以无师自通。于是,在侯叔叔的支持下,具体说,是他借给山之子一元钱,买了一本《新医疗法手册》和10支银针,开始了认真的学医、行医生涯。

那时乡间缺医少药,山之子就义务地为周围的社员治起病来,其中印象较深的有几个病例:

（1）带状疱疹

黄某，男，19岁，患带状疱疹。按"多发性疖肿"治之。

穴位配方：针刺曲池、合谷、足三里、血海（交叉取穴）；背部点刺大椎、心俞、厥阴俞、膈俞。背部点刺的穴位，用三棱针点入皮肤，然后在穴位画一个"十"字，不要深刺。

疗程：仅仅7天，皮疹全部消失，也无神经痛后遗症。

（2）钩端螺旋体病

黄某，男，23岁。在打谷子的季节发病，高热，咳嗽，痰中带血。在他的合谷穴注射了青霉素（那时常用穴位注射），结果出现了严重晕针，醒过来就再也不注射青霉素了，专用针刺。取穴为：合谷、曲池、孔最、列缺。咯血停止后，食欲不振，自感畏寒。针对自感畏寒，选用合谷、曲池、足三里、阴陵泉。针对食欲不振，选用脾俞、胃俞、三焦俞。

其背部穴位针感特别好，留针半小时，出针后，一天中都仍然有如同留针的感觉，不到3天，他的食欲就大开了。如此重病，仅仅一周就治愈了。

（3）胆道蛔虫病

罗某，男，21岁，上腹钻顶样剧痛，针上脘透下脘，顿时腹痛转到脐下，针气海、关元，腹痛即转向两侧，再针双天枢，四肢取内关、足三里，面部取迎香透四白，针后腹痛即止。再痛再针，一日中最多三次。两天后腹痛全止。腹痛缓解后，自感畏寒，重衣厚服。针曲池、合谷、足三里、大椎穴，三日后即能如正常时穿着。

因为有这样一些成功病例，山之子觉得针灸疗法在临床中太重要了。

第四节　循筋拿捏效验真

1974年，在经过两年义务行医之后，山之子终于被允许调入大队医疗站，成为一名在编赤脚医生。由于在1973年就已经通读背诵了《药性歌括四百味》和基本汤头150余个，并于1974年夏季在县卫校赤脚医生培训班学习期间，集中精力学习了《中医诊断学》，故进入医疗站后，即被业师雷雨田先生分配承担出诊、上山采药、上街采购药品诸项任务。

工作中虽然取得过一些令人欣慰的小成绩，但一次在治疗一位中年男子的坐骨神经痛时，却未取得满意疗效，该患者最终是被本生产队的泸州下乡知青陈明君治好的。

在患者家中，山之子拜访了陈明君，他的年龄至少要小山之子三岁，他慨然将那种治法教给了山之子。采用的方法是推拿，具体的手法是循筋拿捏。其法主要用示指、中指与拇指合拢形成"对拿"，只要感觉有一股"筋"富有弹性地在指下滑动，手法就对了。如果只是捏至脂肪、肌肉，而无指下滑动感，就没有拿住"筋"。那么这种筋的解剖学实质是什么呢？不外乎两种，一种是较长较大的肌腱，更重要的是大的神经干外边包裹的髓鞘之类。在手背、足背，则主要采用一种掐入指缝、骨缝之中的方法。要求医生的指甲必须剪得很干净，否则医患双方都不能承受。

在治疗前，先用下列方药熬汤熏洗，则疗效更佳：当归、川芎、艾叶、白芷、桂枝、麻黄、独活、伸筋草。

山之子从陈明君老师处学得此法后，曾经治好过黄葛公社一位73岁老婆婆非常严重的坐骨神经痛。后来用以治疗脑卒中后遗症偏瘫，也获得了较为显著的疗效。

2015年熊凯拜师闵顺林先生学习骨科时，闵老师又再次强调了这种"拿捏疗法"。与三十多年前山之子所学的方法相比，陈氏手法较为轻柔，闵氏手法较重，这让山之子想起两件往事。

朝阳四队张廷武之老母，年近八旬，颈椎病导致双侧上肢痛。请陈明君老师推拿，拿后疼痛加重；陈师离开后，由山之子推拿，拿后疼痛减轻。非徒技高而师技低也，乃是因为患者年高血弱，不耐重手法之故。所以推拿也得辨证，尤其是辨病人体质。

本组农友瞿光荣，右踝关节扭伤，局部肿胀，陈师为其推拿一次，肿胀向上发展，瞿不敢再请陈师推拿（那时都是不给钱的），自思无法，乃于睡觉中，将右脚下垂，置于尿桶中浸泡，数日方愈。此何故？以陈师从下往上推故也。这就提示如果肢体的下面部位有瘀伤，是不宜向上逆推的。

第五节　附子麻辛温寒妙

麻黄附子细辛汤，载于《伤寒论》，凡是读过中医院校的科班生，大抵都会应用此方吧！但是在山之子的故乡，当年敢用此方的人却不多。如福宝镇上有名的韦少初先生、韦少初先生高徒贺得超先生，福宝区卫生院晏树生老先生、李中行先生，元兴卫生院的安树阶先生，山之子都未见过他们应用此方。山之子的堂兄熊传儒潜心中医药数年，他就和山之子讨论过是否敢用麻黄附子细辛汤。山之子当时说，从方剂组合来看，附子温阳，针对的是里阳虚；麻黄散寒，针对的是表寒遏；细辛内温外达，既可助附子温里，又可助麻黄解表散外寒。如此说来，只要周身疼痛，恶寒明显，脉象沉迟而细，舌质淡，口不渴，小便清长，应该就可以用吧？但这都不过是纸上谈兵而已。直到师从雷雨田先生后，方才学会了应用。

本队本组社员胥某，44岁。因为"感冒"身痛，山之子先用银翘散加藿、朴、夏、苓之类，一剂后略有减轻；考虑到其人体弱，幼年时跌伤曾导致腰椎骨折。当时山之子正在读《沈绍九医案》，其中有一则虚人感冒的病例，在病解后呈"抢食"状态，沈老先生用补益肝肾兼健脾理气法收功，山之子就刻舟求剑地搬来照用。患者服一剂后，颜面及双下肢发肿，未再找山之子看，直接去医疗站求治于雷师。雷师以四君子合麻黄附子细辛，加黄芪、防己、泽泻，才解除了患者的病情。雷师称这种症为"阴虚水激症"，这里的"阴虚"实指里虚——脾肾虚寒；水激指外受寒湿之骤然郁遏。这类病情每年夏天插秧季节之后最常见。那时生产队插秧，一般男劳力要在水田里浸泡一个月以上，繁重的体力劳动内伤其气，持续的水湿寒凉侵袭，加上营养缺乏，故这种阳虚湿郁证极为常见。雷师把本病治疗中的得失详细讲给山之子听，从那以后，山之子就比较会用麻黄附子细辛汤了。

第六节 阴阳通用早夺汤

疮疡论治,首辨阴阳。初起红肿热痛,病情进展迅速,易成脓,易溃破,排脓引流后易于痊愈,是为阳证;反之,初起不红不肿不热不痛,病情进展缓慢,难于成脓,脓成后清稀如水,切开引流排脓后不易收口,为阴证。若溃破后只流血水,不流脓,则为恶证。

欲消疮痈阳证,宜用仙方活命饮;欲消或欲使阴疽早日成脓,则宜阳和汤。疮科早期治疗之大法如此。然而雷师传下一方,号曰"清泻化散内夺散",后经山之子查阅《辨证录》,原书称为早夺汤,治疮痈不分阴证、阳证,皆可通用。未成易消,已成易溃。

本方的组成是:

黄芪 30g	党参 30g	白术 30g	当归 30g
茯苓 30g	大黄 30g	石膏 30g	金银花 30g
柴胡 6g	远志 6g	天花粉 9g	

山之子习惯上天花粉也用30g,因为天花粉本来也是疮科要药。

由于雷师十分强调本方的突出疗效,为了便于记诵,山之子将它编成了顺口溜:

> "师传疗毒通用方,芪术参苓归大黄。
>
> 远志银花石膏草,柴胡花粉共煎尝。
>
> 勿疑大剂难轻用,务识酒冲效始彰。
>
> 痰症二砂明雄末,兑吞须服数剂良。"

"务识酒冲效始彰",是说要使疮疡消肿快速,需在服用时滴入白酒数滴,其效果才快。

"痰症二砂明雄末",是说对于疮疡此伏而彼起者,民间中医习称为"痰证",例如由于脊柱结核而形成的背脊部的冷脓肿,中医外科称为"龟背痰",就是一例。在这种情况下,就需要冲服雄黄、二砂(朱砂、辰砂),但是其量宜小,要严格控制剂量。

雷师曾举出过一个她的验案:连湾头生产队祝某之妻,山上打柴,从悬崖跌下,摔碎盆骨,骨折处有碎骨未取出,遂酿成"塌骨流痰",局部肿胀不消,疼痛不止,日夜叫号,雷老饮以早夺汤(冲入白酒),兑入砂雄散(雄黄、朱砂、辰砂),一剂而痛止脓溃,再以银粉散药捻插入引流,其病遂渐获痊愈。

雷老后来在实践中扩大了早夺汤的应用范围,对于老年胸痛(疑为今日常见之心绞痛)也用此方化裁。山之子因为从师三年即离开恩师,外出工作与学习,未能再侍诊于恩师案边。但在山之子的实践中,却扩展本方于尿毒症、痛风顽症、化脓性髋关节炎的治疗,皆有确切疗效。

第七节　重剂奇方忆师公

恩师雷雨田生前经常提到师公龙耀成老先生的处方风格——重剂治顽症。例如治疗闭经,用《医林改错》之血府逐瘀汤,往往二倍或者三倍原方之量,方能见效。雷师强调说,一旦认证的确,就不要轻易变换处方,而是要守方逐渐加大剂量,直到生效。这是祖师龙耀成老先生屡起沉疴的诀窍之一。

后来山之子从福宝木匠陈相尧师傅之妻的口中得到两个关于师公龙耀成行医的病案,觉得很有价值,现录于下:

其一,乡绅肖某之子,病温,广延当地名医。待请得龙老到,已是第七个医生了。龙老于是说:"既然我已经是第七个医生了,就请人去挖新鲜的茅草根七斤,剥去粗皮,洗净,捣汁,兑入熬药方中用吧!"服药之前,用麝香令患者鼻前一嗅,再进熬药,药后果愈。虽然原方已不可得知。以今日之所识推之,麝香嗅鼻,芳香开窍法也。此必热入心包之证,患者定有神昏不语。白茅根取汁冲服,清热凉血法也,此必热入营血,有动血之证。在没有大剂量抗生素、激素,也没有输液纠正病人高热脱水的情况下,能治愈如此大症,足见龙老是非常熟悉温病卫气营血辨证,且用药极具胆识的。

其二,一人罹肺部难治性疾患,龙老令患者俯伏于两条高板凳上,下以药物为烟,令患者吸入口内,其口中必流涎唾,然后服药乃愈。以我辈今日之所识,固知患者当有梅毒病史,否则龙老必不如此用。其法已载于《医宗金鉴·外科》,唯是此法只可暂用,不可久用!何故?以熏药中含有水银故也。

山之子得知此法,并非直接来自阅读《医宗金鉴》,而是从一个旧抄本中得知。十多年前,弟子徐荣文在铜元局一个收废旧纸张的"荒篮"(拾破烂卖者)手中购得一个将被烧毁的手抄本,并且复印一本,呈送山之子。山之子命其曰《荒篮拾抄》。那其实是民国期间一位私人行医的老先生的手边参考书,即临床手册,在那位老先生行医当日,定然视此本为囊中之秘,轻不示人,然而数十年后却落得个被处理为废纸的下场,真是可慨也乎!因思中国传统文化尤其是中医药学之保存与发扬,真是到了刻不容缓之际!

龙耀成老先生为山之子之师公,所以标题说"重剂奇方忆师公"。

第八节 咯血名方咳血方

丹溪咳血方,由诃子、瓜蒌壳、瓜蒌仁、海浮石、栀子、青黛、白蜜组成,中医学院2版教材之《方剂学》未收载本方,而清代医家龚廷贤之《汤头歌诀》载有此方。山之子在恩师雷雨田的从师侍诊笔录(她跟随师公龙耀成抄方时的笔记)中看到此方,向雷老请教时,雷老告诉他此方疗效十分可靠。

1974年二舅赵敦品得知山之子在学医时,向山之子极力推荐了一本书,叫作《医学南针》。

后来山之子不知从何处借到了一本《医学南针》,此书为上海陆士谔先生著,陆士谔在追述自己学医的经验教训中提出大、细、信、诚四大原则。其中关于学中医首先要"信",指信任中医的疗效与科学性。他说他自己在学医之初抱"中医偏于理想,西医偏于实际"的想法,学习中医屡学屡止,结果进步甚微。终于在一次自患咯血之症时,请来了一位唐姓老中医,从唐师口中畅聆了一番"木火刑金"之论,服用唐师之药而病得愈。从那以后,陆氏拜唐师习医,终于成了名医。陆氏后来曾经供职于国医研究院。

山之子在读到那一节时，对"木火刑金"可致咯血有了一个理论上的初步概念。

1977年山之子购得秦伯未先生《谦斋医学讲稿》，从书中看到秦老对张景岳化肝煎的推崇。自后形成了若遇木火刑金之咯血症，应用化肝煎合丹溪咳血方治疗的思路。

1994年，在赴鲁攻博之前，重庆铜元局肝硬化患者於某某，患肝硬化胃底静脉曲张破裂咯血，山之子用化肝煎合丹溪咳血方（方中加用了三七）治愈。

1997年秋，山之子自山东读博归来，适逢一李姓患者，因为咯血在某医学院附二院住院治疗一月，而咯血未止，西医建议开胸手术。患者家属乃抱请中医一试之想法，求山之子处方。即用化肝煎合丹溪咳血方化裁。二剂血止，四剂痊愈，乃得出院，详见治验举隅章。

第九节　断血归脾有妙方

1974年山之子刚正式拜师雷雨田先生，列入门墙。那时，生产队给的是工分，社员看病五分钱一次，中草药不收钱，西药只收成本费。加之山之子在此前的两年针灸治病中一概都是免费的，不用说，零花钱是没有的。雷师于是允许山之子在诊疗、采药、购药及农闲之时，可以背着漆匠背篼出去挣点零花钱。山之子一次路遇其师伯穆建民（又叫穆贵德）。这穆师伯最初投教于骑龙老中医李泽行，出师后因慕龙耀成老先生之名，又参师于龙老先生，穆先生学医先于雷雨田先生。在1961—1962年到处都开办有黄肿病医院之时，曾经与雷先生共过事。途中相逢，山之子当然要礼貌地称呼他穆师伯。

在1975年霜降时节，经恩师雷雨田先生同意，穆师伯请山之子为他的千金出嫁义务油漆了一批陪嫁家具，费时5天。在一个晚上，穆师伯告诉了山之子一组治疗吐血的方子，是由两个方组成的。首方，止血为主，方用百草霜适量调白糖，以童便送下，有迅速止血之效。次方，归脾汤加荆芥炭、阿胶、艾叶炭、侧柏叶、三七粉。穆师伯说此方有"断根"之效。就是说用这个方法治好的吐血病,可以永不再发。

1975年冬,本社老社员蒲某,年近八旬,骤患咯血,山之子用穆师伯所授方药治之,果然获效。

数年前治一曾姓女童患血小板减少,反复鼻衄,山之子再用此法,但有变通,大要说来,在出血倾向明显时,以犀角地黄汤(犀牛角易以水牛角)为主方加味;出血倾向不明显时以归脾汤加味。虽然有效,但并未获得"断(病)根"之效。

百草霜,为烧柴草的灶头之锅底墨,原本易得。现在要找百草霜亦不容易了。故治咯血之症,山之子用化肝煎合丹溪咳血方之机会更多。但穆师伯所授方法,从中医理法上说,还是很有道理的。

行文至此,蓦然想起故乡民间流传的一个止血良方:三油粉。三油粉者,松树油、杉树油、柏树油也。晒干,不见火。研成细粉,装瓶备用。用时,以凉开水送吞服,治鼻衄,有立止之功。当年元兴小学一学童,骤发鼻衄如注,老师们手忙脚乱,束手无策。学童之家长就住在离校不远之地,闻之,飞奔到校,从瓶中抖出三油粉,大约6～10g,学童服之,鼻衄顿止。若能平时备就,较之有人发病时,用西药止血药淋湿纱布条填塞鼻孔,岂不方便得多!

第十节　儿科加减越鞠丸

越鞠丸是朱丹溪治疗郁证的名方。恩师雷雨田根据师公龙耀成老先生的经验,对本方进行了扩展,具体用药规律如下:

理气:木香、陈皮,取代香附。

除湿:苍术、薏苡仁。

活血:川芎。

清热:栀子、黄芩;口臭加寒水石、知母。

消食:神曲、谷芽、麦芽、山楂。

小儿常易患蛔虫,若有,则加乌梅、榧子、川楝子。

小儿因呼吸系统发育尚未健全,生病后易患咳喘,则可加麻茸(麻黄,捣,筛去尘末,叫作麻茸)、杏仁、贝母、橘红、胆南星之属。

总之,这个以越鞠丸为骨架,加减变换的习用方,是用于儿科实证的。至于脾虚,则当以参苓白术散之类以调之。

山之子在数十年行医中养成的一套儿科治疗习惯,现表述于下:

临床常见的小儿虫积食减,症见食欲不振,形体偏瘦,面色偏黄或脸上有玫瑰糠疹(中医称为虫斑),白睛有小黑点(虫斑),下唇内有较多白色透密颗粒(虫粒),或口多涎唾,绕脐腹痛,夜间磨牙。对这样的小儿,多按三步法或者四步法治疗。

三步法:

首进安蛔驱虫药。以安蛔驱虫为主,佐以消食理气。

次进消食导滞药。药用神曲、谷芽、麦芽、山楂、鸡内金、莱菔子、法半夏、砂仁、木香、陈皮、藿香、甘草。

三进健脾开胃药。舌质淡者,用参苓白术散加减;舌质红,苔少者,用益胃汤为主方化裁,用益胃汤时常加白芍、乌梅、木瓜,宗酸甘化阴法。

四步法:

就是在三步法的基础上,加用消疳肥儿散,蒸鸡肝或猪肝服。

多年经验表明,若无结核、甲状腺功能亢进(简称甲亢)等慢性消耗性或高代谢性疾病,应用这里所说的四步法或三步法大都有良好效验。

第十一节　崩漏加味补中汤

功能失调性子宫出血,中医谓之崩漏。其量大不止,如堤崩水泄者,称为"红崩";如屋之漏,点滴不止者,称为"漏下"。山之子在1976年就得到一个处方,处方人署名陈胜初,亦不知是否其真名。因为那时"文革"尚未结束,"陈氏"来到乡下,针灸行医,挣点路费,就继续赶路,属于典型的"游方医生"。此方在原来的元兴公社朝阳大队(现已改为聂石村)共治四人,三人有效。

原方为：

黄芪 30g	党参 20g	丹参 12g	玄参 10g
白术 15g	柴胡 6g	升麻 6g	艾叶 6g（炒炭）
延胡索 12g	肉桂 6g	当归 12g	阿胶 12g（烊化冲服）
川芎 6g	荆芥炭 6g		

学过《方剂学》的人一看，这不就是补中益气汤加味吗？后来数十年医程中，山之子用过此方多次，疗效甚确。

鉴于此方是有效的，为了备用，山之子将它命名为"加味补中汤"，编成了顺口溜：

经行不止用三参，芪术芎归艾柴升，玄胡肉桂荆芥炭，阿胶另用甜酒蒸。莫道区区十四味，江湖妙手可回春。

山之子当年为了追踪本方的疗效，忙活了一天，至今想来还是很值得的。搜集到的病例如下：

熊某某，女，38 岁。1969 年 11 月 26 日就诊。月经淋漓不尽 2 个月余，伴头晕眼花，腰酸肢软，多方服药无效。服用陈医所处此方，连服 3 剂，经止，且诸症皆愈。

陈某某，女，26 岁。1967 年 6 月曾经小产，出血不多。1970 年农历正月十三起，月经淋漓不止，持续 2 个月。曾服仔鸡烫水等单方及中药无效。后赴福宝区卫生院住院治疗 3 天，月经遂止，归家后病情反复。经人介绍至熊某某处索得此方，连服 3 剂，遂愈。次年顺产一子。

刘某某，女，41 岁。1969 年 9 月，行经，红白相兼，淋漓不止。时感心悸。曾服用草医李某草药数剂，病情不减反重。后从熊某某处索得此方，服 1 剂即愈。再服 2 剂，巩固疗效，至 43 岁时孕产一子，平安无恙。

袁某某，女，42 岁。1967 年患月经淋漓不尽，多方治之不效。迁延至 1969 年。服用加味补中益气汤两剂，未见明显效果。后改服岩角头（合江县福宝区油榨乡小地名）罗三太医（油榨乡著名草药医）草药一剂，即愈。但袁某某服用的加味补中益气汤，都不是水煎服，而是泡酒服，酒药以行血为长，实非止血之用，故未见效。

山之子得此方，是 1976 年抄录自病例熊某某处。另外，三参是指"玄、丹、党"三参。

第十二节　成败萧何议川乌

"川乌大热，搜风入骨，湿痹寒疼，破积之物"，《药性歌括四百味》就是这样描述川乌头的功效的。中医经典著作《金匮要略》中治疗历节病有著名的大乌头汤，清代医家陈修园曾经为它编有歌诀："历节疼来不屈伸，或加脚气痛为均。芍芪麻草皆三两，五粒乌头蜜煮匀。"足见乌头用来治疗风寒湿痹已经有了非常悠久的历史。由于乌头具有良好的温寒止痛功效，故不仅用于寒湿痹证，也常被用来治疗骨伤疼痛。恩师雷雨田传授吾门的一些处方就是川乌、草乌并用的，不过每次所用之量都非常小，故仍属安全。

在初学医的头几年，山之子对于风寒湿痹的论治非常留心，读北京中医医院王大经、王为兰两先生的医案，知道他们都是非常擅长运用川乌和制附子的，一般常用量为每剂各 15g 以上。同时，结合张锡纯《医学衷中参西录》所载活络效灵丹（当归、丹参、乳香、没药），活血行气，效果当更理想。李中梓在《医宗必读》中不是就明确指出过"治风先治血，血行风自灭"吗？基于这样的认识，山之子在治疗坐骨神经痛中曾经有过一个印象深刻的成功病例。

患者冯某，山之子初中时的同窗。20 余岁时骤患"急性腰扭伤"，导致左下肢疼痛麻木，几至不能行步。山之子用独活寄生汤合活络效灵丹，加制川乌、制附片各 15g，穿山甲 [3]6g，患者服一剂即愈。在服用前，冯某曾将处方请教福宝区卫生院名医陈生学先生，陈师谓方中有制川乌、制附片、北细辛、乳没，皆为麻醉止痛药，穿山甲又有穿透性，患者之胃素来不太好，嘱其慎重。禁不住疼痛难忍，冯君终于忍不住去抓来煎服了，效果奇佳。冯君于是沿街宣扬，以有山之子这样一位学医的同学而自豪。

3　注：穿山甲原为传统中药，《中华人民共和国药典》（2020 年版）不再收载。现在临床可选取代用品。

至 1982 年夏,其时山之子已经全省统考被录用为中医师,并在元兴乡卫生院代理院长两年,调回了福宝区卫生院。出于谨慎,也出于对医学研究、整理之动机,山之子凡诊必立案。因为初回福宝,尔时福宝镇上已有四大名医(韦少初、贺德超、李中行、陈生学),山之子虽然是合江县中医师选拔统考第一名的获得者,毕竟胡子不多,患者也不像在元兴时那样多。

福宝公社文书甘女士之丈夫王师傅,货车司机,先介绍一亲戚来请山之子治疗,效果不错,于是他自己也来请山之子看病,其病属痹证,初诊时因有热象,予清热燥湿法,疗效不显。其间山之子因农忙回家插秧,他请陈生学先生诊视数剂,待山之子返回时,王师傅再回头请其诊视。察其脉已经转为沉细迟缓无力。尔时山之子正在读《蒲辅周医案》,书中有"热病转寒中"一案。今见王氏脉象沉迟无力,以为已经可以温寒,遂改用当年治疗冯某痹证之法,不料药后心慌,虽未出大事,但自此以后,甘氏与山之子关系不睦。王师傅后来病情逐渐显露,终致全身大小关节肿胀,尤其双手近端指间关节、双腕关节、双手掌指关节肿胀,而非关节处渐趋羸瘦,王师傅一年后病故。以山之子今日治疗类风湿之经验回顾,王师傅当时是类风湿关节炎初起,症状尚未完全显露。类风湿关节炎一病,本有缠绵数十年不愈者。

从那以后,山之子对用制川乌慎之又慎了!更不要说草乌了。

真是"成也萧何,败也萧何"。

第十三节　再忆名家一教训

山之子是在三十二三岁时就已经有过重用川乌导致明显副作用的教训,因而以后不得不谨慎应用此药。又忆及还有一位同道专家也险些在乌头应用上引起纠纷。

1997 年夏天,《执业医师法》出,重庆市卫生局中医处抽调山之子赴永川区中医院监考期间,市煤炭研究所一退休女士,因痹证来求山之子诊。其人既不在,挂号室乃推荐另一名医为其诊治。因闻患者口称慕山之子之名,该教授乃曰:"熊博士的老师,我们都要得好得很!"处方三剂,服后病无进退;再进三剂,病人不能起床矣。其夫急送其赴重庆某部队三甲医院抢救,值班医师带着一群实习生,径言"此系乌头碱中毒所致房室传导阻滞",患者住院三天。

次日,山之子已经返院,患者来诊,述及前因后果。山之子因有年轻时之教训,又向患者解释,医生本系好心,也想重剂起沉疴,医者心欲小而胆欲大,主观动机还是好的。于是央求患者既无大恙,姑且看在大家都是科技人员面上,就此不再追究。

"君子不言人之过",此非欲妄议他人也。即便是医学前辈,也有失手之时,为医之人,能不谨慎终生乎?

第十四节　休泼孩童同脏水

既然重用乌头,可能会因为乌头碱中毒导致心脏房室传导阻滞而引起不良后果,是否乌头这味有毒中药就该被弃置不用呢? 非也。下面举两个病例以明之:

例一:家父熊中,76 岁,视力下降。2004 年五一节,因送我二妹从重庆返福宝,归途中,雨雾蒙蒙,视一高约一米的坎子为五厘米之高,一脚踏下,顿时跌倒,乃爬到路旁,招一出租车,返回重庆市中医研究所(一号桥)。经该院 X 线片证实为跟骨粉碎性骨折。山之子即电请骨科恩师张世海先生,张老闻知此病,只说了一句:"那个部位不好整。"山之子无话可说。因思家父年高血弱,倘用西医骨科治疗方法,诸如麻醉、切开、拈去碎骨、大块的骨头钻孔、上钉子、安夹板,终日打针输液,果能承受乎? 乃决定自行医治。

内服用师传方七星丹,药用:

制川乌 3g	制草乌 3g	细辛 6g	土鳖虫 6g
大黄 10g	红花 6g	自然铜 3g^(煅,醋淬)	

共为细末,每服 2g,每日两次,酒或开水送服。

外敷则用师传外用方温消散,药用:

生川乌 30g	生草乌 30g	生半夏 30g	生南星 30g
大黄 20g	细辛 12g	白芷 20g	

共为细末,用醋和蜂蜜调匀,敷于患处,每日换药。上厕所则拄杖打独脚。整个疗程中,家父未受任何痛苦,50 余天即下地行走,至今已 15 年,行走如常。此例内服之七星丹,其内即含有制川乌、制草乌、细辛、自然铜诸品,然剂量较小;外敷之温消散,则含有生川乌、生草乌,外用,当然是安全的。

例二:李某某,男,55 岁。因为冬天在外搭毛竹棚子,受寒严重。双手指发冷、发硬、发白、疼痛,几至不能屈伸。此病极其类似于肢端硬化病之雷诺现象。予以下方治之:

黄芪 30g	当归 15g	生地 20g	熟地 15g
赤芍 15g	白芍 15g	桂枝 3g	麻黄 4g
甘草 3g	大枣 12g	制川乌 6g(先熬一小时)	

每日 1 剂,熬成后去渣,加入蜂蜜 30g,再熬一小时。

连服 19 剂,症状完全消失。继以通消汤(自拟方)加味泡酒服以巩固疗效。

通消汤(自拟方),药用:

黄芪 30g	当归 15g	川芎 6g	赤芍 15g
桑寄生 30g	苍术 20g	葛根 30g	土鳖虫 6g
蜂房 12g	三七 6g		

可见制川乌、制草乌如用之得法,疗效是非常肯定的。

因乌头而联想到附子,附子者,乌头之侧根也,毒性轻于乌头,而回阳之功独胜。国内有号称某神派者,著作累累,极言温热药之神功,其代表性药物即为附子。山之子在治疗赵某某之全身冷痛时,制附子从 12g 起,逐渐增量至 180g 每日,方才取得疗效。

用附子以"强心"的例子有两个:

例一：庹某某，男，年近七十。因肺心病、慢性支气管炎伴肺部感染，住某医学院第二附属医院肺科。因为高热不退，四肢水肿而逆冷，经人介绍求山之子诊视。首方三剂，服中药则肿消，热退，每分钟心率由120次以上降至100次以下，次日上午，西药输液一用，高热复起，手足之水肿尤其下肢水肿复原，山之子乃自谢不敏。患者之妻乃决定出院，将患者接回家，请山之子出诊，服用中药而愈。所用之方为：

西洋参6g^(蒸兑)	麦冬30g	五味子12g	红参6g^(蒸兑)
干姜12g	白芍15g	茯苓20g	制附片30g^(先熬一小时)
泽泻12g	甘草6g	大枣12g	沉香6g^(后下)
大腹皮12g	白术15g		

出院前服用3剂。出院返家后共服10剂。热退肿消，未再发。其后以参苓白术散加人参蛤蚧散收功。

例二：陈某某，男，77岁。年轻时患过肺结核，因肺心病、心衰，症状同于庹某某，但无高热，仅咳喘，双下肢水肿。用药与庹氏所服相近，唯加桑白皮耳。三剂轻，六剂愈。愈后即赴深圳。

两年后再患同病，其家属请山之子赴深圳出诊三次，其制附片最大量用至500g之多，然终不能挽回患者生命。在深圳某医院住院发现肺脏已经全坏，乃由家属专车送回川渝，行至贵州独山患者已逝。山之子虽仿李可破格救心汤治之，然终不能起沉疴。由是得以朦胧认识：若脏腑之结构已坏，虽500g之附子，亦不足以回天矣。

说了这么多，无非是要说明乌头、附子之属，贵在对症与适量。不可因其"有毒"就弃之不用，亦不可因其独具神功而率尔用之。

第十五节　平和愈疾方王道

为什么会冒出这样一句话呢？这是因为作为医生，若同样能治好病，是大毒犯险以显"胆识"为上，还是平和愈疾更好呢？如果设身处地，要是自己病了，会怎样选择呢？答案肯定是不言自明的。

1978年冬,29岁的山之子正在合江县自怀公社竹板滩电站工地当民工医生。工地所在地离山之子故乡元兴公社地界不远,元兴工段就给山之子送来了一些木炭。山之子每天生个烘笼,双脚放在上面烘烤着,又用一块布围至膝盖,冬天就这样舒舒服服地度过了。及至1979年开春,春雨绵绵,双膝关节剧痛难忍,虽无红肿,但屈伸皆不利。上楼尤其困难,此真风寒湿痹也,脉象不数,似乎亦无热象,在那工地上熬药也不是那样方便。当用何方何药? 川乌乎? 草乌乎? 附片乎? 自己服药,还是尽量太平一点吧! 因思痹者,闭也,气血不通之谓也,当以活血通脉为第一要务,佐以除湿舒筋。于是自订一方如下:

桂枝 3g	生地 30g	赤芍 15g	白芍 15g
苍术 30g	白术 30g	秦艽 12g	杜仲 12g
丹皮 12g	薏苡仁 30g	鸡血藤 30g	

水煎服,服三剂而其病即愈。

后来凡治普通风湿热痹多以本方入手,效果尚佳。其制方之意则是:桂枝温通血脉,细生地凉通血脉(今药房已不区分大生地、细生地,只好笼统开一"生地"),赤芍活血,白芍舒筋;苍术发汗燥湿,白术健脾止汗,药后出汗与否,悉因患者之体质而不强求发汗;秦艽、杜仲,药材皆有"筋丝",取类比象,入经通络;丹皮助赤芍活血,薏苡仁助二术除湿,鸡血藤助桂枝、生地活血,且藤本通络;若有指端麻木,则更助以橘络可也。

第十六节　当归四逆医麻木

当归四逆汤并不是什么原因引起的肢体麻木都能医,但是加味当归四逆汤治疗妇人产后受风所致的肢体麻木,甚至抽搐,却是有效的。此法是山之子在阅读《蒲辅周医案》中学来的。因为这样的病不多见,往往被视为较难的疾病,山之子就将它编成了韵句:"加减当归四逆汤,桂枝吴萸细通姜。芪芍寄生甘大枣,血虚风冷痹抽尝。"歌中的"细"指细辛,

"痹"指疼痛麻木,"抽"指抽搐。在胜利三队(与山之子所在生产队紧邻)一位何姓妇女产后肢体冷痛麻木时,就是用这个方法治好的。所谓一剂知,三剂已。一剂就见效了,三剂就完全好了。"通",原方用通草,换成菊花心大血藤,合江县福宝地区叫作"活血",效果甚佳,既能通气通络,又能养血。

因为是从《蒲辅周医案》中学来的,就不能不产生一些联想。山之子用本方治疗何姓妇女是 1976 年冬天的事。后来 1986 年下半年在湖南中医学院读研期间,讲科研方法的老师讲课之时,常常把矛头直接指向《蒲辅周医案》。说它是个案多而样本少,又无对照、随机、重复,缺乏统计学的支持。从临床实际看,即使是同一种疾病,只要在不同的人身上,就很难说他们之间的条件都是一样的。正是因为这样,才要辨证论治,才要用方用药有加减变化。在基层靠临床疗效打天下的中医师们,倒是对一些所谓大样本的临床报道要警惕。

第十七节　喉痹咽疮寒热分

大约是在 1975 年前后,山之子偶然在福宝场上遇到了穆贵德师伯。穆问:"你的师公有一个破阳行阴煎,你记得吗?"山之子说听说过,但记不住。穆让山之子回去找到了之后,抄录下来转呈给他。回家一查师公龙耀成老先生手抄本《辨证录兼内外杂证》,发现此方与解热润枯煎并列,皆治疗"燥热上攻,喉痹咽疮",同为舒驰远所创之方。解热润枯煎的组成是:黄连、阿胶、黄芩、白芍、鸡蛋清(可视为黄连阿胶汤去鸡子黄,加鸡蛋清),破阳行阴煎的组成是:天冬、麦冬、玉竹、石膏、鸡蛋清。当时也不知该用多大剂量。穆师伯说可以各用八钱(即今之 24g)。现在用的机会多了,基本上各药皆用 30g。解热润枯煎则至今数十年未尝一用。1994 年冬天在济南读博期间,山之子晚上在蒲堂坐堂,曾治一 30 余岁妇人之干咳,病程一周,为之开药三剂,共分 9 次服,所用方即破阳行阴煎加味方。服至第 8 次,患者依然干咳。因其就住在诊所邻近,从诊所经过,山之子听见其干咳之声,乃嘱其在最后一次汤药中兑入鸡子清,竟然服后顿愈。足见鸡子清一味药并非无关紧要。

破阳行阴煎，本为舒驰远《伤寒集注》方，山之子初见于其师祖龙耀成手抄本《伤寒金口诀》中，所以算为师传方，药用：

天冬30g   麦冬30g   石膏15g   玉竹30g

煎成，加鸡子清一枚，搅入药液中服。

由此联想到1974年在合江县城大市巷64号（现为卫生局办公大楼兼职工宿舍，当年为县卫校用房）与已故医友杜长生同窗时，从他手中抄得一方。叫作竹衣门冬汤。其方歌仅两句话："竹衣门冬又竹茹，还将沥叶橘甘扶。"其方有水竹的内衣（内膜）可蒙笛孔供吹奏发音用，还有竹茹、竹叶、竹沥、麦冬、橘红、甘草等药组成。方中麦冬润肺，竹茹、竹衣、竹叶、竹沥清肺化痰，佐橘红化痰而性温，甘草调中益气。对于劳伤（主要指肺痨）久咳所致的声音嘶哑是一个良效之方。

凡事物皆有两面。咽痛若属于虚寒者，又非温不可。1978年冬天，山之子在竹板滩电站工地任民工医生。天堂坝公社青年民工某（姓氏已忘），因为拦河截流，跳入山溪中劳作，次日起即感咽痛隐隐，咳嗽频频，但无痰。那时流行的方法是注射青霉素加链霉素，山之子便直接为他使用了这个方案。用药三天，患者复来。问其病情有否改善，答曰："好倒是好点儿，没有好什么名堂。"真给医生留面子，其实就是没有好！于是诊其脉，沉迟无力；看其形，咽部色淡；询其证，背部恶寒，小便清长，吞咽时咽部微痛。遂予麻黄附子细辛汤：麻黄6g、北细辛6g、制附片12g（先熬1小时）。熬成后临服前兑入生鸡子清。三剂而愈。乃知即使是咽炎，也是要辨证的，不可一见炎症就清火。

第十八节　湿热全从口腻观

湿热中阻，有口腻的，有舌苔腻的。舌苔腻，是医生通过望诊得知的，乃是体征；口腻，则是患者的自觉症状，必须通过病人的主诉或医生的问诊才能获知。大多数口腻的患者都有纳呆、厌油等症状，胸脘痞闷之证可能有，也可能没有。从湿热比例与论治关系来说，湿重于热的，以藿朴夏苓汤（藿香、厚朴、法半夏、茯苓、杏仁、薏苡仁、白蔻仁、猪苓、泽泻、淡豆豉）为主方；热重于湿者，以黄芩滑石汤（黄芩、滑石、茯苓、猪苓、木通、大腹皮、白豆蔻）为主方；湿热并重者，以甘露消毒丹（白蔻、藿香、茵陈、滑石、木通、石菖蒲、黄芩、连翘、浙贝母、射干、薄荷）为主方。这些方剂的方歌山之子在1975年就大多背熟了，但真正对其有感性认识却是在1976年。

那年春天，荆妻因病于合江县医院住院治疗。当时在同一个病房里，还住着另外一位女士。剖宫引产术后，高热不退，连续三天体温皆在39℃以上，患者口腻异常，根本不想吃东西，西医妇科医生于是请来了年轻的中医师尹显清。尹显清那时还带着名实习生，在询问到病人口腻之后，为她开了三剂药。由于患者无人护理，那时县医院是有中医无中药的，于是烦山之子代劳去街上抓药。拿到处方一看，乃是甘露消毒丹加一味金银花耳。山之子那时想："病人术后面色无华，分明血虚，为何就只开这分消湿热之药？"不意病人药后食欲大开，精神体力顿时好转，也就是从那时起，山之子学会了应用甘露消毒丹。

所以，山之子常常觉得做年轻医生，善于"偷学"他人经验也是一种必备功夫。

第十九节　无形痰火漫云虚

漫云者，乱说也。2015年春节即将过完，山之子觉得应该去看看老朋友——已经退休的蔡树云院长了。及至见面，方知蔡院长夫人王女士患了一个奇怪的病。其症状是坐在轻轨上不知下车，呼之不应，大约2小时后，神智稍清，对于失忆时之情形一概不知，如此症状，三个月之中多次复发。从西医角度说，应当想到短暂性脑缺血发作之可能。在某医学院附属医院住院治疗后，病情无改善，出院所带之中成药里有含人参、黄芪、鹿茸之类成分的。由于患者原有确切的糖尿病史二十余年，其血黏度不用说也是很高的，幸而血压素来正常。诊其脉弦滑有力。弦主肝风,滑主痰蒙,从中医角度说,亟亟开痰降浊、活血息风、开窍醒神方为正法,脉实者宜清宜下,焉能补气温阳?于是嘱停西药与中成药,改服中药汤剂。总计服药三周,病遂未再发,病案举隅中有详记。西医同道学用中成药,因为不会把脉,也就很难较好地掌握辨证,仅凭西医诊断去开中成药,南辕北辙之事,未能尽免。现代中医也应当引以为戒。

第二十节　此痰不与彼痰同

关于痰证,《中医学基础》《中医内科学》一般都是根据痰的形态分为两类——有形之痰与无形之痰。我们可以把无形之痰称为"隐痰",有形之痰称为"显痰"。所谓隐痰,可视为气的异化。那么什么是气的正化呢?那就是"神"。这是从道家炼精化气、炼气化神学说悟出来的。从临床上说,多种神经、精神系统疾病出现的变化多端的奇怪症状,中医通过化痰法治疗而获得病症缓解或者改善的效果,由此推论出"怪病属痰"的病机。临床上有名的礞石滚痰丸就是在这种理念指导下制得的一个方剂。多家的安神定志处方皆用化痰药也是因于此理。

所谓"显痰",如咳嗽所吐出之痰涎,鼻中流出的鼻涕之类皆是,是津液不归正化所致。津液的正化是什么?"清"者变为气,蒸腾敷布于脏腑、经络、腠理、肌肤;"浊"者变为汗、尿,排出体外。若既不化气,又不变为汗与尿,则凝结在机体内的各种管道中,随气上下,演变成为有形之痰。如此说来,在女性输卵管中的输卵管液,因"炎症""湿热熏蒸"等原因而转化为稠厚黏腻、难于排出的状态时,仍属有形之痰的范畴。

以上两种痰,隐痰、显痰,皆属内科中经常要涉及的病变或病理产物。

我们现在重点要说的是"痼痰"。痼者,固也。属于固体,显然是有形痰。现在通过肉眼、B超、CT、磁共振等发现的可以测量长、宽、高的有形包块,皆属之。其具有"炎症"性质者属中医"痈疽"范畴,不具有"炎症"性质者多属肿瘤。它是谁的异化呢?是"质"(有形物质结构)的异化。机体内的各种组织是由细胞构成的,细胞自有其生长周期,当其为新的细胞所替代时,老的细胞就应该凋亡,否则必形成组织增生,此即

"痼痰"之通例。

民间中医所指的"痰证"，又指具有多发性和转移性、此愈彼起特点的外科包块。如中医外科学中的"流注"之类即是。

山之子在初学中医的头十年，对那些会医"痰证"的医生非常敬仰，千方百计想要学到他们的绝招。

1974年在合江县城大市巷64号"赤脚医生培训班"学习时，同学万树舟等师兄对山之子的"钻劲"十分欣赏，不吝赐教一方，其方如下：

川贝母6g，天花粉30g，穿山甲6g，雄黄6g（可用至12g），木香12g，青藤香15g。头部加藁本12g，下肢加牛膝12g，木瓜12g，上肢加桂枝9g，腰部加杜仲12g。共为细末，每次一小钱（如今日之一元的硬币），日服三次，兑甜酒服。

同寝室的张俊烈师兄告诉山之子，此方甚效。

与山之子关系更密切的邓茂生同学则告诉他，有一方专退痰证所形成的绵管（瘘道），方用：

檀木根、梧桐树根、毛桃树根、白筋条（八角风）根各60g，熬水三次，去渣，再用此药水炖肉吃，可连服数剂，并叮嘱山之子千万不要忽视。

张俊烈同学还把"离骨丹"告诉了山之子，其组成与制法是：

水银30g，火硝30g，白矾30g，硼砂15g，青矾30g。为末，用文武火升丹。升成后，加轻粉15g，玛瑙珠2个（必须先煅，煅后在酒醋中淬过，方能打碎）。共为细末，加入前丹中，专用于退痰证之余骨。

以上三方，在当地靠行医挣钱养家的医生们，都是不轻易外传的。一则当时正值全国各地村医疗站蜂起，赤脚医生遍地；二则因为山之子和他们毕竟不会在同一个地方竞争；三则看山之子虚心好学，所以学兄们都愿意教。

学习这些知识时山之子才二十五岁，比之于我，万树舟、张俊烈两位至少要长十五岁吧，最小的邓茂生也要长七岁以上，于今四十多年过去了，未知诸位学兄今时可皆安好？

尽管万树舟、张俊烈、邓茂生诸位师兄都已经教给了山之子医疗痰证的方法，但是山之子仍对是否已尽得到其传尚无把握。

1976年夏天，山之子在去元兴公社甘溪大队杨山采药时，再次请教了赵永明先生。赵永明读小学时是家父教过的学生,依此关系山之子和他就是"师兄道友"了。因为其兄长患"痰证",从先滩乡专门请了一位中医外科医生来治疗,因见其疗效甚佳,乃拜其为师学医。由于赵永明并未系统地学习过《药性》《汤头》《脉诀》,故大多只能记死方子而已。面子药为川贝母、二砂、雄黄、穿山甲。常用剂量为:雄黄 18~30g,二砂各15g,穿山甲 12g,川贝母 12g(原本谓无大贝,用川贝母代之),麝香一分。制法:先将雄黄、二砂研末,放入冷水中,连续水飞数次,至水面清澈为度,再吹干(勿见火)。次将穿山甲粉、川贝母兑入。雄黄用量视病人肥瘦,肥人量宜重,为 18~30g;瘦人宜减量,12g 左右。每次服一分钱的硬币之一撮,2~3g。一日三次。以甜酒(醪糟水)送服。汤药宜以防风通圣散或木香流气饮为基础方,随病证之部位加引药,略如万树舟所教之法。

有一个现实的病例,虽然不足以诊断为流痰,但其病情和用药颇有参考价值。

1978 年 12 月,山之子在合江县关口乡风门垭下三洞桥外之秧田坝驻扎,任竹板滩电站民工医生。油榨公社民工杨某某,男,23 岁,突然右侧股部后侧长一肿包。初起漫肿无头,下肢屈伸不得。经山之子用青霉素加普鲁卡因局部封闭治疗,仅能维持现状,无明显好转。后病人返家,由其所在村医疗站赤脚医生李治民先生治愈。其方法如下:

①局部针刺后拔罐。

②外敷药:芙蓉叶,牛筋条叶,糯叶。

③内服药末方:当归 15g、川芎 15g、生地 15g、玄参 15g、制川乌 3g、制草乌 3g、羌活 6g、独活 6g、北细辛 6g、白芷 6g、防风 6g、川贝母 6g、穿山甲 6g、雄黄 6g、天花粉 15g、甘草 9g。共为细末,每服 3g,酒送下。

内服方中用四物汤去白芍养血活血;羌、独、辛、芷、防风、制二乌祛风散寒;以花贝散为化痰散结之基础方。病人竟得痊愈。所可议者,川贝与二乌配伍属于"十八反",但是并没有出现明显副作用,可能是因为药量较小之故,竟得痊愈。

还有一个现实的病例。某某市卫生局之女干部某君,十年前颈部右侧淋巴结突然肿大,先后服用了四位名中医的内服方药,又曾遵"不痛灸至痛为止,痛者灸至不痛时"之旨施以灸法,痛苦备尝,分毫无效。后乃请某擅长治肿瘤之个体中医,方中用有丝瓜络、橘核、核桃、夏枯草等药,服至 10 剂,由一个大疙瘩变为三个小疙瘩,服至 30 剂而痊愈,此君遂目该个体医为神医。此淋巴结肿大,其实亦属中医外科痰证范畴,其治疗大法亦不外和营理气、软坚消肿、化痰散结,兼热象者兼以清热解毒,兼寒者佐以温寒祛风。再审病在何经何络而加入引经之药即可。如此而已,岂有他哉? 可惜医院中的个别人可能留心治病救人之术太少,旁骛名利之道过多,遂至民间时不时地竟能冒出个别"神医"。

第二十一节　流痰何须尽截肢

说到流痰,其中就有一种叫作"巴骨流痰",又称"塌骨流痰",此病应当留心。其原因是骨折形成碎骨,与大的骨干、骨体不相连接,又兼局部慢性炎变,最后形成深部脓肿,病程时间长,溃破后脓不易净,必至死骨出来后,方能愈合。又因为脓包形成的时间长,易于形成瘘管、窦道,中医称为"绵管"。如果逆行感染,亦可能形成全身性感染,危及生命。西医外科对此类疾病往往主张截肢,此"弃卒保帅"法,未可厚非。然中医外科却有治病保肢法。

山之子之友蒲崇高先生曾述及天堂坝乡一个典型病例。某女,10 多岁时因患下肢巴骨流痰,某医学院附院主张截肢。其父母考虑,此女一旦截肢,将来成人之后,出嫁恐难,于是找一位老中医咨询,该医谓中医有治此病之法,但其本人亦未用过,不能"打包票",患者家属坚决要求该医施治。乃予以地牯牛等药内服,患者之死骨退出而自愈。尽管患侧下肢因为久病,神经已经受损,但仍能瘸腿行走。蒲崇高 20 年前见到此人时,不仅已婚,有儿有女,且能背柴火百余斤行走。若果采用截肢,焉能如此?

这使山之子想起了另一件事:重庆市工程师协会刘会长曾向山之子讲了一个他自己家里的病例:新中国成立后不久,重庆市中医院建立,适刘会长之子患一病,肢体局部转移性肿胀。症状为腿上或其他部位,突然长一疙瘩，切开引流之后，又在别的部位拱起一疙瘩，西医诊为"破骨症"，认为无药可治。刘会长乃携其子赴中医院，经张乐天等数名专家会诊共议，拟一处方，制为丸剂，刘子坚持服用一年，其病痊愈。17年前，当刘会长为山之子讲述此事时，其子之子都已经大学毕业了。可惜原方已无可查考，但中医能治此病却是一个事实。

那么中医在退死骨方面有些什么方法呢？《赵炳南医案》中，赵老喜欢用对症汤药冲服象牙粉。现在此法显然是不能用了。

有一个外用方可供参考。方出《荒篮拾抄》，作用为"取砂子"。药用水银、陈艾、花椒、磁石、老鱼皮、地牯牛（蚁狮）。用法只有一个字——敷。什么叫"取砂子"呢？山之子在18岁时，曾经同民兵连长纪定银一起玩耍，那时纪连长带着一支火药枪，火药枪里装的就是铁砂子。一枪打出去，就有许多粒铁砂子飞出去，如果人或者鸟被打中，砂子就会陷入体内。以此处介绍的方药外敷之，能使铁砂子自出。欲通此理，从中医外治方中求之可也。

许多中医传统疗法，依然值得发掘、研究、应用、发扬。

第二十二节　流痰药酒法堪师

在前面两节，我们所谈论的主要是两种"痰证"——郁气流痰和巴骨流痰（塌骨流痰）。除此之外，还有一种流痰叫作"龟背痰"，此病多由脊柱结核所致，由于脊柱结核形成所谓"冷脓肿"，初起漫肿无头，局部皮肤并无红肿热痛，日久溃破，脓汁清稀，不易收口，造成骨质破坏，形成驼背，即龟背也，故名龟背痰。在马培之先生经验中，当以阳和汤为主方。现代则有流痰片（三七，若无则以鹿角代之，土鳖虫、蜈蚣、全蝎、血竭各等分。打粉，压成片剂）。其制方意义在于以土鳖虫、蜈蚣、全蝎、鹿角诸药入督脉，通阳气，祛风；更以血竭配鹿角（或三七）活血。此方见于江苏新医学院第一附属医院所编之《常见病中医临床手册》。山之子读到此方是在二十五岁之时。

曾师祖刘长年传有流痰药酒一方，则配伍更为完备，大要说来，补气养血则有黄芪、当归、生地、白芍、桑寄生等,宗"治风先治血,血行风自灭"之旨;祛风则有桂枝、北细辛、白芷等;除湿舒筋则有独活、秦艽、杜仲、木瓜等;活血行气则有三棱、莪术、乳香、没药、三七、自然铜等;排邪则有大黄、木通、车前草等;其余疏通任督二脉之药,与流痰片之方义暗合。1975年冬,朝阳四队张某某,女,40余岁,背脊疼痛,山之子处以此方。其夫连跑了福宝、骑龙、元兴、关口数个公社卫生院方才将此方配齐,泡酒服后,其病得愈。张女士生于元兴公社光明四队南家沟,其母即死于龟背痰。

当然,在现今的时代,若确诊为骨与关节结核,西医正规抗结核还是应该的。

第二十三节　瘀血盗汗君知否

古云盗汗属阴虚。一般而言,盗汗大多属于阴虚,这是中医常识。但是,又确有部分盗汗不属于阴虚,而是由瘀血引起的。这里举一个例子:

1969年,本祖社员瞿国清之女,20余岁,已婚,盗汗一月不止。其住地离福宝镇仅一华里。经福宝镇上诸名医治之无效。

瞿国清,年逾六十,其人为熊家外孙,依亲叫戚,与山之子表兄表弟相称。手中常备有一个朱砂莲疙瘩,遇患者高热不退,大便秘结时,即以朱砂莲磨水,令病人服下,多能使便解热退,神清气爽,故在山之子未学医前,本队社员有病,多找这位"瞿幺爷"诊治。但是对他女儿的盗汗症,却是束手无策。那时山之子尚未正式学医,自然亦不可能找他去看。

偶然,瞿国清在福宝街上遇见外地来福宝串乡的彭草药,前往询问,彭声称能医此病,于是瞿国清将这位彭老师请回家中,豆花腊肉烧酒款待(那时的农村,这已经是最高规格的款待了)。次日由瞿国清陪同前往女儿处诊视。

看过病后,彭氏并不开处方,而是领着瞿国清一同前往福宝公社卫生院中药房,口念一味,中药房抓一味,共计十一味,瞿国清站在一旁,凭借其坚强的记忆力记了下来。返家后再请能写字者将此处方记下。

南藤 15g	威灵仙 15g	升麻 10g	柴胡 15g
黄芩 15g	枳壳 12g	川芎 15g	白芍 15g
土鳖虫 15g	桃仁 15g	大黄 15g	

其女服此方三剂,盗汗霍然而愈。

这让山之子想起了两件事:

其一,师伯曾绍云治贵州关上某男瘀血盗汗案。

曾绍云为山之子的大师伯,参加工作后在天堂坝公社卫生院工作至退休。一次山之子在天堂坝演出(那时山之子还偶尔在公社宣传队里混工分),有幸见到了大师伯。听他讲到曾在贵州关上治一个青年男子,家住于关上,工作是在石笋(贵州赤水的一个乡镇)教书。新婚燕尔,常常从石笋步行返家住宿,早上再从关上步行去学校上课,归家是上坡路,到校是下坡路,途中难免被露水打湿衣裤。那时教书之人也穿不起一双皮鞋,仅穿草鞋而已。日久形成劳瘵(民间中医认为,房劳伤精,本气匮乏,复受寒湿,最易酿成劳瘵),干咳盗汗。他医以阴虚治之,其汗不止。大师伯治以血府逐瘀汤,其汗自止。然而汗止后一月,复发盗汗,大师伯乃自谢不敏。后来那位年轻老师死于劳瘵。

由此进一步产生联想,家父的一位同事韦某某,情况亦与曾绍云所治之病例类似。韦老师在一个乡村小学教书,经常要翻山越岭回家种地,往来奔命,最终亦死于劳瘵。

曾绍云此案是用逐瘀法止盗汗获得暂时之效,但未能最终治愈劳瘵,故未能挽救患者生命。

其二,贵州关上税老师妻"干血痨"案。

税老师者,土匠也,农村筑土墙修房子之匠人。偶至山之子的手艺引进师纪定银先生家做客,纪定银知其颇通医理,就邀山之子去其家中作陪。

税老师之妻产后羸瘦,农村俗说"瘦成一包藤藤儿",月经亦闭,百药无效,眼看等死。石笋老中医李必光许以必愈。谓药后必得月经通畅,一年后必能得税老师所赐之"红蛋"吃。先用三剂药,每剂药仅三味。月经通后,进五味药,炖仔鸡服,税师不肯尽泄其方。山之子当时凭借自己所学知识,已经可以推断出其方。前方三味者,土鳖、桃仁、大黄,此《金匮》下瘀血汤也;后方五味,黄芪、党参、当归、陈皮、大枣也,此方出鲍相敖《验方新编》。炖以仔鸡,大补气血。属先攻后补法。

药后税师母即经血调顺,体质复健。次年复生一子,应了李必光老中医要得红蛋吃之预料。

第二十四节　汗后固表有佳方

1974年4月初,山之子偶然在福宝场上见到了昔日同窗好友穆天锡,后来又应邀去其天锡兄家做客,并在那里陪着天锡兄的伯父——穆晋明老先生(原来其人是山之子的远房八伯父熊仲辉的岳父——山之子应当叫他姻伯公)整整聊了一个下午。

穆老不愧是合江县大漕支的文豪,当谈及他写的一本验方书时,他说,他对清代医家唐宗海的《血证论》进行了缩简,定名为《疗养须知》。当山之子看到那用小楷书写的书稿时,不由得对眼前这位七十岁高龄的知识分子肃然起敬。

穆老又对山之子讲了两个人的故事,一个是在逆境中奋起;另一个则是在逆境中沉沦,不能自拔,终于精神失常,坠入合江王场(今名榕山)附近的长江而亡的故事。并且评论曰:"天生我材必有用,未必连饭都搞不到吃嘛,何至于此!"

再后,他讲到一个汗后固表的良方——《小品方》二加龙骨牡蛎汤(白芍、白薇、附子、生龙骨、生牡蛎、生姜、大枣、甘草)。他在年轻时,在合江城里教中学,因感受风寒,屡服"表药"发汗,汗出表虚,又感风寒。反复如是,已成坏病。一老医令其先服解表散寒药以发汗,得汗后即接服二加龙骨牡蛎汤以固表。穆老遵其法,服用二加龙骨牡蛎汤后,即于风雪中坐轿子返回骑龙,途经百余里,病情无反复,穆老极其肯定该方之疗效。

最后,穆老说到中医书籍的选择问题,他认为中医书是后出的优于先出的，其中对江苏新医学院的《新编中医药临床手册》颇为推崇，而对于山之子之学医，穆老则认为是一条最好的人生之路。

第二十五节　针刺醒神办法多

开窍醒神，针刺人中、合谷乃至涌泉之类，针灸书上言之屡屡，亦多有效。山之子在1972年始学针灸疗法时，有一天与大队会计陈某某等人同路，自元兴公社开会返回生产队途中，陈某某的二岁幼子突然抽搐神昏，她急得六神无主。山之子那时正学针灸，处于积极性最为高涨之际，急令其将孩子抱到李子坝的一棵大黄葛树下，山之子取出银针，为其子针刺人中、合谷、内关诸穴，移时哭叫一声，苏醒过来，抽搐亦止。

1972年大年三十，山之子的四妹高热抽风，也用同样方法救回。次日，大年初一就背上街就诊，贺德超先生处以蓖麻油润肠通便，她未再发热，当然也就没有抽风了。

1978年盛夏，其时山之子在竹板滩电站任民工医生。油榨公社一何姓民工突然昏迷，不省人事，为患者针刺人中，患者不醒。注射肾上腺素及尼可刹米，仍然不醒。乃送至中间场上，竹板滩电站工程指挥部医疗站（由县医院派来的医生轮值）抢救，还是不醒。只好送至合江县医院抢救。为求确诊，乃为其刺第二腰椎棘突下，用的是抽脊髓的针，打算抽脊髓化验，针刚刺进去，还未抽脊髓，病人呻吟一声："饿得很了！"就醒过来了。仅在县医院住一晚上就回工地上班了。此法可名曰"粗针深刺命门法"。

山之子的学弟张旭辉医师的经验是宜深刺合谷穴，强刺激。

五年前，大嫂谭氏告诉山之子一个对高热抽风及各种抽风都有效的简便醒神之法——"咬太溪"。当病人抽搐，神昏发作之际，急忙用布包住患者足跟，医生隔着布，衔住患者足后跟一咬，自然顿时清醒，且醒后多不再发。她用过，极其有效。

旅途之中，若逢此类急症，当以大嫂谭氏之法为最为简便。

第二十六节　外治之方不可轻

作为内科医生,山之子对外治法的留心还是自感很不够。犹记当年在家乡当赤脚医生时,本生产队社员兰某之妻杨某,从家中出门时,跌倒于门前一座小石桥上。小石桥仅为一块约两市尺宽之石板,恰好挫伤前阴,顿时阴唇血肿如茄子。适逢一过路游方医生,为之先以三棱针点刺,令肿处出血,再用拔罐法拔出部分瘀血,然后用扭挫散调醋、蜜外敷局部,数日之内即愈。

扭挫散的组成是:黄柏、姜黄、大黄、当归、赤芍、白芍各25g,栀子、红花、白及各40g,乳香、没药各20g,共为细末。这个病例所用之法本为骨伤科医生所熟悉之法,说来并不神奇,但疗效迅速。下面要说的病例就更值得注意了。2005年初夏,山之子领队去酉阳、秀山、黔江、彭水诸县中医院调研中医治疗急症的经验。在彭水县中医院见到了在重庆市中医院进修期间曾经由山之子带教过的罗晓梅医生。她采用益气养阴之方药内服,温寒活血祛邪之药外熨,使得一例系统性硬皮病获得了临床缓解,此病例的成功真令山之子有"士别三日,当刮目相看"之感。具体的病情与治疗经过大致如下:

陈某某,女,63岁。2004年11月8日初诊:全身皮肤发硬伴瘙痒3年。加剧伴手足冷冰半年。双肘、腕、掌指关节及近端指间关节屈伸不利。近2个月来口干口苦,不思饮食,舌质光红无苔,脉沉细而数。既往有腰椎骨质增生病史。1个月前在西南医院(部队三甲)皮肤科经做抗核抗体谱等检查确诊为"系统性硬皮病"。现口服西药维生素、烟酸、火把花根片、盐酸西替利嗪等。观其全身皮肤硬化,手足冰冷,肢节拘挛不伸,肘关节僵硬,不能梳头。断为寒邪外束,血脉凝滞。然舌质光红无苔,食欲减退,口干口苦,脉沉细数,且伴气虚无力之象。乃拟益气养阴以治其内,温通血脉以治其外。

内服方:玉竹30g、麦冬30g、石斛30g、白芍30g、北沙参20g、百合20g、生地15g、黄芪20g、黄精20g、莲米12g、山药30g、甘草10g。水煎服,每2日1剂。

熥熨方(取名为"软活散"):当归 100g、川芎 60g、赤芍 90g、苏木 50g、红花 30g、乳香 20g、没药 20g、白芷 90g、透骨草 60g、皂角刺 60g、丁香 10g、木香 50g、五加皮 90g、紫荆皮 90g、桂枝 20g、小茴香 20g、北细辛 10g、刘寄奴 90g、川椒 20g、冰片 20g、川乌 10g,共为细末,以 60 度高粱白酒 500ml、细食盐 500g 与药末拌匀,装入细纱布袋中。用时加葱白 20g,置于蒸笼中蒸 40 分钟。取出后趁热熥熨皮肤硬化及关节僵硬拘挛部位,冷则再蒸热,再熥熨。每日 2 次。依此法治疗 3 个月,手部诸关节拘挛渐可伸开,能自如屈伸,可自行梳头。颜面部皮肤软化面积达 80% 以上,额上皱纹可见。全背部革质性硬化之皮肤,软化面积达 70% 以上,食欲增强,食量增加,精神体力明显好转。

为了考察疗效,山之子和同行的专家们连夜专程去了患者家,探望患者,情形属实。在 2005 年由山之子主持举办的全国民族民间医药学术研讨会上,该病例作为一个典型病案予以报道。文章是山之子执笔代罗晓梅女士总结的。罗医师此招数并非自山之子处学得,尤其外用之熥熨法乃是从民间中医治疗风寒湿痹之法借鉴而来,贵在学人之有心也。

第二十七节　草药名方四大血

当年任赤脚医生之时,山之子曾经购买并阅读过一本《医学传心录》,该书把四君子汤、四物汤、小柴胡汤、二陈汤作为最常用的基本方来要求后学掌握应用。这种思路,在民间草药医中也有所体现。在四川省合江县福宝山区,活跃在民间的草药医们都知道一个基础方——四大血,就是血藤、血飞、舒筋、活血这四味药。由于它体现了"气以通为顺,血贵流为和"的治疗思想,因而在治疗风寒湿痹以及跌打损伤甚至胸腹诸病中都有很好的应用前景。

1974 年在合江卫校赤脚医生培训班学习时,山之子入校仅 1 周就病倒了,虽然只病了 3 天,但人瘦了一圈。山之子本是一个偏于阴虚体质之人,生病后不待发汗而汗自出不止,幸赖胡天德老师两剂中药,首剂养阴兼以解表,次剂育阴敛汗(用的是《温病条辨》之加减复脉汤化裁),

才将他治愈。尽管如此,陈军校长却坚持不让山之子随采药队进大山采药,由此失去了学认大山草药的良机,至今想来犹然抱憾。

1976年冬天,陈军校长带领匡云杰老师等人来元兴盐井沟深山采药,只采了一天,由山之子作陪,所认药物品种有限,但认得舒筋与活血,却是在元兴场对面的小山上。活血是一种柔软、色红、菊花心的藤本,砍断后会流出像血液那样红色的液体。"红者入血分",当然是养血活血的良药;舒筋则是一种皮为黑色,木质部为黄白色的藤本,折断后内有"筋丝",与杜仲、秦艽相类似,取象比类,故能入肝而舒筋。唯有血飞(又名见血飞)一药,山之子是通过与人换工学来的。1976年冬天,山之子在骑龙乡水口上生产队为别人油漆家具,有一个社员叫周乾方,他提出让山之子为他义务油漆几件家具,然后他就带山之子上山去采血飞。

1977年开了春,两人都践行了头年冬天的预约,周乾方带着山之子,从骑龙支河翻越崇山峻岭,去了元兴蒲江河上磨担溪背后的大山上,果然采到了芸香科植物见血飞。带有花椒那样的刺,砍开之后,其色金黄。山之子非常感谢周乾方老师帮助他弥补了以往不识血飞的缺憾。

2004年山之子为了填补重庆民族医药研究的空白,立了一个理论课题《通气散血法在苗医治法中的地位》,立题无比顺利。到次年进一步立题要以本方(即四大血)为基础来治疗痹证时,却被部分专家以"看不懂"为辞而关上了门。

那么四大血名方的主要构成是什么呢?那就是:四血三风四龙须。其方如下:血藤30g(为木兰科植物翼梗五味子的藤茎或根,入药用根尤佳)、血飞15g(又名见血飞,为芸香科植物刺异叶花椒的根或根皮。四川以全株入药。功用祛风散寒,活血舒筋,镇痛。治风寒咳嗽,风湿麻木,跌打损伤,创伤出血,大便秘结)、舒筋30g(一名黑骨藤,《中药大辞典》载其功效为通经络,祛风湿,活血,消炎。治跌打损伤,风湿关节痛,月经不调,口腔炎,乳腺炎)、活血30g(为木通科植物大血藤的茎。有的省份亦作红藤用)、青龙须15g(柳树根)、黄龙须15g(黄葛树根)、赤龙须15g(茜草红色的根)、白龙须6g(八角枫根,此药有毒,用量宜小)、三角风15g、破骨风30g、寻骨风12g(为马兜铃科植物,含有马兜铃酸,慎用）、石楠藤 30g。山之子认为若加黄芪 30g、当归 15g、三七 6g、木通 10g，泡酒 1 500g，内服，其效更佳。

第二十八节　草医亦识两解方

对于双解散，山之子一直未存在好印象，其实，这是由于"先入为主"的思维方式造成的。吴鞠通在《温病条辨·自序》中说，他经历了："犹子巧官病温，初起喉痹，外科吹以冰硼散，喉遂闭，又遍延诸时医治之，大抵不越双解散、人参败毒散之外。其于温病治法，茫乎未之闻也。后至发黄而死。"

现在来分析一下这个教训是怎样造成的呢？"初起喉痹"，显然应当用辛凉解表透热，佐以养阴生津，甚至加用清热解毒药以治疗这种"急性扁桃体炎"，不用此法，只是"吹以冰硼散"，已经病重药轻，而又以双解散（麻黄、防风、荆芥、薄荷、川芎解表；黄芩、连翘、石膏、滑石清热；当归、白芍和血；桔梗、甘草、白术以调气。方中之麻黄、防风、川芎、当归、白术皆药性偏于温热，对温病显然不宜）或者人参败毒散（虽有败毒之名，其实乃是益气解表寒之方），已经犯了治法上的方向性错误，终于发黄而已，是临死前肝功能全面损害所致。

吴鞠通举出这个沉痛的教训，用以说明他后来用十年时间研究温病学说的缘由，这固然是对的，但山之子这样一个不善读书却死于句下之人，从此对双解散戴了一副"有色眼镜"，这就不对了。

如果读书不死于句下，从"双解"生发出去——双解者，表里同解也，就不难推出一些配伍形式：解表透邪而不燥，清热解毒伴生津。导热需从小便去，便秘更从大便行。准此，我们来看一张草医治猪牛热病方。

此方为山之子务农时同组草医瞿国清先生祖传方。药用：苍术 60g、神曲 30g、石膏 60g、大黄 60g、芒硝 30g、葛根 60g、牙皂 15g。瞿国清先生曾告诉山之子，此方治疗猪患火热症效果十分显著。往往"正规"兽医治之不愈者，用此方一剂即愈。

此方以苍术燥湿解表，葛根清胃透表，石膏清解阳明散漫气热，芒硝润肠,大黄攻里泻热,滑石利尿通窍泻热,牙皂宣窍,神曲消食兼能发表。若移之治人,但小其剂量,增入养阴生津药,如芦根、石斛之类,不是很好吗? 所谓"畜比人同"是也。

第二十九节　瘟疫名方启示多

《蒲辅周医案》中治疗温病的理法方药虽然大多遵从叶天士卫气营血辨证和吴鞠通三焦辨证,当然三焦辨证是和卫气营血辨证综合交叉运用的,但是蒲老还是认为在这个系统之外,以刘松峰为代表的一套瘟疫辨治法,也是非常有效而又自成系统的。受此启发,山之子于 1977 年 7月,在合江县竹板滩电站担任民工医生时,利用工余时间,完整地抄录了一本《瘟疫辨论》。

今天来回顾这个抄本,觉得其中有几个处方需要提出来说一说。

第一方:升降散。此方以僵蚕酒炒,为君,以蝉蜕为臣,姜黄为佐,大黄为使,黄酒为引,蜜为导。注意不用白酒,因其性太烈。此方治瘟病表里三焦夹热,兼见种种杂症,不可名状。刘松峰以此方为治瘟之总方。

第二方:拨正散。专治杂气为病,阴阳毒、痧胀及一切无名恶症,并食厥、痰厥、气厥皆验。雄黄(用雄精为上)、荜茇、火硝各 9g,冰片、麝香各 0.09g。共为细末。男左女右,以筒吹入鼻中即苏。本方以雄黄化痰,荜茇通气,火硝振奋阳气,冰片、麝香芳香开窍。采用吹鼻通窍法。

第三方:玉枢丹(一名紫金锭)。专治人中杂气病,昏昏欲倒,如霍乱吐泻,绞肠痧,青筋胀,诸般危证,并一切山岚瘴气,水土不服。解诸毒,疗诸疮,利关窍,通百病,奇效不可尽述。

山慈菇 100g,川文蛤 50g,红芽大戟(焙)50g,千金子(即续随子,去壳,去油)50g,朱砂、雄黄各 10g,麝香 9g。以上七味,照制为末,入石臼内,用糯米浓饮调和得宜,杵千余,以光泽为度,每锭重一钱。病重者服二锭,病轻者服一锭。取通利后,以温粥补之。并治蛊毒、草木毒、山岚毒、瘴恶毒、气毒等一切昏乱猝倒,用凉水磨服。又治阴阳二毒,瘟疫痧、肿胀,或狂言乱语,或胸腹肿痛,及喉痹咽肿,俱用薄荷汤待冷磨服。

一切疮症，无名肿毒，洋疮杨梅，俱用无灰酒磨服，外用凉水磨涂，数次即消。又治男女急病癫邪，奔走狂乱，一切癫疯，俱用石菖蒲磨服。又治一切盘肠气血两痛，用酒磨热服。又治久年头涨头痛及瘟病毒气攻注脑门作胀等，均用葱酒磨服。又治小儿急惊风，五疳五痫，俱用薄荷汤磨，加蜜调服，如神。

请注意本方不仅用山慈菇、文蛤、红芽大戟、续随子这些解毒化痰散结药，还用朱砂、雄黄这两味含砷含汞毒性较大的"无情"矿物药，还用麝香引领诸药无处不达。从方剂组成的价位说，仅有麝香一味贵重药。若将全方之量缩小三倍制一丹药，经济承受力还是允许的。况且制出一丹药还不止治愈一人一病，唯有心者察之。

第四方：刘松峰治麻脚瘟方。其症初起，脚忽麻木、腹痛、吐泻交作、朝发夕死。道光元年，金陵染此者甚众。用此方分两磨服，活者不少。

细辛、牙皂各10.5g，朱砂、雄黄各7g，广皮、藿香、桔梗、白芷、防风、紫苏各6g，枯矾4.5g，法半夏、降真香、贯众、甘草各6g。照分两为末，用开水调，每服0.4g，用0.2g吹鼻取嚏，男左女右，神效。又治一切痧症。此药服之吹之，外用刮痧放痧之法，其效甚速。又治一切霍乱吐泻，腹痛欲死，种种急症，用之神效。非但治麻脚瘟症也。

从方剂组成看，朱砂、雄黄镇心解毒，细辛、牙皂辛香开窍，其余诸药大多辛香理气，唯枯矾化痰、贯众清热解毒，如此轻的剂量，而有如此强的效果，其理何在？在于其中有"猛药"也。

第五方：诚感济瘟丹。前京都及天京等处，瘟疫大行。其症初起，唯说心中不甚好，3～4时或1～2日即死，未有延过六七日者。死后颜色如常，方多莫救，后有太医院拓集名医，始立四方，以传于人，活者甚众。此丹升清降浊，解毒护心，大能起死回生，于初起但言心中不好时便速服。

升麻30g、朱砂15g(水飞)、雄黄15g、枯矾15g、芒硝15g(方中升麻、朱砂、雄黄、芒硝俱不宜用火)共为末，每服6g，阴阳水冲服，或吐或泻，其病即轻。如不吐不泻，其病即重。如不吐泻，再服3g；或吐泻后仍不解。停一时又服3g。须令邪尽为度。如病或泄泻不止，饮凉水一碗即止。此药服后，其病立解。

回顾上述五方,其中除升降散外,均含有"镇心解毒"的朱砂与雄黄。若站在现代药理的立场看,砂汞雄砷毒未轻,谁还用这些药呢?

1912年出版的《湿温时疫治疗法》在附方解毒万病丹(即玉枢丹,一名紫金丹)所附按语中明确指出,此丹为杀菌之第一要剂。"杀菌"二字值得深思!

在治疗外科"痰症"的方药中有朱砂、雄黄的配伍,在瘟疫大证的内服方中亦有这样的配伍,只是量要小,不可久用,以免蓄积成毒,反戕人命!

第三十节　拨云还睛各有方

1978年春夏之交,荆妻患了眼病,目睛流泪,右脉滑数,左脉细数。山之子为她开了一个中药方,经熊林幺叔修改后如下:

白芍 15g	木通 10g	泽泻 10g	柴胡 12g
车前子 10g	生地 15g	白蒺藜 15g	蝉蜕 12g
黄芪 10g	枳壳 12g	黄连 3g	茺蔚子 12g
甘草 6g	夏枯草 30g	水皂角 10g	

服一剂后,黄芪改用当归,泽泻改用玉竹。

幺叔说:"目泪而肝火不甚实者,可加细辛。细辛蒸发肾气,且能使肾中水液蒸腾,以滋心肝两经。"若肺脉大而实者,宜加葶苈、桑白皮以泻肺热。玉竹治泪,亦取滋阴作用。

"蚕沙祛湿散风,亦为眼科要药。"幺叔说:"出远门为人治病,无论经方、时方,都要辨证选方,力求用主方主剂加减,最忌'拦河网'(大处方,即所谓王德肤医,如虞人张罗,广络原野,而脱兔殊多)、'努泛'(指用药繁杂,处方体积大),若能使用奇方,更妙。"于是,他进一步介绍了下面的两个方。

第一方:还睛散。

方歌:还睛散用白蒺藜,草决木贼与山栀;防风虫蜕青葙子,更用麦门汤下之。

组成：白蒺藜 20g、决明子 20g、木贼 10g、山栀 12g、防风 10g、蝉蜕 6g、青葙子 20g、麦冬 20g，或加入菊花 15g、龙胆草 6g、蔓荆子 12g、川芎 6g、白芍 15g。火势上冲甚者，加大黄 6g、芒硝 6g。

肝火炽盛者，宜用当归龙荟丸全方，以直折火势。

目上起蒙蒙者，用蛇蜕 6g、密蒙花 10g。痰热过重者，加陈胆星 15g、天竺黄 10g。

第二方：拨云散。

白云障珠，先用拨云散。

密蒙花 15g、谷精草 15g、川芎 6g、赤芍 10g、银杏 10g、杏仁 10g、秦艽 12g、茺蔚子 15g。两剂后，再视脉象而辨证，选用下方：

脉缓者，用杞菊地黄丸加肉桂 3g、白蒺藜 15g、茺蔚子 15g、密蒙花 15g、蛇蜕 6g、夜明砂 20g（亦有用望月砂者，即野兔屎，甚难得）。

肾阳虚而心火不足者，用杞菊地黄丸合磁朱丸，少入桂枝。虚至极者，用还少丹，其方歌曰：杨氏传来还少丹，茱萸苓地杜牛餐；苁蓉楮实茴巴枸，远志菖蒲味枣丸。

肝火重者，用石决夜光丸，即石斛夜光丸去石斛，加入石决明。

幺叔在这里的阐述，若能掌握应用得好，可以说是外障、内障，都已经具备了治法。山之子在这里要强调的是，如果能把这一节中还睛散、拨云散与内江名医潘习之老先生治外障的芷菊桃红汤和治内障的加味济生肾气丸结合起来考虑问题，则于治疗眼病之中医方法，思过半矣！

第三十一节　眼病宜分内外障

眼科疾病，病种多，原因复杂。但从中医临床角度说，可以首先分清内障和外障。外障多由外感所致，一般常有目睛红赤、多泪多眵、羞明畏光诸症。内障病则起病缓慢，视力呈逐渐下降趋势，外观上多无红无赤，无泪无眵，眼睛干涩，即是说靠肉眼难以发现其变化，常须通过观察眼底结构的变化方能确诊。《中医眼科学》分五轮八廓以定其病位，外因则风寒暑湿燥火，内因则饮食、劳倦（尤其是房劳伤精）、神志郁结等皆可致病，掌握殊难，原内江市名中医潘习之先生有两方，分施于外障和内障。颇便于执简驭繁，因记之。

外障方：芷菊桃红归芍荷，风栀蝉柏谷翘蒙。因火生翳堪能治，尝试方治效颇宏。

内障方：济生肾气甘草加，蔓荆蒺藜并蝉花。鹿胶枸杞须重用，血足精充病自瘥。

以上两方，山之子都经常用，效果也可靠。

对于眼睑病变，主要如睑腺炎之类，因眼睑属脾，脾恶湿，故常以除湿汤为治，其方歌曰：除湿汤，翘滑车前同，枳壳芩连通粉草，陈皮白茯荆防风，除湿此方雄。（连翘 12g、滑石 12g、车前子 15g、枳壳 10g、黄芩 10g、黄连 6g、木通 6g、甘草 6g、陈皮 10g、茯苓 15g、荆芥 10g、防风 6g）

本方不仅可以治疗眼睑病变，对于湿疹，其皮疹有小水疱亮晶晶的，或者流黄水者，其疗效亦确切。

对于外障，尚有两方需要提及，其一是泻肝散。

泻肝散是原朝阳三队老中医王贵林老先生所授。一次从福宝赶场回家，山之子跟着他步行，老人家谈兴正高，乃将其治朝阳村某老太爷之子的赤眼病之处方告诉了山之子。其歌曰："泻肝散，薄荷陈，当归羌活山栀仁，大黄防风荆芥等，川芎一服效如神。"今察其方，与泻青丸何其相似乃尔！

其二则见于恩师雷雨田先生的《从师笔录》。方名加味止痛没药散。由石决明、血竭、大黄、没药各 10g，朴硝 6g 等五味药组成。共研细末。分为四服，早晚清茶调服。治疗眼目初起疼痛，白睛红赤，后则云雾翳子。此方堪为眼科外证千古一方。

内障证则成都中医药大学陈达夫教授之加减驻景丸值得效法，山之子因习用六味五子三胶汤加养血活血药及眼科药组（蝉花、密蒙花、蕤仁、木贼、谷精草），故加减驻景丸久已不用。

但是，外障还有因暴寒郁遏，阳气不能发越所致者。1996 年春天，开学不久，济南暴雪，山之子诊视一 14 岁小女孩，双目赤红，疼痛，然舌质淡，口不渴，脉沉迟。直接予麻黄附子细辛汤三剂。因为方药简洁，老板两次问山之子："熊博士,就开这点药吗?"山之子亦两次答他："此次就开这点儿药。"三剂目赤全消,乃予和血之法,再开三剂药。此事印象深刻,故至今犹记。

《审视瑶函》五胆膏治一切火热赤眼,流泪烂弦,怕热羞明,或痛或痒等症。药用熊胆、鲭胆、鲤胆、猪胆、羊胆、川蜜等分。将胆汁与蜜入银铫或铜铫上,微火熬成膏。取起用瓷盒藏之,出火毒,点眼神良。

显然,此乃治外障之方也。

第三十二节　引药灵加启巧思

在四川省合江县大小两漕(流经福宝的蒲江河又称大漕河,故福宝称为大漕;流经先滩的芦江河又称小漕河,故先滩称为小漕),以前的老中医都喜欢在"正方"之外另加"引药"。这些引药,有的是引经药,即引诸药入某经。如柴胡为肝经之引经药,羌活、藁本为足太阳之引经药,其源盖出自金元医家。另一类为引位药,如下肢疾病以牛膝、木瓜为引,腰部疾病以杜仲、破故纸(即补骨脂)为引。但在大小两漕从前有师承的中医们的"引药",则常常是本该加入正方的草药。1977年秋,山之子曾经和熊林幺叔进行过一次关于胃病治法的深谈,幸得原笔录尚存,现照录于下,以供赏玩。

1. **脾胃虚寒胃痛**

叔问："胃痛常发,食少,气胀,身软乏力,腹时胀痛,脉微细而涩。此系肾阳不足,不能蒸动脾阳,以运化谷食,当用何方?"

集答："果系火不生土,当用桂附理中汤合四神丸化裁。"

叔曰："可用,然以下方为佳——香砂六君子汤加杜仲、吴茱萸、破故纸。橘络引。"

2. **胃阴不足胃痛**

叔问："食少,口干,腹胀,脉细数,当用何方?"

集答："脉细数,口干,为阴不足证。当用益胃汤、沙参麦冬汤辈。但有腹胀,当作何化裁,余乏经验。"

叔曰："用下方最妥——沙参麦冬汤加槟榔、白蔻、黄精、山药、白芍、广木香，重用大枣。鱼腥草引。"

3. 阴虚肝郁证胃病

叔问："脉细数，且兼肝气郁结，何方为主？"

榘答："此宜丹栀逍遥散化裁。"

叔曰："此宜丹栀逍遥散合檀香散。即丹栀逍遥散加丹参、百合、檀香。再重用香附以通十二经之气，生麦芽一两（30g）以疏肝气而生发少阳，香油果、橘叶引。逆气重者加代赭石。"

4. 贫血消瘦导致胃功能衰退

叔问："此证当用何方？"

榘答："宜归脾汤化裁。"

叔曰："可用。然以下方为佳——补心汤（党参、黄芪、茯神、茯苓、当归、川芎、柏子仁、酸枣仁、炙甘草、大枣）加阿胶、红花、枳壳、谷芽、石斛、滑石、茵陈。脘胀者，加萝卜头，六春花（亦名金针花）为引。"

然后，幺叔总结道："胃病本是一种常见病，人们习用四君子汤加理气消导药为治，往往千篇一律而疗效不佳。但若是按照这里所说的方式进行辨证施治，则几乎可谓百发百中。"又说："以汝之灵敏善对，故不吝余之所学以授汝，希望之大，甚于他人。"

在中药正方中加入草药为引，正是幺叔继承其师李克卿老先生处方用药的特点之一。就以上面所介绍的药引而论，橘络不仅理气，且能入络；鱼腥草化湿开胃；橘叶、香油果理气疏肝；萝卜头消积和胃，六春花养血安神。用于各对症方药中，或者加强效果，或者用作反佐，皆有深意。

第三十三节　芩滑军通李中行

李中行老师是福宝区四大名医之一。四大名医者，韦少初、李中行、贺德超、陈生学是也。

在学医之初，山之子曾陪家母去请李中行李老师看病。家母那时的症状主要是头昏、口微渴、心烦、尿黄。李老用药不超过十味，分量也较轻,但效果不错,后来山之子把李老师治疗其他病人的处方搜集到了一些,经过对比重排,发现有一个规律,就是有四味药一定要用。那就是黄芩、滑石、木通、生军(生大黄)。为了便于学习和应用,山之子为它取了个名儿——芩滑军通汤。挟表证,加荆芥、薄荷;伴头痛,加桑叶、菊花;伴咳嗽,加浙贝母、桔梗;伴尿赤,加泽泻、车前子;伴纳差,加神曲、厚朴;挟湿,加薏苡仁、白豆蔻。如此加减变化,处方产生极快,而效果又好。

印象最深的恐怕就是李老师对他的关门弟子樊志平先生的临终绝传了。樊志平本是福宝中学樊裕厚老师的长子,性情刚直,连樊老师为他找的工作机会也失去了,乃不得不随李中行先生学医。大概学了两年,李老师因中风偏瘫在床三年而辞世。山之子曾问及樊志平,李老师在临终前传了他什么绝招,答曰:十二个字也——提得起,放得下,放得开,收得拢。真可受用终生!

李老师的悼词,是当时福宝区卫生院院长彭长金先生委托山之子写的。这位点燃山之子对《濒湖脉学》的兴趣之火,又在无意中教会他开邪出路的芩滑军通汤的良师,在山之子的记忆中始终占有很高的地位。尤其他临终前传授给樊志平的十二字真言,在经历过许多挫折的山之子今日看来,实在是度人金针。

第三十四节　柴平陷胸韦少初

韦少初先生当然要算福宝的四大名医之首了。因为福宝区卫生院成立要晚于福宝公社卫生院许多年,而福宝公社卫生院又是建在福宝山镇上。福宝古镇依山而建,山势上坡则街道上坡,山势下坡则街道下坡。山之子走过全国许多地方,像福宝这样的山镇还没有看到过第二座。改革开放之前,福宝逢农历初三、初六、初九赶场,热闹非凡。上午10时到12时之间,街上人头攒动,常使人有挤不通缝之感。那时人们缺吃少穿,疾病多发,逢场天韦少初先生要看病80~100人次,甚至更多。该院百分之七十的患者是由韦老师看,的确是福宝公社卫生院的"饭甑子"。一上午要看如此众多的患者,韦老师自有其绝招,这就是出手便用柴平陷胸汤,即由小柴胡汤、平胃散、小陷胸汤合方化裁,常用药味为苍术、厚朴、陈皮、柴胡、黄芩、法夏曲、泡参、瓜蒌仁、枳实、黄连、甘草。其中苍术常用八钱,是当头主药。

常用的加减法是:解表,加荆芥、防风、白芷;咳嗽,加杏仁、百部、紫菀、冬花;消食,加神曲、山楂、槟榔;除湿展筋,加薏苡仁、续断;潮热,加青蒿、地骨皮。

山之子在学医的早年,因为信奉以证候分析法为基础的辨证论治,窃疑韦老师这种处方风格是否有悖于辨证论治的精神。但是有一次自己病了,请韦老师诊察的过程,使他对韦老师真正地暗生敬佩之心。

那是山之子读药性的那一年——1973年,时逢仲夏,福宝多雨,插秧一月,从田中起来,又要打麦子、收干胡豆,在田里泡了一月多的男劳力,多有患病,尤其像山之子这样的体弱者,四肢倦怠,饮食不思。请韦老师诊视,一搭脉,一看舌,就处以柴平陷胸汤加槟榔、酒军(酒炒大黄)。药一吃,大便稀溏,一日数次。山之子自以为体弱最不宜泻,就自己针刺内关、足三里、阴陵泉、关元诸穴,而大便转干。

大便一转干,头晕、身软症状就加重,不知因何事蹒跚来到元兴卫生院。当时只有司药人员侯光荣老师。侯老师为山之子诊脉后,开了一个集中使用清热药的处方,计有中药17味之多,清一色的清热药,药后头晕症状始得缓解。

然后再请韦老师复脉,韦老师看后二话没说,开了一方。山之子一看,乃是十全大补丸去肉桂加薏苡仁。

足见韦老师对山之子那场病的处理原则是先进燥湿宽中,导热下行,给湿热以出路(此方中用酒炒大黄之奥妙也),虽经山之子自己的收涩法误治,但经侯老师清热导湿法救逆后,湿热已去,气血转虚,韦老师转予双补气血,微兼除湿以善其后,且整个治疗过程中,韦老师基本上都是不问山之子症状的,仅凭脉舌之象即开处方,诚得道高师也。

那时,家母及二妹,凡是生病,第一选择定是韦少初;若韦老师不在,则请韦老师的高徒贺德超先生诊视。若韦老师、贺德超都不在,就去区卫生院求治于李中行老师。若李老师也不在,就去找陈生学看。

这种状况,直到山之子学医三年以后方才有所改变。

第三十五节　中西合璧陈生学

陈生学医生属于新中国成立后至改革开放前这一时段中福宝的四大名医之一，以中西医结合为特点，这与他个人的学历、经历是密切相关的。

首先，他是原泸州医士学校（今西南医科大学的前身）正规西医临床中专毕业生，具有较为良好的西医基础。

其次，他在见习期曾经在骑龙公社卫生院中药房抓药一年，对当时骑龙公社卫生院老中医汪建平、李泽行诸位先生的处方风格颇为熟悉，也就是说在抓药过程中学到了老中医们的真经。

再次，当福宝区卫生院正式组建后，他又被派去泸州学了X线摄片，成为福宝区第一个现代诊疗设备使用技术掌握者，同时他是以临床为主业，以X线摄片为副业，这就为他接触和治疗大量病人，创造医名提供了无人可比的优越条件。

山之子与陈先生的交集主要有如下几次：

1972年，在山之子还是一名编外赤脚医生时，在治疗老同学冯某的坐骨神经痛过程中，山之子开出的处方是独活寄生汤合活络效灵丹（当归、丹参、乳香、没药）加制川乌、制附片各15g，穿山甲6g。冯某曾经去请教陈先生，陈先生当时是劝冯某慎用的，不料冯同学服用后效果奇佳。通过冯同学之口，山之子知道了陈生学老师。

1973年，元兴公社朝阳五队社员蒲相清之长子，因患急性肾炎，陈生学先生以知柏地黄汤加味为中药方剂，配以西药双氢克尿噻，用药一周，患儿水肿全消。尔来已经43年了，至今病情未反复。山之子当时是抄录了那张中药处方的，但可惜如今却找不到了。

1982年春至1986年夏，山之子同陈老师在一个医院——福宝区卫生院共事四年半。陈老师个人门诊量居整个卫生院门诊量的百分之七十以上。只要他在场，病人是很少找山之子看中医的。只有在农忙时节，他返回故乡栽秧、打谷、挖红苕、点小麦的那一段时间，才有较多的患者请山之子看中医。山之子曾经十分乐观地认为，凭着自己在竹板滩电站任民工医生二年,全区九个公社的每个生产队至少有两个民工都和他打过交道,他们都会成为山之子医名的宣传者,在家乡元兴公社卫生院担任代理院长那两年,山之子也算元兴公社当仁不让的第一名医,不料返回福宝区卫生院,距离元兴公社不过二十五华里,在福宝镇上四大名医的大树荫蔽下,山之子这个全省中医药人员选拔考核中的合江县冠军,只不过是一株无人知道的小草。

1986年夏末秋初,山之子被湖南中医学院录取为中医内科学研究生,临赴湘前陈生学老师和穆仕高支书、李正修医师(合江县人民医院儿科专家)共同送了他一个精致的笔记本,鼓励山之子百尺竿头更进一步,至今山之子依然珍藏着。

照说,山之子在福宝区卫生院工作期间,理应从陈老师处学到许多东西。可是从何下手呢? 学中医,山之子的理论基础已经为许多人所教不了;学西医,山之子那时连解剖学、生理学、药理学、病理生理学都没有学过,在山之子的心目中,青霉素也不过就是中医学里面的银翘散、黄连解毒汤、白虎汤而已。所以在福宝区卫生院上班的四年半中,山之子和陈生学老师仅是朋友,是兄弟,未能成为师徒关系。尽管如此,他对山之子的关照之情,依然令人难忘。

第三十六节　达原应手贺德超

陈修园先生在《医学实在易》中曾经指出:"瘟疫于今重达原,休循吴氏一偏言。"意思是说在清代人们治疗瘟疫时,都非常重视达原饮的应用。他劝告医家们不要因为读吴又可的《温疫论》就照着吴又可的一偏之言行事,因为达原饮就是吴又可创制的治疗瘟疫的名方。

1972年山之子买到了一本《沈绍九医话》,在书中沈绍九就举出了一个为他医所误治后的病例,就是因为瘟疫病服用达原饮后,伤了胃津,结果病人外感虽然痊愈了,但病愈后舌苔脱去了一大块。

前有陈修园先生的告诫,后有沈绍九先生的例举,再看达原饮的构成:草果芳香温燥,槟榔微辛微辣,气味偏温;厚朴苦温燥湿,显然最适应的证候应是舌苔厚腻、脘腹痞满、便溏不爽——总之是"湿邪郁结"明显的症候；芍药敛阴和营，黄芩清热燥湿，知母生津清热，这三味药偏于滋润，既可在一定程度上纠正前三味药温燥偏性，又有清热之效。那么在什么情况下服用本方会化燥（即转为燥热）呢？一是病人素体阴虚，形体偏瘦，舌质偏红，舌质上有细小甚至较深的裂纹，此时若服用达原饮就容易化燥了。二是病因本属风热，而挟湿甚少。当然病人所患若本属温热致疫，表现为高热，口渴，舌质红，苔干黄或干白，脉浮数或洪数或滑数时，达原饮显然就不适合用了。

　　但是贺德超先生在临床上却是十个病人可能要开九张达原饮的。只是常加柴胡（配黄芩已有半张小柴胡汤之意）、石膏（配知母，已有合用白虎汤之意），初起有表证者，加荆芥、薄荷之类，其余加减变化略如韦少初先生之用柴平陷胸汤。

　　在韦少初先生的晚年，可能是精力下降，要推一些病人给贺老师看；乡下有人来请出诊时，多是贺老师去，诊察病人之后，常常先开两天的西药口服，再开一剂中药。等到"文革"结束之际，贺老师福宝四大名医之一的地位已经不可动摇。

　　朝阳五队女社员兰某某，一年夏天患"感冒"，请山之子看过一次，那时山之子已经考取中医师4年多，正式在福宝区卫生院上班了，她在山之子手里服用了一剂银翘散加白虎汤，好像没有什么大效。迄至山之子第三天从福宝公社卫生院经过时，她已经笑容可掬地在贺德超先生那里候诊了。贺老师所用何法？达原饮、小柴胡汤、白虎汤合方化裁是也。

　　关于韦少初和贺德超从"湿热"入手疗诸病（不好说是"百病"，但绝大多数病例都从此入手）之奥妙，山之子曾经的领导人——党支部书记穆仕高同志曾经评论道："统计下来，福宝地区全年要下雨180多天，是雨天最多之地，又是山区，无怪乎'湿热太医'可以大行其道也！"山之子则认为每一个医生在开始行医阶段所读医书，所用方剂，所获经验，往往会影响其处方风格一辈子。不然就不能解释，既然为师徒关系，为什么韦少初老师习用柴平陷胸汤入手，而贺德超老师习用达原饮入手呢？难道他对老师的习用方药竟然都视而不见，还是诚心另辟蹊径呢？在韦少初、贺德超声震福宝医坛的那些年，福宝的大多数病人，若是经过他们诊视,即使未能治愈,甚至一命呜呼,都"口死眼闭",可告无憾了,因为他们就是患者心目中的救命菩萨,当然也是山之子心中崇拜的偶像!

第三十七节　灵变多方熊林叔

1977 年夏天,由于杨长江乡长的点名举荐,山之子成为竹板滩电站工程福宝工区元兴工段的卫生员。到达三洞桥外边的秧田坝。又得力于赵又新老师的点名举荐,山之子成了赵老师的助手,同他一起驻扎在山之子曾经的小学同学赵廷山家的二楼上,医疗室就设在赵廷山的堂屋里。

由于经常要去中间场街上进药,又因为久闻中间场街上有幺叔熊林,先于山之子学医多年,虽然未在联合诊所工作,仅是在卖小百货之余,义务地为乡亲们看病,却是医名鹊起。于是山之子常去请教熊林幺叔。

说起来幺叔也算医学世家了。他的父亲熊子清四叔祖新中国成立前就学医行医,只不过四叔祖行医既不附设中药柜,也从来不收脉理钱(诊费)。反倒是谁上他家去看病,只要还能进食,至少都要在他家吃上两个开水蛋,连陪同人员也有吃的。可惜未到新中国成立,四叔祖就病逝了。

幺叔和幺婶对山之子都非常好,每次山之子去中间场(竹板滩电站工程指挥部医疗室所在地)领药,药品让民工先挑回去,他自己就总是去幺叔家吃饭,以便向幺叔请教医学问题。

从向幺叔的多次请教中,山之子感觉到幺叔在学术上有这样一些特点:首先,他基础是非常扎实的,师从的是石龙名医李克卿,是有师承的,并非"酱油师傅"(指没有专师,主要靠自学的医生)。其次,他是认真读过一些中医名著的,不要说中医临床三大经典——《伤寒论》《金匮要略》《温病条辨》,连李中梓的《医宗必读》,喻嘉言的《寓意草》,唐宗海的《血证论》,等等,他都认真地读过。再次,他是内科、妇科、儿科、外科兼修的。除了内治法之外,对外治法的应用也是非常熟悉的。还有,他是官药(指中药柜中的干品)、草药(指从地里、山上采来的新鲜药)都比较擅长应用的。

因为没有正式向他拜师，不便问及，所以山之子不知幺叔是否还有"内传"。

现在举一些印象较深刻的病例介绍一下幺叔的遣方用药特色。

（一）牙疔切忌发散药

牙疔，切忌像治普通牙痛那样在滋阴清热方中再加发散药。因为任何发散药皆能使毒气横走，一则易致"走黄"（毒气弥散进入血分），二则当时虽被治愈，愈后亦易于再发疮疔。应当收毒解毒，开邪出路。方用黄连解毒汤、白虎汤、增液汤合方化裁。具体用药如下：

金银花 30g	连翘 30g	黄连 12g	栀子 12g
黄柏 12g	知母 30g	寒水石 25g	玄参 30g
麦冬 30g	川木通 12g	芭蕉油 50g（冲）	绿豆浆 50ml（冲）

便秘者，加玄明粉；体虚者可加枯矾，以通肠泻火。

方中芭蕉油收毒解毒利尿，绿豆浆解毒润燥，木通解毒利尿，寒水石清胃火之力同于石膏而无伤胃之弊。

此方不但适用于牙疔走黄，且对任何疔毒走黄皆适用，效力与青霉素加链霉素（当时西医很流行这种联合用药）相当。

总之，此病最忌发散。

幺叔当时介绍出此方，是因为见到了山之子给他看的一个医牙痛的方（为福宝四大名医之一的贺德超先生所开）：

玄参 25g	麦冬 30g	玉竹 25g	石膏 60g
地骨皮 30g	北细辛 6g	防风 12g	白芷 12g
甘草 3g			

由于贺老师所开处方中虽有玄参、麦冬、玉竹养阴，石膏清胃火（牙龈属胃），地骨皮清虚火，但仍用有防风、白芷祛风散寒，北细辛透邪止痛，所以引出了幺叔的一番关于牙疔治疗的阐述。

（二）失荣治法谈

失荣，常长于下颌，其状坚硬肿胀，十分难以消散（现代常属肿瘤范畴，且多为恶性）。

首用五君以攻之：蜈蚣、蝉蜕、蚕沙、夜明砂、朱砂。内服。继用玉真散：制南星、白芷、防风、羌活、天麻、白附子。终用逍遥散去甘草，加海藻、昆布、漏芦根、猫骨头。

外用隔纸膏（系一张膏药方）外贴。

幺叔强调：猫骨头为治结核之妙品。

（三）治梅毒性中风一例

牟某某，男，50岁（1977年时）。在旧社会经营生意，闯荡江湖，不慎染上梅毒。病因纵欲伤精，阴虚火动，毒邪久郁，发而为火，火动风生，猝然颠仆。醒后证见一侧偏瘫，身上肤色紫黑，瘙痒，紫癜多发（此为"毒"的反应）。当先解其毒，后治痰火，病方可愈。

首方：五虎下西川扫毒汤，僵蚕12g、全蝎12g、蜈蚣6g、红娘6g、斑蝥6g（去翅、足）、滑石30g。上六味，共煎服。

因服后肢体见活动，乃令再进一剂。

次方：平肝降逆化痰为法，方用小柴胡汤加白芍、旋覆花、竹沥（冲）二剂。

三诊：肢体已活，头昏已除。用复阴法。方用天王补心丹作煎剂服。

幺叔自评：毒聚则血凝，故见紫癜、瘙痒。治后询问病人之冶游史，病家亦谓"然"。

在这里需要强调说明的是：五虎下西川在民间很秘传。合江县元兴乡甘溪村赵永明治疗陈八爷用过；原栗子公社卫生院中医师李仲谦治其夫人之病也用过，皆有效。然二十年前重庆某医院曾聘用民间中医李某，用"斑蝥"供一例患者内服，结果导致急性肾衰竭而死。是剂量太大？还是炮制不得法？不得而知。前人用红娘子（鸡冠虫）、斑蝥此二药，要求是一要剂量小；二要去翅足；三要用米炒（炒后去米不用，目的是减轻此二味虫类药的毒性）；四要配滑石、大黄，使毒从大小便而出。吾辈慎勿轻率仿用。

仅从以上寥寥数例，已经足见幺叔熊林先生之中医功底。

第三十八节 润物无声安树阶

大家都知道，凡是具有多年临床经验的老中医，大都有一些处方习惯，就是把他（她）们觉得得心应手的处方"绑在手上用"，凡诊治疾病，多从这些套路入手。如韦少初先生之好用柴平陷胸汤，贺德超先生之好用柴胡达原饮，李中行先生之善用芩滑军通汤之类。那么元兴安树阶先生习用的处方又是什么呢？

安老师鉴于当时的社会环境用药十分谨慎，平均各药无过四钱（今12g）者，且其好用之方乃是《白喉治法忌表抉微》之养阴清肺汤（生地黄、玄参、麦冬、白芍、丹皮、川贝母、浙贝母、薄荷），若合病喘症者，则合入麻杏石甘汤，麻黄必用麻绒（麻黄，捣，筛去粉尘后用）。因为安老师治小儿麻疹后的咳嗽颇有名气，故找他治咳嗽的人颇多。其他如紫菀、款冬花、枇杷叶之类的药，也常加入。

1981年开春，山之子感冒了一场。因为自量是阴虚体质，无需发汗，常能出汗。果然如此。然汗后病不解，伴有腰痛，尿黄，请安老师处方治之，一剂即愈。

1981年初夏，福宝区卫生院蔡晓莉受单位派遣，到元兴公社卫生院巡诊，其间自病。服安老师之中药，两剂而愈。

虽然山之子、蔡晓莉之病，其时安老师所用的方药山之子都记不得了，但有几点是肯定的：一是安老师的处方药量较轻，大多数药味不会超过12g；二是药价便宜；三是在不知不觉中其病自愈，绝无任何剧烈反应。山之子原本对安老师的用药是以"四平八稳"来形容的，但从其愈病效果来看，真可以用"润物细无声"来形容。

好像安老师早年师从的是骑龙汪慎辉老先生。汪慎辉老师为福宝地区之温病大家，其对王孟英《温热经纬》一书，真可谓烂熟于心。1980年初夏，安老先生自病，症状为厌油、头晕、舌苔黄腻，山之子用三仁汤合藿朴夏苓汤两剂治好了他。安老先生很高兴，乘兴告诉了山之子一个治疗痰热结胸的效方，是以小陷胸加枳实汤（黄连、半夏、全瓜蒌、枳实）加苍术、草豆蔻为基础方化裁。考小陷胸加枳实汤为《温病条辨·中焦篇》之方,原文说:"脉洪滑,面赤身热,头晕,不恶寒,但恶热,舌上黄滑苔,渴欲凉饮,饮不解渴,得水则呕,按之胸下痛,小便短,大便闭者,阳明暑温,水结在胸也。小陷胸加枳实汤主之。"足见安老先生早年确实在温病学上下过扎实功夫。

安老先生还是有很高职业道德之人。1980年冬,结算下来,医院有所盈余,人均可领奖金一百元(已经相当于大学本科毕业后晋升医师之人两个月的工资),在院内之人对如何分配奖金各抒己见之际,安老先生提出奖金不分,用来粉糊医院的墙壁,改变医院的面貌,其爱院之心,至今仍给山之子留有深刻的印象。

因为福宝前辈文豪穆晋明先生与汪慎辉老先生为友,故山之子在1974年向穆老请教的过程中得闻汪慎辉老先生之名,方知道安老师也是师承有自的。

第三十九节　积水不消病难除

(一)积食治法分三层

熊林幺叔对食积症的治法是分三种情况处理的。他认为常医治饮食积滞多从越鞠丸、保和丸、平胃散之类入手,此类方法只适宜于食积轻症,重症则鲜效。那么,重症该如何处理呢?幺叔主张用大承气汤去芒硝,加麦芽,再合入甲己化土汤(大黄6g、枳壳6g、厚朴12g、麦芽20g、白芍20g、大枣9g、甘草6g)。另外有一种极重的水食并积症,例如先吃了过量的糯粑,又饮水较多,形成水食并停,口干饮水,大便不通,唇干口燥,腹胀如鼓,叩之砰砰有声,则非十枣汤去大戟加大黄不能有功,常用剂量如下:大黄6g、芫花3g、甘遂3g、大枣15~30g。

(二)积饮带下须消水

带下有属于湿热痰水阻于中焦,下注胞宫而为带下者,其症常并见腹胀、口干,脉滑或兼沉数有力。方宜大黄防己甘遂汤。常用剂量为:大黄6g、甘遂6g、防己12g、薏苡仁30g、五味子10g、大枣30g。此方是从《金匮要略》之己椒苈黄丸化出,去椒目、葶苈,代以甘遂,逐水之功更著，加入薏苡仁，利尿导热。又虑水去则气虚，乃以五味子收敛肺气，大枣补益脾气。药简而效宏。此为熊林叔之恩师李克卿老大人秘授经验奇方。

此种证候，常人多习用龙胆泻肝汤入手，治法不错，然效果不著，唯有此方，效果确实而鲜有人知。

行文至此，忽然联想到两个与逐水相关的方剂。

一个是张子和的禹功散。原方以黑牵牛4份，小茴香1份，研末，生姜自然汁调服。山之子学得此方是1986—1989年在湘攻读硕士学位期间，亲睹恩师夏度衡教授所用。他常以牵牛子、小茴香、延胡索三味同用于对症基础方中，采用水煎服。牵牛子，根据恩师雷雨田先生的经验，多采用一半生用，一半炒用。山之子在临床用得最多的病例是肝硬化腹水。

另一个是控涎丹。原方出自陈言《三因方》，由大戟、甘遂、白芥子组成。可能因为记得不牢之故，山之子在临床上皆用的是大戟、芫花、白芥子，为散剂。大枣熬汤送服或在对证汤方中兑服此散剂。用于治疗肺结核所致之胸腔积液，疗效十分确切，但用于治疗肺癌所致之胸腔积液则几乎分毫无效。惟近半年来治疗一刁姓肺癌，本来已有胸腔积液，因中药抗癌较为得力，其胸腔积液竟然自行吸收了相当长一段时间。到底疗效如何，尚待日后积累更多病例来验证。那么，使用控涎丹以消胸腔积液，又是受何人启发呢？此因1991年参加在哈尔滨举行的全国中西医结合学术会议，会上亲闻有医友应用十枣汤治疗结核性渗出性胸膜炎显效的经验，遂学步焉。

第四十节　内外同调非"小打"

熊林幺叔经常把各种外治法、外诊法称为"小打"，这只是一种习惯性的称谓，并不因其"小"而不重要。例如：

1. 疔疮　外敷用地柏枝、香樟叶（捣绒）。内服则用收毒解毒方（芭蕉油、绿豆浆、金银花、连翘、黄连、黄柏、栀子、知母、玄参、麦冬、寒水石。便秘者加玄明粉,体实者加枯矾)。在城镇里地柏枝、香樟叶反不易得,可用清消散外敷。

清消散用药:

| 黄柏30g | 姜黄20g | 大黄15g | 细辛3g |
| 白及30g | 白蔹30g | 白芍30g | |

共为细末,用醋、蜂蜜调敷;红肿热痛者,用鸡蛋清调敷。

2. 腹股沟郁气痰(腹股沟淋巴结肿大)　外敷药用鱼腥草、铧头草(为堇菜科植物地草果的全草。味淡,性凉。功能散风清热、疏肝消肿。治风火赤眼、目翳遮睛、乳痈、瘰疬、疔肿。既可内服又可外敷)、白地黄瓜(为堇菜科植物匍伏堇的全草。《四川中医志》名白地黄瓜,《天宝本草》名地白草。味淡,性平,无毒。功用为祛风、清热、利尿解毒。治风热咳嗽、痢疾、淋浊、痈肿疮毒、眼睑炎、烫伤,既可内服,又可用鲜品捣敷)、走游草(为葡萄科植物崖爬藤的全草,用根疗效更佳。《四川中药志》名走游草。性温,味辛,无毒。功用祛风、除湿、行血、解毒。治头痛、身痛、风湿痹痛、流注、疮毒。既可煎水内服,亦可煎水外洗或捣烂外敷)、牛筋条叶(牛筋条为樟科植物牛筋树的全株。《分类草药性》名牛筋条。四川合江草医好用此药外敷治疗淋巴结肿大。其果《唐本草》名山胡椒。《中药大辞典》亦名山胡椒)。内服方为:川贝母10g、穿山甲6g、白及15g、海藻20g、昆布20g、金银花30g、土茯苓20g、牛膝20g、木瓜12g、黄芪20g、木香15g。此方以川贝、穿山甲、白及化痰散结,海藻、昆布软坚散结,金银花、土茯苓清热解毒,牛膝、木瓜引药下行,黄芪补气托里,木香理气散结。煎成,临服前冲入白酒,其效尤速。外敷之药在四川乡村本随处可见,城镇化后可用清消散、温消散按3∶1的配比,调醋、蜜外敷以代之。

3. 血寒经迟　外熨则宜软和散,内服《女科奇闻》治血寒经迟方(胡椒、上桂、桃仁、红花、白芷,血虚者加黄芪、当归;气滞者加香附、乌药)。

4. 蛔结脐腹　外用大风子、白杨皮、桐油和冷饭,共捣烂,微炒热,敷于肚脐,然后徐徐向下抹肚,其虫自下。内服则用食醋60g、黄连6g、花椒30粒,煎开,稍冷服下,以安其蛔。

5. 癞痢头　将头发剃干净,在杀猪时,将刨下的猪皮带毛敷于光头之上,待过片刻,头部极痒。此发根处之"虫"闻香而出也。令病人不要抓搔,强忍之。然后用麻柳叶煎水冲洗,再用温开水冲洗。再上治癞银粉散(水银、响锡、轻粉、黄丹、铅粉、枯矾、花椒、五倍子、藤黄。共为细末,香油调搽)。方中之藤黄乃大毒之药,切忌入口。内服灰黄霉素(此药当年抗真菌极常用)。照此法连用数次必愈。

6. 肺结核咯血　首用百合固金汤加炒栀子、龙胆草、广木香、石膏、白及、藕节,以止其血;血止后用月华丸,连服3剂。方中之獭肝原系杀痨虫之上药,价昂而效著,然而病家难以措办。可以乌贼骨、猫骨头、蚯蚓、郁金代之。方中仍须加用白及。

再继以四君子汤加百合、芡实、陈皮、马兜铃(现在因含"马兜铃酸"已多不用)、牛蒡子、白及。

终用益肾法或调和营卫法收功。但治痨必须注意病人之胃气。若胃口不开者,用丹参饮(丹参、檀香、砂仁)加百合、麦冬、玉竹、山药、白术、云苓,佐以少许红花(此药不可不用,然又不可多用。多用则破血,少用则养血)。

注意之点有:治肺痨白及为始终需用之药;猫骨头能散结核,治乳癌,阴性肿瘤,极效。

凡诊此病,以湿毛巾敷病人手背上,下以乳香熏之,若手背上之毛为红色者,可治;黑色者,不可治矣。盖"痨蛀"为灵动异常之飞尸痨虫,常代代相传。治此种症候,必用虻虫、水蛭,不可因其体质之虚而顾忌,但邪去则正安。

以上诸病,幺叔或有外治法,或有外诊法,皆为山之子在书本上所未见者。

幺叔的理论水平本来就比较高,他对于山之子在求学中的"打破砂锅问到底"的态度十分欣赏,这与福宝的各大名医之首的韦少初先生形成截然相反的对比。韦老师对于初学者的请教,其回答是:"谈病就谈病,谈理论我就懂不了。"他不仅对非其嫡派门徒的求医者如此,恐怕对其所教徒弟(当然都是单位指派的,因此,恐非皆为韦老师所欣赏者)也是如此。因此,山之子在秧田坝驻扎的一年中,的确得到幺叔很多的指点。

中医同道若欲学到更多的"小打"，杨济秋所编写的《贵州民间方药集》值得常常参考。

第四十一节　肾虚肝火耳聋探

1978年正月十七，熊林幺叔就耳聋辨治与山之子有下面一番谈话：

（一）**肾热耳聋肾热汤**

方歌：肾热汤治耳微聋，磁石牡蛎术麦冬；酒芍甘草生地汁，葱白大枣服之通。

加味法：可加玄参、苦参、连翘。

（二）**海底水枯耳聋**（即肾水不足耳聋）

八仙长寿丸（麦冬、五味子加入六味地黄丸），加龟甲、枸杞子、建菖蒲、葱白。

（三）**肾阳虚衰耳聋**（年高老迈者多见）

补中益气汤合杞菊地黄丸，加巴戟天、菟丝子。

（四）**肝经有热，耳内蝉鸣**

龙胆泻肝汤加菖蒲、香附、青皮、玄参、麦冬。若六脉弦数有力，大便燥结者用当归龙荟丸加菖蒲、寒水石、紫石英。

在聆听幺叔这一番讲解之后，考虑到日后以中医为主业时的需要（山之子在竹板滩电站福宝工区任民工医生时是以西医西药为主的，需开中药为民工治病时，要经过领导批准方能报销），又从《辨证录兼内外杂证》（师公龙耀成手抄本）中摘出两方：

其一，通气散，治耳聋不闻声，服之如神。柴胡、香附各30g，川芎15g，共研细末，每日早上开水送服10g。晚上服通窍活血汤。纵有二三十年之耳聋者，立可痊愈。

其二，通窍活血汤：桃仁、红花、赤芍、川芎、生姜、大枣、葱白、麝香（顶上的当门子麝香才有效，否则无效）。

此处的通气散与活血汤，不从脏象学说立论，而是直接从气血关系立论。

《蒲辅周医疗经验》中所载的通气散,治气闭耳聋,其组成如下:

木通 15g	木香 15g	枳壳 15g	菖蒲 15g
川芎 6g	柴胡 6g	陈皮 6g	白芷 6g
羌活 6g	僵蚕 6g	全蝎 6g	蝉蜕 6g
穿山甲 10g	甘草 5g		

共为末,每服 6～10g,米酒下,食后服。

此方加香附 10g 更好,此乃通气开窍之方。若阴虚耳聋者不宜。阴虚宜六味地黄丸,阴阳两虚宜八味肾气丸,随证加减。

自 1972 年为患者扎入第一支银针以来,山之子所治耳聋患者为数不多,总计应当未超过 80 例,积累的经验严重不足。且据了解,包括高压氧舱在内的多种西医疗法,其治疗神经性耳聋的效果亦多难理想,故重新学习和掌握中医学治疗耳鸣、耳聋的经验与方法实属必要。

第四十二节　健脾疏肝境各殊

夏度衡教授治疗胃脘痛有一张名方——肝胃百合汤,其方组成为:柴胡 10g、黄芩 10g、郁金 10g、百合 30g、丹参 15g、乌药 10g、川楝子 10g。在阐述本方思路时,夏老总是拿它与东垣补中益气汤、升阳益胃汤等方的思路作对比。

李东垣生于金元时期,由于战乱频繁,人们的生活不安定,脾胃受损的情况极为多见。因为脾生气,只有脾气足,才能补益肺气,加强卫外之力,从而少生病。所以李东垣补中益气汤等代表方剂多从健脾益气入手。

夏老年轻时正处于抗日战争时期,湖南一境,战火不息,百姓逃难成群。焦急、郁怒的情绪,时常萦绕于人们的脑海,故其时胃病特别多见。夏老认为此时肝郁犯胃是主要原因。加之陈修园有云:"久痛原来气血凝,若投温热痛频增。"就是说胃脘痛患者在久病之后,投辛香温热之理气药不但无效,且可加重胃痛。此时宜用清润之法,药如百合、乌药、丹参等。乌药虽温而燥性不大,故常用。柴胡、郁金疏肝解郁。黄芩苦寒清热。夏老还常在方中加蒲公英以清胃热。而辛香理气药如木香、厚朴之类,夏老多不用于本方中。

夏老的这种学术思想,曾经在 1982 年衡阳会议(即全国中医医院和高等中医教育工作会议)之后,卫生部长崔月犁专程从衡阳到长沙来看望他时,对崔部长讲过。也正因为此,崔部长才专门从卫生部拨了两万元给夏老作为研究肝胃理论的科研经费。山之子被招进湖南中医学院读研时,招生简章中的研究方向就是肝胃理论的临床应用。

为什么崔部长在衡阳会议后要专程到长沙来看望夏老呢?原来在1978 年初,崔部长在北京召集全国部分著名中医专家讨论"中医能否治急性病"的问题时,夏老性急,他第一个站起来发言说:"崔部长,中医要是不能治疗急性病,我们在座的都不能叫医生。新中国成立前,老年、儿童、妇女,凡是有病,无论急性病,慢性病,哪个不是找中医看?现在吊针打到生产队,情况当然有所变化了……"夏老的发言,无疑给崔部长留下了深刻的印象。

崔部长因为在衡阳会议上未能见到夏老,所以会后专程来长沙看望他。交谈中,夏老还曾半玩笑地提出有的中医学院可改名"第二师范学院"的话题,看似玩笑,实则对于中医临床水平下降无异于有力的针砭。

山之子在校攻读期间,居然有人就敢在他的面前讲,治胃病要疏肝本是常识,何云理论?离校 20 年后,山之子回到母校,见到新校园中巍然屹立着恩师夏老的塑像,不知那位昔日曾经在山之子面前讲那种话的人,将来作古之后,是否也能留下一尊塑像于校园。更何况"李杜文章在"?就是夏老的文章都没人看了,他所创制的肝胃百合汤等名方,山之子及其门徒们都还在临床上很好地应用着,传承着,对于重视中医临床的夏老而言,亦足慰其在天之灵了!

第四十三节　杂病调肝用域宽

1997 年 6 月底,山之子自山东中医药大学攻读博士毕业归来后,在未正式去重庆市中医研究所(今重庆市中医研究院)上班之前,在铜元局医院开设了一个杂病门诊，在铜元局菜市场的小街上。山之子每周六、日全天应诊。平时就从晚上六时坐到九时。为了突出特色，他提出是为了发扬夏度衡教授杂病从肝论治的学术思想与经验。杂病调肝学术思想指导临床的实例如下：

内伤头痛：肝阳上亢证与肝升不及证。

眼病：外障目赤，责之肝热，内障责之肝肾精血不足。

耳病：虚证治肾，实证治肝胆。

甲状腺疾病：甲状腺在肝经循行部位，治甲亢、甲状腺肿大皆要疏肝。

乳房病：乳病宜从肝胃两经入手论治。

胁胀：胁肋为肝经分野，治胁胀必疏肝。

胃病：虚寒证从温补脾肾之阳入手，实热证常宜肝胃同调。

肝胆本脏腑病：调肝是常理。

妇女月经病：女子以肝为先天，养血调肝是常法。

男子前列腺病：虚证宜补肾，实证宜疏肝（施疏泄者肝也）。

各类肿瘤：痰结因于液结，液结因于气郁。理气常宜疏肝。

中风：高血压脑出血若可按肝阳上亢辨证，则低血压脑梗死自可按肝升不及论治。

失眠：常由心神不安所致。但心神与肝魂密切相关，一步一趋。所以陈修园在《医学实在易》中说："不寐《内经》论最详，肝魂招纳枣仁汤。"又如《本事方》珍珠母丸适应证为肝经因虚，内受风邪，卧则魂散而不守，都考虑到肝魂与不寐的关系。

不孕不育：男性不育，其虚证固宜补肾，其实证则必须疏肝清热，涤去败精凝浊。方选龙胆泻肝汤为基础方。女子不孕：其虚证固宜补肾填精，补肝养血，其实证则必须疏肝通络、活血化瘀。

血证：各种出血之虚寒证固宜健脾益气摄血，其实证则多应考虑肝藏血功能失调的病机。

这些疾病中的每一类又可具体地细分为若干种疾病，可以说内科、妇科的许多疾病皆已被包括于其中了。

为什么会有这种情况出现呢？原因是：

第一，十二经络中以肝经为最长，其循行部位经过头顶、两太阳穴

（胆经过耳前耳后）、双目、甲状腺、乳房、两胁、少腹、阴器、下肢内侧、足大趾内侧。加上与胆经的表里关系，肝胆两经所经过部位的组织、脏器之病，几乎都可从肝入手治疗。

第二，肝主疏泄，包括疏泄情志（调神）、疏泄气机、疏泄津液（气能行津）、疏泄血液（气能行血）、疏泄肾精（朱丹溪谓：主闭藏者神也，司疏泄者肝也）。如此说来，举凡神、气、津、血、精之郁闭证皆可从调肝入手治疗。所谓"痰证"（无论有形之痰，还是无形之痰，皆与神、气、津之郁结相关），则对于临床上许多"怪病"（怪症属痰）和包块性疾病，在治痰的同时皆须考虑与肝失疏泄有关。

第三，肝为藏血之脏。其实证古人已分肝气、肝火、肝风三大类，肝气之走窜胀痛，肝火之头痛目赤，肝风之眩晕振掉（震颤抽搐），皆为肝气太实，阴不配阳所致。又因为肝藏血，且"肝受血而能视，足受血而能步，掌受血而能握，指受血而能摄"。推而广之，脑受血乃能主宰元神（李时珍谓"脑为元神之府"）；心受血乃能主血脉而通神明；脾受血乃能生气（血为气母）以升清；肺受血乃能主宣发与肃降；肾受血乃能生精与藏精。所以然者，以血中涵气，五脏相关故也。若从此以推求，则从调肝入手，真能治许多病种矣，可惜当时尚无暇静下来思考这些问题。否则，从此入手研究，临床思维与立法处方用药能力将又提升一步矣！

第四，从五脏相关出发，肝太旺，则乘土而脾病，侮金而肺病；肝不及，则生火不及，而心火不足；反盗肾气，令肾中精气耗泄。

从这四点考虑，杂病调肝诚为扩展临床思维能力和提高临证治疗水平的一个重要门径。夏度衡、张珍玉，两位先生，皆不我欺也！

第四十四节　调经对症方药歌

《调经对症方药歌》是恩师雷雨田先生 1974 年所传。山之子至今未在其他书上看到过如此自成系统的调经方药歌，虽然恩师有嘱"慎勿轻泄"，但窃念当下在中医方面愿意下"死功夫"的人本来就少，何不抛砖引玉，以俟有识者。其内容如下：

调经诸方有总章，务从血气细推详。
少女十四天癸至，长成此脉动阴阳。
不凉不热月经对，阴阳相合孕吉祥。
若有寒热不调处，前后不一有乖张。
不识气血枉用药，不分先后别阴阳。
阳字从来是配语，阴字确实女中谈。
血热一定先期至，过期后至是血寒。
气滞未来先作痛，来后作痛气虚殃。
风寒痰热如何认？观经察色辨别端。
有风定然血色紫，黑者多热淡多痰。
烟尘黄水血不足，余考古方细推详。
寒热虚实皆考定，后医加减此方良。
调血养气两为主，气血不和岂是难？[4]

前后不一何方妙？四物加减最为高。
香附乌药砂仁草，或丸或汤姜枣调。

调经川芎与续随，当归甘草及人参。
阿胶吴萸牡丹桂，水煎热服效如神。

半夏白芍麦冬姜，腹痛烦热去口干。
此方何以功偏擅，仲师传下温经汤。

先期而行四物加[5]，芩连知柏艾附夸。
甘草阿胶同煎服，血虚有热即时瘥。

过期不来熟地逢，桃红附子桂木通。

---

[4] 注：以上为概论部分。
[5] 注：方即《证治准绳》先期汤，此方并治血热证之月经过多。

苏木文术[6]甘草煎,血虚有寒即温中。
（此方治血虚有寒,温中下气如神）

将来作痛气滞真,四物红花及桃仁。
再加文术并香附,理气破气一齐行。
又添丹皮玄胡索,功能破血止气疼。
经行若是将发热,加入柴胡与条芩。

经行作气桃红花,玄胡文术青皮加。
心腹疼痛兼胁胀,散除瘀血病即瘥。[7]

过期而来血块多,玄胡红花丹皮呵。
香附青皮同甘草,桃仁煎服永无疴。[8]

过期而来淡者痰,四物二陈同生姜。
活血化痰疗根本,痰化血生病即安。[9]

过期而来病痛虚,玄胡红花丹皮需。
香附木香桃甘草,清热生血病自愈。[10]

过期不止血成崩,白术芩胶与茯苓。
炒栀地榆香附草,芥穗茅根磨墨灵。

行后作痛八物汤,气血两虚用黑姜。
四枣同煎病自止,补气补血病即安。[11]

---

6 注:文术即莪术。
7 注:经行时夹有气滞,致心腹腰胁胀痛,宜桃红四物汤加延胡索、青皮、莪术之类以行气活血。
8 注:血瘀经迟,血块甚多,宜桃红四物汤加香附、青皮、延胡索、甘草。
9 注:即四物二陈合方加生姜,水煎服。
10 注:四物汤加延胡索、香附、木香理气止痛,桃仁、红花、丹皮活血,甘草和中。即《万病回春》之生血清热方。
11 注:方即八珍汤加黑姜、红枣、生姜。

经行不止痛满身,熟地通砂大腹陈。
两香苓术苏厚朴,玄胡膝草并猪苓。[12]

不行发肿痛成瘀,红花丹皮桃枳壳。
木香厚朴姜桂附,牛膝玄胡除病脱。[13]

不行腹痛血成块,当归川芎枳壳偕。
乳香没药同煎服,桃仁红花脱病灾。
玄胡肉桂丹皮等,用之血化似水来。
茴香阿胶同煎服,即时血块永无灾。

妄行口鼻是血热,四物汤加犀角麦。
再加茯苓炒栀子,陈皮丹胶苓下血。
若是医人不巧手,得染此症永不灭。[14]

周身疼痛骨节麻,寒热头痛不是痧。
五积去姜加羌独,触经之病服自瘥。[15]

腹痛白带瘦淋瘤,十全汤加胶茴附。
砂仁吴萸玄胡子,姜枣兼服期如数。

午后作寒是劳伤,同煎触经五积汤。

---

[12] 注:本方集九味理气药于一方,以熟地养血,白术健脾,二苓利湿,牛膝行血,为治经行气滞身痛之代表方。

[13] 注:此方治寒凝血瘀痛经,以桃仁、红花、丹皮行瘀,枳壳、木香、厚朴理气,姜、桂、附温寒,牛膝、延胡索活血理气。既可单独应用,也可与温四物汤合用。

[14] 注:在妇科调经方药中出现的妄行口鼻,明是倒经。今人所谓子宫内膜异位症可出现此证。犀角今已禁用,可用水牛角代之。

[15] 注:本方因多版次的《中医方剂学》皆未列为正方来要求背诵,但是临床又应用极其广泛,可拆方如下以便记忆:①四物汤去地黄以理血;②平胃散燥湿宽中;③二陈汤化痰;④麻、桂解表散寒,加白芷芳香透达;⑤桔梗载药上行,干姜温中散内寒。——歌曰:五积平陈归芎芍,桂姜枳桔芷麻同。食停宜合三仙用,湿重还增羌独功。

行气香苏相兼用,后服通经保安康。[16]

咳嗽吐血补心汤,清肺逍遥两相当。
理法方药一脉贯,何愁劳瘵不得安。

或有枯闭干血痨,四物八珍兼用高。
俟待气血充足后,方用通经免泣号。

试问通经何方高,归术破癥用酒熬。
或用文术散来服,血积癥瘕尽可消。

脐下硬块养真汤,四物茯苓栀子香。
山萸陈皮茴母草,经闭数服通何难?

又用何方治血崩,四物升麻防风荆。
地榆白术蒲黄炒,黄柏阿胶发炭灵。

或理胃气补中汤,神曲参苓同煎尝。
腹痛炒芍加官桂,并用粉葛除口干。

久崩不止益母汤,四物陈皮益母香。
阿胶白术玄蒲草,殊知一服得仙丹。

崩带初起有湿热,解毒芩连与黄柏。
再加生地蒲黄炒,一服犹如汤泼雪。

带下虚寒五积初,小茴香附及吴茱。
麻黄减半饴糖引,次第服之病自除。

---

[16] 注:后服通经方,此处未列出,可用桃红四物汤加减化裁或归术破癥煎。

八珍八物山药列，杜仲香附乌梅设。
姜枣同煎空心服，肥人半夏瘦酒柏。

止带丸药芎归参，香附白术椿树根。
山药青黛牡故纸，川断蜜丸米汤吞。

二方看人肥与瘦，腹痛玄胡及小茴。
胀闷加沙人参去，冬入煨姜夏柏推。

白浊白淫五味高，石脂龙骨桑螵蛸。
菟丝茯苓韭牡蛎，酒丸盐汤吞即消。

种子四物香吴萸，玄胡白芷广陈皮。
过期官桂姜艾炒，先期紫色入芩宜。

腹痛白带济阴丹，养血调经种子强。
若是男子精血弱，宜服固本还阳汤。

再问癥瘕何方高，调经止痛块自消。
鳖甲三棱为丸服，加上人参不成痨。

第四十五节　六大六小脉诊纲

说到诊脉，儒医们都知道27脉，28脉。清代医家徐灵胎曾经就脉象的辨别提出了两大法门：即类举法与对举法。类举法如浮脉类中，浮而大者为大脉，浮大有力为洪脉，浮而柔细为濡脉，浮大中空为芤脉。浮芤相合为革脉，浮大迟软，四合为虚脉。对举法如同一柔细脉，浮而柔细为濡脉，沉而柔细为弱脉；同一大脉，浮大有力为洪脉，沉大有力为牢脉；等等。尽管在理论上，在想象中，我们可以把脉象说得清清楚楚，明明晰晰,但在实践中,连《脉经》的作者王叔和都说:"在心易了,指下难明。"
可见脉诊并不容易掌握好。

为了解决这个问题,实干中医们创造出了执简驭繁之法,恩师雷雨
田先生所传的六大六小脉诀就是一套经典而实用的脉法,现介绍于下:

心脉(左寸)

心脉洪大心家热,口燥心烦渴不歇,
五心潮热脚板烧,头脑昏疼气血结;
心脉微细心中虚,心中惊悸盗汗浸,
头脑昏沉多困倦,夜梦常在水边行。

肝脉(左关)

肝脉洪大不纳血,背疼项强痛左胁,
头眩眼花目赤涩,行路昏暗防失越;
肝脉微细四肢酸,胆冷肝枯气血寒,
头眩眼花手足冷,睡卧天阴脚转筋。

肾脉(左尺)

肾脉洪大主腰痛,背痛腰强小腹膨,
膀胱暑热小便赤,咽干舌燥口无涎;
肾脉微细下元虚,耳内嘈嘈风雨声,
脑痛腰疼双脚肿,夜间盗汗出无停。

肺脉(右寸)

肺脉洪大肺中热,干竭三焦气壅结,
四肢倦怠少精神,脑闷头昏气不停;
肺脉微细肺家寒,闷闷状愁口又干,
脚软手酸多急气,无情无意过时间。

脾脉(右关)

脾脉洪大心膨闷,饮食不思常欲困,

头疼背痛呕酸水,食后伤风原是病;
脾脉微细两眉愁,心胸膨胀口舌焦,
手脚俱冷脾胃弱,咳嗽时常背上寒。

肾脉(右尺,命门)
命脉洪大心头热,咳嗽风痰常壅结,
四肢酸软心烦躁,头闷眼花不望人;
命脉微细号平和,肾气呕吐多不和,
手脚寒冷脾胃弱,口涎无味不调和。

恩师传此脉法于山之子,本是1974年间事。但他在学得后,一直未能熟读背诵,而是按《中医诊断学》2版教材学习,并且对《濒湖脉学》进行了通背,以至于至今在凭脉断证上还是远不及恩师的。恩师已仙逝八载,窃念基层本缺中医,何须保守?对这个六大六小脉诀,山之子在2005年于重庆主持举办的全国民族民间医药学术研讨会,2006年于云南保山由云南中医学院郑进副院长主持举办的全国民族民间医药学术研讨会上,曾经分为两个部分先后予以披露,并依据脏象理论给予了诠释。希望门墙内诸弟子以及门墙外诸同好能较好地掌握运用。

此外,恩师所传《小儿五脏主病脉歌》与六大六小脉诀有异曲同工之妙,因一并附列于此:

心脉浮数惊与热,伤暑焦啼明真诀。
吊肠疝气及盘肠,壅结口疮小腑涩。
心脉沉迟主脏寒,诸气有冷痛难当。
小便滑数肠胃冷,下指端详仔细看。

肝脉浮数定主风,目赤翳膜又主筋。
流泪出血眼生粪,或痒或痛怕羞明。
肝脉沉迟主有寒,面青唇白眼喜张。
诸病传入慢风候,良医仔细要参详。

脾脉浮数热痰涎，能食胃恶脾脏坚。
滞颐口疮停壅结，唇红脸赤胃中热。
脾脉沉迟主风吹，更加吐泻慢脾传。
气虚胃弱不能食，滞颐呕恶醒脾丸。

肺脉浮数主便血，伤寒咳嗽遍身热。
气急痰盛或疮疹，泻痢潮热大便涩。
肺脉沉迟主虚寒，脏腑滑肠或泄泻。
仍有咳嗽与痰涎，下指不定即无脉。

肾脉浮数实有热，偏坠膀胱痛又赤。
口臭咬牙是肾惊，停身齿肉出鲜血。
肾脉沉迟定有寒，脏腑停滞入肾囊。
偏坠膀胱尤不痛，光浮虚大最难当。

总之，以浮大数为实为热，沉细迟为虚为寒，病性既定，再结合脏象功能的变化而推断病情，这种思维方法，是提纲挈领、简明有效的。如果在明白二十八脉脉象概念后，再牢记六大六小与五脏病脉歌，对于提高辨证论治的准确性是很有帮助的。

第四十六节　寒温杂病三经典

提到中医经典著作，人们都能说到《内》《难》《金》《伤》，即《内经》《难经》《伤寒论》《金匮要略》。山之子在刚满 30 岁的那一年，1978 年 5 月 10 日，在从家返回竹板滩电站工地的途中——山之子家乡有名的留春沟里，碰见了姑公的弟弟——王君普老先生。王老学过中医，也摆过"四平摊子"，就是说跑过摊，卖过药。新中国成立后在贵州省余庆县三洞公社卫生院任老中医，几个儿子也都安排在诊所里工作。经王仲辉幺表姑介绍，王老慨然愿做山之子的遥从恩师。他尤其强调要熟读背诵

《伤寒论》《金匮要略》和《温病学》(指中医学院2版教材的《温病学》而非仅指《温病条辨》)。他认为只有把这些书籍弄个滚瓜烂熟,才能在若干年后成为名副其实的有水平的中医。所以从那时起,山之子开始了对《伤寒论》的系统攻读。

方法是以中医学院统编教材《伤寒论》为基础教材,同时参阅《医宗金鉴·订正仲景全书》,选取自认为最有说服力的注家学说为《伤寒论》原条作注。对有争议的地方则加按语予以说明。方歌则按陈修园《长沙方歌括》记忆。因为岳美中老先生曾指出剂量配比是《伤寒论》的不传之秘。

《伤寒论》397条,山之子大概注解了250多条,就无暇继续做这个工作了。因为1979年8月4日,福宝区卫生院王长润老院长就专门给元兴公社卫生院院长李良忠打来电话,要他务必通知山之子,敦促其积极复习,准备参加四川省中医药人员选拔考试。

山之子现在来看自己对寒温杂病三经典的掌握情况,最熟的是中医学院2版教材《温病学》和《温病条辨》。大都通读过2~3遍,对书中的方剂大都编写过方歌,对个别的警句还能背得。如《温病条辨》三仁汤中用杏仁的原理,吴鞠通说"肺主气,气化则湿亦自化",就是一个例子。由于曾经作注过《伤寒论》大部分条文,掌握也较好。唯《金匮要略》到考中医师前也未买到此书,即没有读过此书。在考中医师时有如下一条填空题:"见肝之病,知肝传脾,当先实脾。中工不晓____,见肝之病,不解实脾,唯治肝也。"文中缺"相传"二字,山之子填上了"其理",文字虽通,但不是原文,当然不可能得分了。所以考核通过的最终结果,只是获得了一个"大专待遇",而非"本科待遇"。并且从那时起,山之子给自己命了一名曰"知差求进斋居士"。直到1986年被湖南中医学院录取为中医内科学研究生,才在导师夏度衡教授的耳提面命下,随本科生上课,从头到尾修完了《金匮要略》。然而38岁时的记忆力,比之二十几岁时,又要差一些了,所以现在对岳美中先生所说的"读书贵在早下手"是深有体会!

第四十七节　集药成方医跌打

进城以后,尤其是在与"科班"出身的某些卫生局领导同志的接触中,经常听到专家们对"跌打损伤,膏丹丸散"这八个字持一种十分不屑的评说。好像只要与这八个字一沾边,就难免有"江湖郎中"的嫌疑,而为"庙堂医仕"(《千字文》曰"学优登仕")们所鄙视。然而山之子自当赤脚医生迄今的许多年中,依然觉得社会上常有异人异术。即以跌打而言,原本产生于生产和斗争的实践中,损筋伤骨是跌打之结果。膏丹丸散只是几类便于携带,便于应用之剂型。在旧社会不仅"跑摊医生"善于用之,即使开铺坐店的名老中医,亦未尝不用膏丹丸散,何必鄙视乃甚?

1978 年初春,经历过 1977 年高考的失败,山之子在诊务之暇,又捧起了数、理、化方面的书籍来"复习",恰遇民间骨科医生刘登明先生也驻扎在赵廷山家里。他在与山之子作一席深谈之后,教授给了山之子一个治疗跌打全身损伤方,现介绍于下:

猴骨、虎骨(已禁用)、龙骨、桂皮、象皮(已禁用)、凤凰蜕、丁香、沉香、檀香、乳香、没药、麝香、归尾、川芎、土鳖虫、自然铜、海马、郁金、朱砂、血竭、威灵仙、川牛膝、怀牛膝、木瓜、杜仲、破故纸、骨碎补、萆薢、紫菀、三七、藕节、钩藤、血藤、羌活、独活、柴胡、防风、白芷、秦艽、砂仁、紫河车(现行《药典》不再收载),共研细末,酒送服。

本方以三骨壮骨续骨,三皮接皮续皮,皆取象比类之意;六种香(含乳香、没药)理气止痛;七种活血化瘀药(当归、川芎、土鳖虫、自然铜、郁金、血竭、三七)活血化瘀;藕节止血;朱砂镇心;麝香开窍;海马、紫河车补肾精,添精血。其余诸药则为祛风除湿,舒筋止痛。看似庞杂,分析之下,配方颇具深意。又以酒送服,若在新伤之际,温酒送服尤佳。

时下,当年处方中一些药物已经退出"历史舞台",但其组方思想依然值得重视。若非师传,要凭自己想象,制出如此一方,在山之子可能还是终生都做不到的。

刘先生不仅教给山之子这一个处方,而且推心置腹地劝其不要再去参加什么"中考""高考",他认为以山之子当时所具有的中医水平,坚持学中医、干中医，必有前途，实在没有必要去追求升学了。

关于"集药成方"还可以从治疗内科病的大方中去体会。例如余师愚《疫疹一得》中的清瘟败毒饮，是由犀角地黄汤（清热凉血药组）、白虎汤（大清气热药组）、黄连解毒汤（清热解毒燥湿药组）等合方化裁而成的。在一些少数民族成药方，如《蒙医成方选》中集药组成方的例子更多。虽然我们并不主张大处方，但临证中医，贵在愈病。所谓"有制之师不畏多，无制之师少亦乱"。患者前来求医并非和我等讨论"君臣佐使"的，他们最终只认疗效。

第四十八节 抗痨诸法不可轻

熊林幺叔在关于痨嗽治法的阐述中推崇百合固金汤，但有加减，还尤其强调方中要加金银花、连翘清热解毒，这应当是其师李克卿老先生或者幺叔本人的独到认识，继方则宜月华丸。獭肝不易得，幺叔认为猫骨头对散结核、瘰瘤皆有捷效。这些都属于不传之秘。

对于骨蒸劳热，幺叔没有论及，直接用秦艽鳖甲汤加减即可。

对于盗汗，古人已有当归六黄汤。

对于肺结核大咯血，既可用化肝煎合丹溪咳血方（诃子、瓜蒌壳、海浮石、栀子、青黛、白蜜）化裁，也可以用下列两方治疗。

其一，止红散。治疗肺结核大咯血（此方为 1957 年承德卫生科张德军文章介绍，得自何正勤表叔所传）。组成：生赭石 60g、生龙骨 15g、生牡蛎 15g、白茅根 15g、大蓟 12g（炭）、小蓟 12g（炭）、棕榈炭 15g、焦栀子 10g、炒丹皮 10g、藕节 10g、川贝 15g、黄芩炭 15g、生地黄炭 12g、熟地黄炭 12g、白及 10g、桔梗 10g、生蒲黄 10g、白芍 12g、天冬 12g、麦冬 12g、生阿胶 12g、甘草 10g，水煎服。

为了便于记忆和应用，山之子为之拟了方歌："肺痨咯血止红方，二蓟二冬二地黄，棕炭丹栀茅藕节，黄芩龙牡赭蒲黄，阿胶及芍同川贝，桔梗熟军甘草尝。"

本方集中使用了止血药 13 味，降逆药 4 味，化瘀药 3 味，止咳化痰药 2 味,止血功效十分显著。

其二,加味大补阴丸。治疗肺结核大咯血良效。为《新中医》1973年第 4 期所载,广东省阳春县医院杨瑞麟经验。组成:生地 12g、熟地12g、焦山栀 6g、知母 10g、龟甲 30g(先熬)、麦冬 15g、牛膝 10g、枇杷叶10g、侧柏叶 30g、旱莲草 30g。

方歌:"加味大补阴丸药,二地旱莲杷侧柏,知龟冬膝焦山栀,能止肺痨大咯血。"

对于肺结核空洞,则有补肺弥洞丸。此方为某一省级中医杂志(依稀记得是《云南中医杂志》)一位老中医报道的经验。当时山之子为之拟了一首方歌:"肺痨空洞气阴虚,白及松香五倍芪,虫草花粉草百合,僵蚕知母桔骨皮。水泛为丸专补肺,弥洞神方功效奇。"作者在文中曾经强调,由于松香一味用量较重,病人去取药时,药房人员一度以为是剂量有误。因为松香外用较为常见,用于内服则不常见,故药房疑之。实则松香为松树的树脂,本有止血之功(吾乡元兴小学邻近有一农民,专以"三油粉"止血——松树油、杉树油、柏树油,阴干,用于止鼻衄,有立竿见影之效),取象比类,借其黏合力以补肺。况且方中黄芪补气敛疮,白及为疮家圣药,又有抗痨之效,百合、知母、天花粉、地骨皮养阴润肺,虫草养阴,僵蚕散结。桔梗载药上行,引诸药入肺经,配伍已经十分精到。只是虫草一药,价格昂贵,不过用在丸剂中,剂量不大,病家经济上当可承受。

其有结核性脑膜炎之后遗症者,山之子已有治愈之验案,可资参考。中医抗痨诸法本节叙述不详者,可参阅葛可久之《十药神书》。

第四十九节　熏治灸疗各有方

熏蒸疗法和灸法是山之子行医数十年中之"短板",赤脚医生五年,忙于读书、采药、出诊、务农,无暇行此;民工医生二年,西医为主,中医反成附带;中医师七年,在单位无暇行此;长沙读硕三年,何暇于此? 长江电工厂医院任血栓病房主任五年,本当行此,然科室配有两名针推医师,山之子亦无暇顾此;济南读博三年,重庆市中医研究院工作十二年,皆无暇行此。退休后与子徒辈在城市之"草泽"行医,幸而教会我等掌握奇灸,屡用其与内服中药共起沉疴,然则此熏、灸二法,焉可忽视?

"积血寒",乃是甘雨铁匠师傅肖海泉先生自订病名,其病因病机为寒湿入于经络,《内经》所谓:"寒气入经而稽迟,泣而不行,客于脉外则血少,客于脉中则气不通,故卒然而痛。"其症状是全身乏力,颈部、膝部、足踝冷痛,食欲不振,用药难以速效。治疗原则是,必令邪从汗出,而后服药方效。熏疗方:干姜、香附、泡刺根、白茅根、石菖蒲、陈艾、胡海椒(整个的)、香樟叶、五皮风、鱼鳅串、刺梨根、牛毛粘(草药,生长于田中)、游草等,不限种类,但以宣湿散寒、通经活络为务。乘热熏蒸,全身熏出泫汗,然后乘热洗涤,洗后擦干身体,换穿干净衣服,顿觉全身清爽,再接服辨证方药,则极易收效。早年其妻生病,即用此法治愈。

肖海泉老师傅还转授了一种烧风药捻,组成与用法如下:黄柏60g、火硝30g、老陈艾(存2~3年者为佳,研为艾绒)150g,以上裹成药捻,用草纸七层,垫于患处,烧冷骨风、末梢神经炎、头风痛等,无不效者。

1958年,肖先生自患右侧手背痛,甘雨骨科名医张玉(张氏骨科,名震川、黔、滇三省)认为是"掌风",要外科"开刀"治疗,经治花费二十几元(那时的二十几元已是巨款),丝毫无效。后遇一人,谓其病因是打铁时手背被火热灼痛,即入冷水之中冰凉之,由是寒湿郁蒸入筋骨之中,遂成此症,西医谓之"末梢神经炎",中医认为是寒热之邪,并入筋骨。乃以黄柏清热燥湿,陈艾散寒,火硝力锐,引药直入筋骨深处,诚药简而效彰之妙法也。肖师傅用本法灸治,其病乃愈。此法于1978年5月13日在秧田坝赵廷山住家楼上传之于山之子。

此法黄柏与火硝的比例为1:2,火硝所占比例较大。

另有一个灸方是山之子的朋友黎先知创制的。黎先知的第七代先祖曾经师从于清代河北沧州著名骨伤搏击武师陈凤山,故黎家历代均珍藏陈凤山伤科秘本。家父退休后,曾经在栗子小学代课,备受黎先知关怀。后受黎先知之托,重新抄写了一本《陈凤山伤科》,家父手迹本给了黎先知,黎又复印了一本送给山之子。

先知兄秉承先人遗训,积极投身医学,中年后从公安系统转行到卫生系统,曾经担任合江县康复医院院长(院址在元兴公社大山深处之盐井沟）。数年前黎院长自患高血压脑出血偏瘫。其颜面之瘫痪即由一位姓陈的中医为之行灸法，灸条中亦用有火硝，其药物配比为总药量∶火硝＝50∶1。据黎先知自述，效果不错。

第五十节　三经众典筑基牢

夏度衡教授生于湖南安化，其家族人口众多，颇类于张仲景之"宗族素多，向余二百"，因此族中人主张他学医以方便族人就医。夏老之初师为何人，我们已不可知矣。但他在湖南国医专科学校读书时，是深受郑守谦先生影响的。从夏老临证及为研究生上课所涉及的内容来看。其学术渊源，有下列特点：

首先，是对三大临床经典的熟读、牢记、活用。夏老教给山之子用于治疗心律失常的九味合璧煎（桂枝、白术、茯苓、甘草、当归、川芎、赤芍、党参、远志）内含苓桂术甘汤，这苓桂术甘汤乃是仲景"病痰饮者，当以温药和之"的代表方。

九味合璧煎用药：

桂枝 3g	白术 10g	茯苓 15g	当归 10g
川芎 6g	赤芍 6g	党参 20g	远志 6g
甘草 6g			

教给朱章志师弟用于治疗类风湿关节炎的主方，其实就是《金匮要略·中风历节病》中治疗尫痹的桂枝芍药知母汤。夏老曾发表文章，提醒"莫把湿症当虚治"，则是要求我们要把三仁汤证为代表的湿邪所致之"身重、脉濡"与气虚的"乏力、脉弱"相鉴别，而这对不熟悉《温病学》、临床经验不足的中医来说，又恰好是极易混淆的。由此可见夏度衡教授对《伤寒论》《金匮要略》《温病条辨》之精熟。更不用说，山之子在入学攻硕期间，夏老还安排山之子和其同学朱章志跟随本科生学习《金匮要略》，足见夏老对《金匮要略》这门课程的重视。

除了这三大经典，夏老还对下列著作颇为重视：

第一就是《景岳全书》。夏老认为张景岳才是真正的中医博士，从张景岳的知识结构看，《易经》、音律、星象等学科的知识都非常丰富，而且逻辑严密，议论赅博，重视阳气，独树一帜。夏老为此曾经要求他的研究生们务必要购一部《景岳全书》来做案头书。

第二就是《陈修园医书》。其中如《医学实在易》《时方歌括》等，夏师要求其研究生们要细读吟哦。体会其意，不要滑口读过。

第三就是《皇汉医学丛书》。记得岳美中先生曾经题赠陈可冀院士一首诗："东医虽亦学南阳，一病终归是一方。哪晓论治从辨证，此中精义费思量。"的确，日人学中医常常是一病一方的。从临床实际看，许多老中医在其晚年，大多形成某种病或某类病习惯用某方治疗的思路。即以胃病而言，夏老就习用肝胃百合汤。虽然偶尔也采用香砂六君子汤，但多数情况下仍是肝胃百合汤，这说明在夏老的认识中，胃病以肝胃郁热证这一证型更为常见。同理，对于联珠饮（茯苓、桂枝、白术、甘草合四物汤），日人就认为"在心脏有贫血者用之"。心脏病已经是一种病或一类病。贫血是一种血象体征，有时亦被视为一种疾病，从此入手，可以说是"指征"明确。夏老用此联珠饮于多种心脏病的治疗，可以说就是受到了《皇汉医学丛书》的启发。

此外就是《丹溪心法》。夏老在临床上重调慎补。调者，调气机也。针对诸郁之中，气郁为先的病机。其理论根据就是："气血冲和，万病不生，一有怫郁，诸病生焉。"此种理论，就是出自朱丹溪。

夏老读过的医学著作一定还有很多，但从山之子跟师所体验到的主要就是这些。所以山之子认为三经众典已经为夏老成为中医临床大家打下了坚实的基础，这种"三经众典筑基牢"的学术底蕴，为我等后学树立了极好的榜样。

第五十一节　郁因郁果务留心

夏度衡教授早年在郑守谦创办的湖南国医专科学校就读，受郑守谦老先生影响较大。郑老因《丹溪心法·六郁》有云"气血冲和，万病不生，一有怫郁,诸病生焉",故对人病多生于郁的理论十分推崇。夏老在内科杂病的论治中亦十分重视解郁。他还常讲临床上既可因郁致病,亦可因病致郁。因郁致病,是以郁为因;因病致郁,是以郁为果。

朱丹溪创制越鞠丸以统治气、血、痰、火、湿、食六郁。临床上因郁而导致久病不愈的病例并不少见,而解郁之法,实则是灵活多变的。

要理解外感郁成内伤的机理,就不仅要理解"一有怫郁,诸病生焉"的病理,还有必要对刘河间(完素)的"玄府宣通气液"说作较深入的了解。《素问·水热穴论》谓:"所谓玄府者,汗空也。"空,就是孔。汗空,即汗孔。而刘完素则认为玄府不仅仅专指汗孔而言,且不惟独具于人。他认为"玄府者,无物不有,人之脏腑、皮毛、肌肉、筋膜、骨骼、爪牙,至于世之万物皆有之,乃气出入升降之道路门户也",又说是"气液出行之腠道纹理"(《三消论》),同时他还认为"玄府宣通气液"与"神机出入"有密切关系。如果"气血宣行",则"其中神自清利而应机能为用",若玄府郁结,则"气血不能宣通,神无所用而不遂其机"(《原病式·热类》)。因此,人体脏腑器官的各种生理、病理现象,都与"玄府"气液宣通与否,以及神机的作用密切相关。这是刘河间对人体生理、病理的独特见解。按照山之子的理解,所谓玄府,就是因极其细小,故肉眼看不见的气与水出入的孔道。

刘河间的"玄府宣通气液"说要先于朱丹溪六郁论一百年左右,且丹溪六郁论更偏重内伤,因此在临床上最好能把二者结合起来。

夏老是怎样应用因郁致病理论的呢? 可以从下面的病例窥见一斑。

原岳阳军分区干部某人,于某年11月赴广州开会,其时岳阳气候已冷,其人已穿棉衣。火车南下,过韶关而气候转暖,自感背上汗出,乃敞开衣襟,对着车窗,迎风吹拂,至广州,始觉鼻中微有清涕,遂自于街边购成药以应急。散会后返回岳阳,但感咽痛,输液治疗一周,咽痛不减。复去青岛开会,因咽痛,在青岛某大医院诊为"喉癌",患者大疑,复到上海某大医院诊查,亦认为是"喉癌",一路挥泪而归。因闻夏老之名来诊,夏老闻其说话之声尚带有鼻瓮之音,听其主诉病程虽然已经一月,仍然断其为风寒怫郁之证。予麻黄汤加桔梗,3剂病轻,乃嘱其坚持服用一月,其病遂愈。麻黄汤,汗剂也。发汗法的目的就是"开腠理,致津液",

加桔梗,等于合并了一剂桔梗汤。于此,足见夏老对外感邪郁导致久病不愈的认识与经验之一斑。

又如,原长岭炼油厂某书记咳嗽三月不止。书记的工作需要经常作报告于大会,却因咳嗽连连而语不成句,无法工作,曾经在多个医院静脉滴注抗生素无效。听诊时右下肺可闻少许湿鸣,陪同夏老诊视的年轻医师们也急着要为患者再上抗生素,夏老据其说话犹带鼻音、吐痰清稀,嘱不用西药,径予五积散,三剂咳减,守方服用一月而愈。

以上两例都是外邪(主要是风寒之邪)未能解散,郁而成病。下面的一个例子是内伤病中因郁致病的例子。某女子,30余岁,遗尿多年,服补肾固涩药无数,不效。夏老诊之,脉弦,神情忧郁,径予逍遥散,重用白芍,服药一月而愈。患者感谢万分,不仅写信来感谢,还寄来照片,以作留念。这也是夏老杂病从肝论治,重调慎补学术思想的一个反映。

第五十二节　风分动静启后学

外感风寒,其性凝滞,辛散发表,药性宜动;内伤晕仆,病机属动,潜阳息风,药性宜静。这是夏度衡教授《治风宜辨动静》一文中提出的基本观点。解散风寒,峻者如麻黄汤,缓者如荆防败毒散,其犹缓者,则如五积散之用散剂。平肝息风,其代表方则有天麻钩藤饮、镇肝熄风汤之类(夏老喜欢用天麻钩藤饮)。

受夏老治风宜辨动静论的启发,山之子对内风之证认为还当辨肝升不及与肝升太过。肝升太过,在临床上常表现为脉象弦劲有力,血压偏高,西医检查为脑出血或脑梗死。临床以天麻钩藤饮、镇肝熄风汤为主方,即平肝息风法也。肝升不及,在临床上常表现为脉象沉弱,血压偏低,CT提示脑梗死(包括腔隙性脑梗死),则考虑为肝升不及,阳气鼓动无力,血行不畅所致,以补阳还五汤为主方,即补气升阳、活血通络法也。此可视为山之子对夏老学术思想的一种发挥。

若进一步推论,人身之器官、组织,本当静者,反动而不息,当以肝风论治。宗《内经》"诸风掉眩,皆属于肝"之旨,固然是对的;那么本该常动,却反静而难动者,又当如何论治? 山之子认为也当从肝论治。如重症肌无力之眼睑下垂,如果仅从"肌无力"、脾胃主肌肉入手论治,予健脾益气之治,固然大要不错;然人之眼睑,本人身动象最明显之组织结构,今乃下垂难睁,显然为动象不及,于大剂补中益气汤中加入"风药",取"风以动之"之义,则常能获得更好的疗效。

恩师夏度衡教授仙逝于 1992 年,山之子再不能求解于先生矣。质之临床,尚足取效,想来山之子当不负其先生教诲矣!

第五十三节　辨证求准方宜活

夏度衡教授常常教导后学,辨证宜效《伤寒》《金匮》之准,处方宜效《临证指南》之活。今天来看,要做到这两点,非常不容易。

首先,辨证宜效法《伤寒论》《金匮要略》之准确,就要求要熟读背诵条文,这个功夫,一般中医院校本科生大多是未做到的。山之子在湖南中医学院读书时,听说该校曾经出现过强记达人,《伤寒论》原文用三天时间即能背诵,考试完毕后,过上一月,一句也想不起来。足见真正意义上的读书还是要靠平时日积月累,打牢基础。

其次,处方要效法《临证指南医案》之活,就是要对叶天士这样的医学大家的处方进行解析,这个功夫,今人能有几人用之?

再次,记忆力总是年轻时最强。学中医的人,年轻时读了几本书,自然"读方三年,便谓天下无病可治",可是却较少有人找你看病,总觉得你还是个"学手""理论家",这对年轻中医的成长是非常不利的。读了中医学院,分配到中医院,应该已经算运气不错了。可是大多被塞进病房,天天和"大病历"打交道,等到 15～25 年之后,已经被改造得非常像个西医而不怎么像一个中医了,职称已经是"副高"以上了,方才能被放到门诊来看病,此时中医的东西到底还记得多少? 灵感何在? 何谈活用?

那么,就没有希望了吗? 有,只要你有"纠缠如毒蛇,执着如怨鬼"(鲁迅先生语)的精神,咬定青山不放松,就有可能成为夏老所期许的中医。

夏老说的处方要活，还有一个意义，就是要静中有动，动中有静。例如：

夏老治疗胃病肝胃郁热证常用的七味药：柴胡 10g、黄芩 10g、丹参 15g、百合 15g、乌药 10g、郁金 10g、川楝子 10g。丹参、百合养阴活血，为阴柔药；乌药、川楝子理气，为动性药；郁金理气活血，两功兼有；柴胡达少阳之表而疏肝；黄芩清少阳之里而燥湿。全方疏肝理气而偏寒，但寒而不凝。静中有动，这就是"活"。

又如，夏老治疗偏头痛的四味芍药汤（白芍 30g、生牡蛎 30g、丹参 15g、甘草 15g），体现的是力避升动、平肝缓急的原则。但实际应用时，又有加入柴胡、黄芩、龙胆草的例子。这是因为偏头痛经络辨证在胆经，一方面加入这三味药引入胆经，另一方面，有柴胡在方中，则静中有微动，此之谓"活"。

又如，用桂枝芍药知母汤治疗类风湿关节炎时，关节痛剧用制川乌，多关节疼痛用制草乌，此之谓"活"。

又如，补中益气汤本为升举中气之方，若去柴胡，则升清之效反减。党参、黄芪虽然升举中气，得柴胡微带"散"性而其性犹活，此之谓"活"。

又如，四物汤养血活血，虽有川芎之活，若加防风、羌活则活性尤显。理解这一点，对于理解泻青丸的方义更有裨益。

简单地说，在阴柔方中加用疏风药、达表药、疏肝理气药，都能使处方"活"起来。

下面举一个例子以明夏老辨证之求准。

钟某某，本院外伤科主任（原中山医学院毕业生）中风住院 11 天。请夏老会诊时，患者意识模糊时多，清醒时少，诊断为脑梗死。大便下血已经 6 天，输血也 6 天，出血不止。西医诊断考虑为应激性溃疡。星期一会诊，病房张主任主张用犀角地黄汤，以水牛角代替犀角，李培荫教授赞成张主任意见，夏老认为："据脉，应于方中加入白芍 30g、花蕊石 30g（肺与大肠相表里，此为借用）。"服用一剂，仍有渗血 600ml。星期三，张主任诊，用葛根芩连汤加黄芪 20g、红参 20g，进一剂，大便下血不减。星期五，夏老查房，其人烦躁，证实脉实，病属应激性溃疡出血，证系肝经实热，迫血妄行，用完整的龙胆泻肝汤，当日进 2 剂。上午 11 时散会，当日下午出血量减少，次日血止，仅三剂，其大便下血完全停止。继进五剂，神志渐转清醒。血止后用桂枝汤出入治疗三十余剂而痊愈出院。

此例为夏老1983年所会诊的病例，山之子于1986年9月入学后专门去医院病历管理处借阅过此病历。

作为中医临床大家，夏老积累的成功案例一定不少。可惜因为诊务繁忙，无暇整理。但是夏老辨证求准、处方求活的辨治原则，是足以启发后学的。

第五十四节　如切如磋易续岐

按照内科教研室的安排，《中医内科学》专业课由易续岐副教授讲授。

易老师认为，研究生在本科阶段已经学过《中医内科学》，在研究生阶段已无必要再像本科生那样系统讲授，而只需要采用讨论式学习。

在讨论中山之子印象最深刻的有这样一些内容。

例一，关于辨证论治，山之子提出过一个问题来商讨。按照我们本科教材的讲授，辨证论治是一个非常严谨的过程，也就是说若是辨证不准，轻则疗效不高，重则南辕北辙。但这无法解释下列现象：新中国成立前的跟师学徒中医，常常受其业师经验的影响，若业师好用东垣方，则学徒出来后也好用东垣方；若业师好用丹溪方，则徒弟出来后也好用丹溪方。即如在山之子的家乡，韦少初先生用柴平陷胸汤十常八九，贺德超先生用柴胡达原饮十常八九，安树阶先生用养阴清肺汤十常八九，但疗效都不差，这种现象该如何解释呢？易续岐老师也承认这是在湖南也存在的现象。同样和山之子一样认为，业师的经验和学徒本人常读之医著对学徒的临床用方习惯会有深刻的影响。

例二，关于柴胡的用量问题。易老师问到山之子临床上如何用柴胡，山之子的回答是："按照临床专家们的经验，解表用大剂量，疏肝用中剂量，升举中气用小剂量。"大剂量指24g以上，因为《长沙方歌括·小柴胡汤》就指出过"柴胡八两少阳凭"，按古之一两，今用一钱计算，应为八钱，即24～25g；中剂量10g左右；小剂量则为3～5g。山之子还进一步说道："湖南诸师不愿重用柴胡以解少阳之表,是受了《临证指南医案》柴胡误用最劫肝阴说的影响。实则柴胡之性本寒,到底对肝阴虚的影响如何,值得探讨。尤其是对舌质偏淡偏胖者,柴胡劫阴说就不当拘执了。"易老师当时就说："小熊,你要是敢用25g柴胡,在长沙恐怕也就只有我敢给你签字了!"

例三,关于敛肺法的使用问题。易老师直言数十年行医过程中,九仙散之类的敛肺方剂,他是敛一次,失败一次,几致不敢再用。山之子想,方中之剧药唯粟壳而已。在毕业至今的27年中,山之子对于粟壳是一次也没有用过。其余如乌梅、五味子之类的药,用之实无大害。不过山之子是主张余邪必消的,余邪散后,其病必愈。敛肺之法,用之甚少。而补肺之法,如参蛤散之类,在肺气肿病人无外邪者,用之多效,似又与单纯的敛肺原理不同矣。

第五十五节 济南游击长见识

如果允许把在大医院里当专家上门诊视为"阵地战"的话,那么到社会上的小门诊去当坐堂医就应当叫作"打游击"了。山之子之游击则始于在其师嫂所设的蒲茎堂。

山之子去蒲茎堂坐诊时接诊的第一个病例是一位耳源性眩晕患者,正当发作之时。自感天旋地转,目不能视,恶心呕吐。除了为其推注高渗葡萄糖外,中药用半夏天麻白术汤,重用白术与泽泻,此二味均为30g。一剂轻,三剂愈。

第二个较典型的病例为臀部脓肿,因臀部肌肉较厚,脓肿位置较深。病程已一周,前医所用中药剂量太轻,未能遏止化脓。当夜脓肿已成,疼痛难当,乔师兄委托山之子去诊视。

山之子察其脓肿已成,遂在注射局麻药后,为之切开引流,上以纱条,中药以托里解毒为法,患者原本痛得彻夜不眠,当夜安然入睡。这切开引流之法,乃是山之子1975年在福宝区卫生院从曾福全先生处学来的。

第三个较典型的病例是一例急性尿路感染。女性，19岁，症状为尿频尿急尿痛，夹不住尿，站着其尿就要滴出来。有医学生谓其为"肾气不固"，山之子曰此膀胱湿热也。予四逆散加金银花120g、连翘30g、大蓟60g、小蓟60g、滑石30g、木通12g、甘草3g。当晚急熬于9时服第一次，次晨7时，山之子因钥匙掉在蒲荃堂，蹬单车前往，患者已笑眯眯地等着喝第二次药了。询之，药后症状顿时缓解。

第四个有趣的病例为一例咽性咳嗽，女性，30岁左右。其人干咳不止一周。予破阳行阴煎（天冬、麦冬、玉竹、石膏各30g），三剂，水煎，分9次服。至第三天晚上山之子去坐堂时，闻其干咳未止，乃嘱其于最后一次汤药中加鸡子清一枚，搅拌后服。药后顿愈。

第五个有趣的病例就与经营心理学有关了。一年春节之后，济南骤然暴雪一场，一小女孩，14岁。双眼白睛红赤，诊其脉沉迟无力，且口无干苦，小便清长。山之子断为阳虚寒郁之证，予麻黄附子细辛汤。当夜值班老板，一见三剂麻黄附子细辛汤不值几何，顿生不解之意。乃问："熊博士，就开这点儿药吗？"山之子答曰："是的。"他又再问一次，山之子乃解释道："根据目前病情，只能开这些药。下次再说吧！"三剂药后，患儿之白睛红赤已经完全消散。

山之子在济南读博三年，晚上出去坐堂每周三次，真正的收获是什么呢？是中医临床自信心。由于在门诊中疗效较为突出，一同应诊的专家们逐渐形成了一个共同的习惯，凡是他们诊治三次以上未能痊愈的患者，都会自动地介绍给山之子看。其措辞是："你之病乃是疑难病症，某天某时，熊教授要来应诊，他是专看疑难病症的。"凡介绍来山之子看的病，十愈八九，时间长了，山之子对自己的中医临床实际水平就有几分底气了。

第五十六节　爱徒如子夏度衡

1986年4月，山之子在长沙接受了研究生复试。复试前，先由师姐张志芳带着去见了大师兄金世明，然后由大师兄领着去了夏老家。夏老在家里穿得很朴实,脚上穿着布鞋,问了一些山之子学医的经历和家庭情况,山之子就退出来了。再去见了湖南中医学院第一附属医院内科主任骆继杰,骆主任希望山之子能熟悉一下夏老的学术观点。此前,山之子是从未看过夏老的文章的。因为在考上中医师以后的七年中,山之子除了应诊,就读《医古文》和《日语》去了。

面试时,夏老穿着得整整齐齐,皮鞋也擦得锃亮,坐在考生的对面,骆继杰主任和席老师坐在两旁,提问都由骆继杰主任来。

第一个问题是:"你是四川人,应该报考四川的中医学院。为什么要报考湖南中医学院?为什么要报考夏老这个专业?"

"北京、上海、广州、成都、南京,所谓老五院,我不是没有考虑过。但是我不入他们的法眼,他们都声言'限招本科生'。然而夏老不同,在夏老这个专业中,备考栏声明'招具有两年以上实践经验',我认为夏老是独具慧眼的。在夏老看来,两年以上的实践经验并不低于一张本科文凭。所以我是选遍全国才选到夏老这个专业来的。我只有如此唯一的志愿,在我报名之后,有人问我,你跟夏老联系过吗?你给夏老打过电话吗?你给他写过信吗?我说没有,我不忍心打扰老人家于百忙之中。他们于是说'危险'。我问为什么?他们说'要是有两个人同时上线,一位是来自四川的自学者,一位是湖南中医学院应届毕业的本科生,在录取的时候,夏老会优先考虑哪一个呢?'我说:'允许报考已经是很高的待遇了,已经就师徒一场了,至于录取,实非我所敢专望!'"夏老当即表态:"请你放心,我绝对不搞不正之风!"

第二个问题是:"你懂西医吗?"

"不懂。"我答道。

"那你上班时是只开中药吗?"

"中医为主,偶尔也开西药。"

"你不懂西医,怎么开西药呢?"

"我说的不懂,并非一点儿也不懂。我从赤脚医生干上来,要是连青霉素也不会使用,那工作就无法开展。不过我之开西药,就像有的西学中的同道一样,他们有的根本就没有读过药性、脉诀、汤头,但也能开点中药。怎么开?模仿着老中医的经验开。我之用西药,亦是模仿着西医同道开而已。由于没有经过系统的、正规的、专门的西医训练，所以我不能认为自己懂。"老师闻之，对山之子之坦率，大为欣赏。

被录取至中医内科专业攻读硕士研究生后，尤其是进入临床研究后，山之子过年就不能回家了。春节，恩师夏度衡教授还给徒孙们包了压岁钱，这份师生情，至今令山之子及其子徒难以忘怀。

不过到分配之时，山之子的分配单位却尚未落实。于是，他告辞夏老，先行离开学院，从湖北公安到重庆，再到成都去联系工作单位，最后进了重庆长江电工厂职工医院。自感单位不好，无脸见人。1990年春节他给恩师寄了贺年片。1992年年底前夏庆平师兄给他来信，告知夏老仙逝的噩耗。信中有"遍插茱萸少一人"之语，少一人者，少熊传桀也。但是夏老的教诲，山之子却是时时铭记在心的："只有中医人员能够使用中医中药看好病，中医才不会亡！"并且坚信这是一条永恒的真理。

第五十七节　百年之后有中医

自从1997年6月毕业辞别张珍玉教授后，头两年正月初一，山之子都要打电话向恩师拜年，后来发现老师在电话里根本听不懂山之子的方言，加之自己到了单位之后，无足轻重，实在也没有什么成绩、成就值得向恩师汇报的，就不再打电话了。2004年秋天，山之子去青岛参加全国仲景学说学术会议，归途中专门去济南看望恩师，七年没有回去，居然走到门口都不敢贸然进去。张老从窗户中看见，出来接着，并说："门都找不到了啊！七年了，连一个字也没有。"的确，山之子曾经做过的"绝不辜负恩师的期望"的保证落空了，除了满脸的羞愧，山之子还能有什么呢？一进屋，刚刚坐定，张老就问山之子两个问题："一百年后还有中医吗？什么是中西医结合？什么是中医现代化？没有学爬就要学跑？"由于后面两个问题本质上是一个问题，所以山之子说是两个问题。

离校以后，山之子一直在从事着中医临床，对于张老提出的事关中医生死存亡百年大计的问题，山之子从来就没有考虑过，当然也无法作答。不过，张老既然把当时所谓的中西医结合、中医现代化视为"没有学爬就要学跑",显然他是不太赞成这种做法的。

张老见山之子瞠目结舌,无以作答,乃自答道:"有,一百年以后也还有中医! 出路就在于坚持中医特色,坚持中医基础理论。"

张老这种深远的思考,对山之子触动很大。就以山之子在校读博时做课题来说,国内许多中医院校,凡做课题,必做实验。甚至山之子的一位上海中医药大学毕业的博士同学(读硕士时同班)闻知其课题不用做实验时,竟然惊叹曰:"那怎么能毕业啊!"

其实就中医基础理论研究而言,山之子想可以有下述诸方面:一是中医基础理论赖以形成的中国传统文化、哲学、科学基础有哪些? 二是中医基础理论对中医临床的指导意义和运用规律如何? 三是中医基础理论是一个庞大的系统,其中的个别小点能否得到现代自然科学的证实(这就是实验证实派。能证实的就是"科学",不能证实的就存疑)? 四是如何借用当代社会科学和自然科学理论来发展中医理论? 此最后一项极有可能逐步导致中医固有理论框架的解体,所以几乎无人敢做,目前也无人能做。

山之子则认为中医的保存与发展首在疗效。诚如恩师夏度衡教授常引陆游的话:"纸上得来终觉浅,绝知此事要躬行。"临床医生研究中医基础理论的任务不外两条:一是研究现代医学临床现象的中医思维转换问题,即对于已经明确的西医诊断结果和理化检查指标,要能运用中医理论去诠释,否则,就会扞格难通;二是研究中医基础理论的临床运用规律,否则,中医基础理论就会流为理学家的空谈,对于中医临证治疗的指导意义势必减弱甚至丧失。

当然,这只是一位临床出身的中医基础理论研究者的个人理解而已。张老这样的中医大家,把中医基础理论的保存与发展同中医的存废联系起来思考,诚可谓深谋远虑,念兹在兹了。

毫无疑问,一旦离开了中医基础理论的指导,所有的中药就都退化为植物药、矿物药和动物药了,针灸疗法也就成了物理疗法,中医就不复存在了。从这一点上说,张老的忧虑并非杞人忧天!

第五十八节　学脉传承须接力

今时之学中医者,考学校、拿学历、取学位,若能入名校,进名科,则出校之后,往往学位与职位双高,固易为当世之人所重也。旧时之学中医者,拜名师,求实效,代代相传,虽敝帚亦自珍。

山之子之学,内科上承于恩师雷雨田先生,下启子徒熊凯等辈,爰将本门医派历代传承脉络确切可考者简述如下:

第一代:李文秀、瞿守先、雷德著、杨吉安、刘法元、秦明森、袁利森、熊禹畴、袁光第、袁登山、龙开太、龙开扬、邓元法、姜道林、邓有贤、赵兴汴、袁明照。

第二代:龙炳成(人们呼他龙耀成)。

第三代:雷雨田。

第四代:熊传榘。

第五代:熊凯等人。

这一支学脉传承关系如此清晰,是因为恩师雷雨田先生在生前曾经请家严熊中老大人专门抄写过师门祭祖名单。由于第二代传人龙炳成实属川南名医,其人终生居住于四川省合江县福宝镇元兴片区甘溪口上边蒲江之畔的鱼孔潭,逝世后葬于第三代雷雨田先生家的柴山上;恩师雷雨田于2010年农历五月初九仙逝后,亦葬于其自家柴山上(地名踏水桥),距祖师龙炳成之墓不到500米。他们师徒皆生故于蒲江之侧,故可谓之蒲江医派。

骨科。因山之子平生以未精骨科为憾,于1992—1993年间,在重庆长江电工厂职工医院担任血栓病房主任之时,有幸认识并参师于合江县先滩区自怀乡瓦房头的骨科老中医张世海先生。此派之传承脉络直到2015年中秋节,山之子率熊凯前往自怀探望恩师张世海时,张师才把所有内传秘本全部授予山之子。这是因为张师的儿子张超本来会接骨,但由于无行医执照,虽接得起骨头却挣不回钱,不足以养家,张超的儿子亦无意学医,若此时再不传出,势必失传。据其手抄本所记载,方才得以弄清其传承关系。

这一派的特点是需要小夹板固定的手法正骨,同时兼用秘法。

这一支学脉的传承脉络是:

第一代:唐天贵(张氏夫人)、海朝先、海朝松、尹文彬、尹元二、尹立受、尹手法、尹立华、曾玄玉、曾正贵、曾正已、张天心、张仁凤、张仪凤、张锡忠。

第二代:刘仕存、颜氏法、刘邦纯。

第三代:(第三代所有师父都标明了出生年月日时,按六十甲子排列,那时尚未通行西历,本文从略)廖世文、余子文、余仕良、余凤林、冯开先、袁光第、袁登山、袁明照、王金泰、袁世超、魏良浩、毕应龙、母海荣、袁正兴、余收水、杨永尚、袁季州、王槐、何发荣、袁光晋、赵洛林、袁廷秀(以上为骨科和外科师);内科门中吴晏平;针灸门中蔡发灵;李海林、冯太仙、董常恩。

第四代:内科:罗现降、罗发任、罗世堃、吴必好、马化隆、龚发真、李法朝、蒋洞真、王贞春、曾治一、王日兵、王定国、赵大珠、林小凡、易法真、禹有和、罗法真、肖庭现。

第五代:张法灵(张世海)。

第六代:张超、熊传榘、陈明志(女)、赵璧成。

第七代:熊凯。

由于这一支学脉的人物主要生活在原合江县小漕支(即芦江)两岸,故可称为小漕医派或芦江医派。由于其无论骨科、外科,还是内科,现在都已经没有代表性的人物,张法灵(张世海)老人是寄厚望于山之子父子的,其本派之"退山家"诸法,现今以张超、陈明志及熊氏父子为传人。

由于小漕医派中第三代传人中的袁光第、袁登山、袁明照三人同时又是大漕医派龙炳成老先生的恩师,至今在重大祭祀活动中依然享用着山之子的香火,故可合并大小两漕民间传承中医的支派为两漕医派。

关于无夹板正骨,2005年山之子与重庆市中医院张陈炎教授及田中尧同赴彭水考察苗医、土家医时,经彭水县中医学会会长李方锦推荐,了解到一位龚姓民间医正骨不用上夹板,且疗效特佳,曾经亲自去拜访其人,但是其人异常保守,不愿传人。

又因久闻江津地区有会接骨而不上夹板之人,经多方打听,方知山之子的小学同学闵顺林先生得传于刘成德老师,遂让熊凯拜闵氏为师习得此法。刘成德师公在旧社会学自"河南教"师父,其姓名已不可考。从与闵师顺林接触的过程中得知,刘师公之学多与《医宗金鉴•外科心法要诀》相合,不过刘师公文化可能不高,主要靠老师口传与学徒死记的方式传承。由于刘师公及其门徒闵顺林均为江津区中山古镇人,中山古镇位于笋溪河畔,故此派医学可称为"笋溪医派"。闵师因是虽能正骨而非有执照的专门医生,故有实效而无医名,其寄托于门徒之希望实大。

山之子师从的硕导夏度衡教授,出生于湖南安化,因"家族素多,向余二百",故族中人鼓励其学医以便于为族人服务。其启蒙师为谁已不可考。至于夏老在湖南国医专科学校师从郑守谦,因其时郑守谦既然创办了该学校,门生必多,和师徒相授应当已经略有区别。唯山之子在湘读研时,导师夏度衡、席树标之待山之子,又实与师徒无异。

山之子师从博导张珍玉教授。张老原是青岛世医,惜乎张老的父亲名何,山之子实不知。读书之时,山之子尚在年轻,对于师徒关系如血脉关系的认识不如现今之深刻,亦不便打听张老的师父姓甚名谁,如今想来却成憾事一件。

写这一篇有什么想法呢?原来山之子的门徒虽多,然迄今除王明照(进了坛,没有学出来)外,再无一人进坛学医。所有内传,不便传授,心窃有憾焉。

恩师雷雨田接受自祖师龙炳成的内传本子,40年前已被师兄刘继实遗失了。不过,值得庆幸的是,2015年中秋节业师张世海把他珍藏了48年的本子传给了山之子,十分全面,十分珍贵,已经足可为内传之根本了。

诚然,今日学医行医之人的社会地位,已非往日可比,时闻大医院中,偶有医生见害于患者家属者,但是,行医这个救死扶伤的职业,亦自有其不可鄙弃之处。不要说清代词人袁枚在《与薛寿鱼书》中曾有"仆昔疾病,性命危笃,尔时虽十周、程、张、朱何益?而先生(指薛生白)独能以一刀圭活之"的评论。就以我们熊氏家族为例,山之子的祖父在壮年时代就曾有心学医,后因考虑到家累已重,学医非短时可成,欲待以悬壶济世,救人救己,恐非易事,乃废然而返;山之子的大伯、二伯亦曾有学医的愿望,甚至山之子的堂兄熊传檄先生还在幼年之际,二伯父就曾督促他读过陈修园的《医学三字经》;家严熊中老大人,早在"文革"开始之前,就购买过《医宗金鉴》,然皆有志未成。直到山之子,才在双亲的经济支撑,妹妹、妹夫和娘家亲人的劳动力帮扶下,在业师雷雨田、夏度衡、张珍玉诸位先生耳提面命下,学成了一位可以应世的中医,并且其子徒等现在已经在群众中拥有了一定的信誉。医学一道,成之不易,何可小视?

关于"内传",古有"祝由",乃医学十三科之一,颇类于今时之心理暗示疗法,似亦不可一概目之以迷信而弃如敝屣。

由于山之子的医学知识与技能,除来源于学校学习之外,还有一些直接来源于蒲江河、芦江河(先滩河、小漕河)、笋溪河(中山古镇河)的民间,如果将来能做得好一些,就狂妄地自命为"三河医派"似亦无不可。

也许因为出生于教师家庭,山之子总是有些诲人不倦。所教的第一个徒弟,进了坛却没有学成功,这对山之子是一个很深的心灵打击,因为老师对进过坛的弟子是视如子女的。由此可以理解为何雷雨田、夏度衡、张珍玉诸位恩师,在他(她)们教授山之子时都有一种护犊深情了。虽然山之子后来的所有弟子都未进坛,但有成就的还是不少。

其中,开了医院的有江河、穆念国;开了诊所的则有徐荣文、曹永盛、陈响敏、熊凯等人;依然在持之以恒学习的有郭铁军、漆越、汪渝等;在卫生室工作的则有黎再普、王本维等人。山之子在重庆市中医研究院工作期间,带教过的门生尚多,就不再一一列出了。

承先启后,接力奋进,发扬岐黄,造福黎庶,就是本书写作的主要动机。

第二章

病 证 方 药

第一节　头痛论治述略

祖师龙耀成老先生在其手抄本《辨证录兼外内杂证》中说："夫风从上受之，风寒伤上，邪从外入，令人头痛，身重，恶寒，此伤寒头痛也；头痛耳鸣，九窍不利，肠胃之所生，乃气虚头痛也；心烦头痛，病在手之太阳、手少阴，乃温热头痛也。"

如气上不下头痛者，颠痛，下虚上实也。病在足之太阳、少阴，甚则入肾。风湿头痛也。

如痛半边者，先取手之阳明、少阳，次取足之少阳、阳明。此偏头痛也。

有厥阴头痛者，所犯大寒冷者，内中骨髓。髓者，以脑为主。脑逆，故令头痛，齿亦痛也。又有真头痛一症，甚则脑尽痛，手足寒冷也。如冷至节即死也。此症不治。

头痛一证，每以风药治之，盖以高巅之上，惟风可到。味之薄者，阴中之阳，乃日地月天者也。

太阳头痛，恶风寒，脉浮紧，药用川芎、羌活、独活、麻黄之类为主是也。

少阳头痛，脉浮细，往来寒热，药用柴胡、黄芩为主是也。

阳明头痛，自汗发热，恶寒，脉浮缓长实者，升麻、葛根、白芷、石膏为主是也。

太阴头痛，必有痰，体重或腹痛，此为痰癖，其脉沉缓者，半夏、南星、藁本为主是也。

少阴头痛，三阴三阳经不流行而足寒气逆为寒厥，其脉沉细，麻黄附子细辛汤主之。

厥阴头痛，干呕，吐涎沫，舌质淡，苔白滑，脉沉迟，吴茱萸汤主之。

气虚头痛，人参、黄芪为主；血虚头痛，当归、川芎为主；气血两虚头痛，用调中益气汤，少加川芎、蔓荆子、细辛。青空膏之类，此治风湿头痛药也；半夏白术天麻汤，治痰厥头痛药也；羌活附子汤，治厥逆头痛药也。

如湿气上行在头者,以苦吐之,不可执方而行也。

以上,对传统的外感头痛和内伤头痛都涉及了。

从病因学的角度说,辨治头痛首先还是要"先辨外邪尽未尽",其实质是先辨外邪有没有。什么情况下叫"有外邪"呢,就是看有无表证。怎样辨表证呢? 通常说是恶寒、脉浮、苔薄白。但是,阳虚之人,虽无表证亦常感恶寒;气虚者,脉可浮大无力;血弱者,脉可浮而柔细(濡脉)。薄白苔,淡红舌,常是正常人之舌象,所以,最好能加上"鼻塞、头身痛",方能确定有无表证。

排除外感头痛之后,主要就是内伤头痛了。就山之子所常遇到的内伤头痛言,主要有下列数种:偏头疼、妇人经前期血管紧张性头痛、鼻窦炎头痛、高血压头痛。其他头痛因临床所遇较少,不予介绍。

[鼻窦炎头痛]

因为病情较为单纯,先介绍于此。

药用:金银花 30g、连翘 30g、竹叶 10g、桔梗 10g、冬瓜仁 30g、芦根 30g、大蓟 30g、小蓟 30g、白芷 12g、乳香 6g、没药 6g、苍耳子 10g、辛夷 6g。

制方思路:慢性鼻窦炎头痛常因鼻窦内脓性分泌物引流不畅所致。方中乳香、没药,系疮科用药;金银花、连翘清热解毒;桔梗载药上行;芦根、冬瓜仁排脓;鼻窦炎头痛多在前额,前额为阳明经循行部位,白芷为治阳明头痛主药;苍耳子、辛夷,宣通鼻窍;大小蓟为经验用药,此二药本来宜用根,疗效方佳,现在医药公司皆以叶、苗供售,必须加大剂量方能有效。

[经前期紧张性头痛]

经前期紧张性头痛当然只能见于女性,但有时并非仅仅在经前期,在排卵期也可以出现。但是在月经后大多会减轻。其头痛的部位多在两侧太阳穴,与妇人典型的"三胀"(乳房、两胁与少腹发胀)有着密切关系。三胀为肝气郁结之典型表现,故两侧太阳穴胀痛亦应从肝(胆)经考虑。治法宜疏肝解郁,通经顺气。方药常用夏老习用方:柴胡 10g、黄芩 10g、白芍 30g、白术 15g、茯苓 15g、生牡蛎 30g、香附 6g、乌药 6g、野菊花 30g。

活用法:伴经行少腹胀痛,可加延胡索 10g、桃仁 10g、红花 6g;两胁胀痛明显,可加青皮 6g、橘核 20g;乳房胀痛明显可加全瓜蒌 12g、皂角刺 30g;乳腺包块明显,可加鳖甲 20g、夏枯草 30g。

由于本症可出现于非经前期,从中医内科角度说,又可笼统地称之为肝郁头痛。

[偏头痛与三叉神经痛]

偏头痛与妇女经前期紧张性头痛有明显不同,前者多痛在一侧,后者多痛在两侧太阳穴。但妇女若有输卵管不通,或通而不畅,或一侧乳腺增生更明显于另一侧时,增生较剧一侧的太阳穴痛往往会更剧烈于另一侧。

偏头痛责于胆经。前人谓“头痛必须用川芎”,以川芎为血中气药,气味辛香,通气止痛故也。又虑其辛温耗气助热,前人常伍石膏之辛寒以制之。夏度衡教授则从头痛属风,治风宜辨动静出发,认为偏头痛为动势太过宜用静药。取芍药、甘草平肝缓急止痛为君;丹参活血而性凉,取代川芎;更加生牡蛎潜阳息风,方名四味芍药汤。金世明师兄即以此方观察治疗三叉神经痛的临床疗效为硕士论文题目。足见此四味芍药汤为夏老治疗偏头痛与三叉神经痛的习用方。

山之子还认为三叉神经痛与普通偏头痛应当有所鉴别。其中很重要的一条是普通偏头痛多不伴有舌头尤其是舌边的异样感觉,而三叉神经痛则常伴有舌边异样感觉,例如麻木或疼痛,且三叉神经痛,痛势比普通偏头痛剧烈。

山之子治疗此两类病(指偏头痛与三叉神经痛),其痛势较剧烈者常用柴胡、黄芩、龙胆草(酒炒)、白芍、钩藤、僵蚕、生牡蛎等药。若系女性,则香附、乌药、白蒺藜亦常加入。

[椎病性头痛]

头痛如果在枕部、后项一带,若能排除高血压头痛,就要考虑是由颈椎病所引起的头痛了。不过一般而言,头痛并不剧烈,且常伴有眩晕。山之子常用通消汤(自拟方,见第一章第十四节)治之。

若同时伴有高血压,则可加入地龙 12g、怀牛膝 30g、益母草 30g、豨莶草 30g。

[头顶痛]

头顶,人体至高之处也,有如山巅,故谓之颠顶。外感之病,因高巅之上,唯风可到,故祛风之药,皆为常用,其中又以藁本为最。西医确诊的疾病中目前尚无一定会或经常会引起颠顶痛的病证,故当主要从中医辨证求之,而不当过分受西医诊断之影响。大要说来,主要从肝经入手。由于百会穴属于督脉与肝经交会之所,并且冲、任、督,"大抵三脉同一本,《灵》《素》言之每错综"(汪昂《汤头歌诀》附经络歌诀)。故举凡冲、任、督三脉及肝经之病,皆有出现颠顶痛之可能。

颠顶痛,伴见口苦、尿黄、目赤、多泪,脉沉数者,此肝热也。龙胆泻肝汤加桑叶、菊花;重者用泻青丸、当归龙荟丸之类。

颠顶痛,伴见舌质淡、吐涎沫,甚至干呕,受寒则头痛加剧,此肝寒证也,吴茱萸汤主之。

颠顶痛,伴见面红目赤,头痛目胀,脉弦有力,此肝风上旋(肝阳上亢)之证,天麻钩藤饮或镇肝熄风汤之类加减治之。

颠顶痛,痛不甚剧,常感精力不足,舌质淡,脉沉弱,或伴血压低或脉压小者,补中益气汤加味。山之子习用通消汤加减。

第二节 眼 科 病 证

眼科病种繁多,专科亦不易精。近世手术昌明,眼科医生对做手术趋之若鹜,内治之道,多不讲究。虽中医眼科医生亦多如此。

中医对眼科病变的脏象定位主要依据五轮学说。上下眼睑为肌肉,脾主肌肉,故上下眼睑为肉轮而属脾;大小眼眦为血轮,属心,以心主血也;白睛属肺而为气轮;大眼珠属肝而为风轮,以"风气通于肝"也;瞳仁属肾,为水轮,以"肾者,主水,受五脏六腑之精而藏之,故五脏盛乃能泻"故也。此法简明而切用,若从事眼科专科则于八廓之道亦须掌握。已故陈达夫先生曾经韵为歌诀:"乾天传导属大肠,坎水津液属膀胱,艮山胞络会阴廓,震为雷兮命抱阳,巽风清净原属胆,离火养化小肠疆,坤地水谷推胃府,兑属关泉是焦乡。"以左目为例,图示如下(图1):

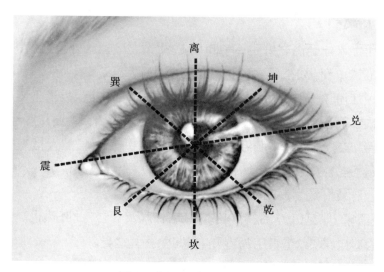

图1　中医眼科八廓示意图

乾为肺金,大肠与肺表里,大肠主津,为传导之官,故乾位为传导廓;坎,属水位,属肾,肾之腑膀胱也,膀胱者,津液藏焉,故其位为津液廓;艮位,属包络,既属会阴,非属心包络也,而是属于(下)包络,与生殖相关,为会阴廓;震为肝木之位,内寄相火,故称抱阳廓;巽位属胆,胆藏精汁三合,故为清净廓;离位属火,火脏心也,小肠为心之府,人生赖火以生,故为养化廓;坤位属脾土,脾与胃相表里,胃为水谷之海,故坤位为水谷廓。

山之子以内科为主业而偶治眼科病,习用方如下:

上下眼胞之病,多责脾经之湿,以除湿汤为常用(前面有介绍)。本方不仅能治上下眼睑因于脾湿之疾,用治湿疹之皮肤丘疹瘙痒伴渗水者,其效尤佳。若病名虽然是湿疹,但仅起干性丘疹,则此方不堪用,反宜凉血清热、祛风解毒法。

白睛属肺,其红肿刺痛,羞明多泪者,病属外障,宜内江老中医潘习之治外障方。歌曰:"芷桔桃红归芍荷,风栀蝉柏谷翘蒙。因火生翳堪能治,尝试方知效颇宏。"本方以白芷、防风、薄荷疏散外邪,栀子、黄柏清热燥湿,桃仁、红花、赤芍活血凉血,蝉蜕、谷精草、密蒙花皆为眼科专药,桔梗载药上行,连翘透邪清热。治眼科外障诚为效方。

内障病视力昏花,外观上却无异常,病在肝肾精血不足。宜加减济生肾气丸。歌曰:"济生肾气甘草加,蔓荆蒺藜并蝉花,鹿胶枸杞须重用,内障眼昏并黑花。"本方即以六味地黄汤加怀牛膝、车前子为基础方,加蔓荆子、白蒺藜、蝉花这三味眼科专药,重用枸杞子、鹿角胶峻补精血,甘草为调和药。

山之子还以本方合加减驻景丸并用,治中年眼底黄斑病变,青少年近视,皆有获效病例。

加减驻景丸的构成是:菟丝子、枸杞子、五味子、车前子、川椒、当归、木瓜、三七、茺蔚子。本方为已故成都中医药大学眼科专家陈达夫先生习用方。本方开首四味即五子衍宗丸去覆盆子是也。本方《审视瑶函》谓:"治肝肾气虚,视物眈眈,血少气多,瞳仁内有淡白色。昏暗渐成内障。久服能安魂定魂,补气血虚耗。"

此外,外障病走疏风清热、凉血散血这一路子者众,但《眼科奇书》则谓:"凡外障不论如何红肿,总是陈寒外来所致,用发散药,寒去则火自退。"创制了八味大发散(麻黄、细辛各6g,白芷、羌活、防风、川芎、藁本、蔓荆子各10g)水煎服。这种首先疏散外邪的思路是非常重要的。40年前,山之子治本队社员杨某某眼疾,用八味大发散一剂而愈,愈后目痒特甚,转予清肝养血乃康,足见本方温散之力显著。

祖师龙耀成老先生抄本中原传有一方号曰"外障证千古第一方",由石决明、血竭、没药、大黄、朴硝五味药组成,方名加味止痛没药散。为散,每次6g,早晚清茶调服。治疗眼目初起疼痛,白睛红赤,后则云雾翳子,方简而效宏。

山之子还在治眼疾中形成了一个惯用的眼科药组:密蒙花、谷精草、蕤仁。其余如祛风之木贼,本属眼科常用药;利湿之四言菜(此药多生于水稻田中,现在种庄稼者多用药物除草,安知此药尚能生长乎?)亦是眼科要药,水皂角虽为眼科要药,但不高产,不易得到,可能将来只是一种"文化遗产"罢了!

以上,无论内障、外障,眼科之疾,皆不离于肝,以"肝开窍于目"也。

第三节　鼻部病证与方治

　　鼻部疾病以过敏性鼻炎、慢性鼻窦炎为常见,鼻咽癌属难治性疾病,酒渣鼻治疗亦不易。过敏性鼻炎当以提高病人体质为出发点,在非发作期当以益气实表为治则。但许多病人偏偏在缓解期就不予治疗了。慢性鼻窦炎常用方药已载于本章第一节内容中。酒渣鼻数十年间山之子未治过一例。唯鼻咽癌治过数例,尚觉有效。

　　例一:施某某,男,41岁。2009年7月8日初诊。既往有鼻咽癌病史,于手术后曾经放疗。现为巩固效果,前来中药治疗。方用清消软活汤(自拟方)加黄芪、女贞子,双补气阴;谷芽、麦芽、干荷叶、枇杷叶、石斛,振奋胃气;薏苡仁、白芷,仿内痈治法;桔梗、降香,升降气机。有时加入苍耳子、辛夷,通鼻开窍,以为引经之药;夏枯草、田基黄、垂盆草,清热利湿解毒。间断性服药3年,病情稳定。

　　清消软活汤用药(自拟方):

桃仁 10g	威灵仙 30g	生牡蛎 30g	鳖甲 15g^(先煎一小时)
天花粉 30g	浙贝母 15g		

　　例二:苑某某,吞咽微呛,说话语音不出,耳心痛,耳鸣,痰多难于咳出,伴有口腔溃疡,西医检查确诊为鼻咽癌。脉沉弱,方用清消软活汤,加软坚散结之品,如海藻、昆布、夏枯草;益气养阴之品西洋参、天冬、麦冬、石斛;清热利湿之品,如田基黄、垂盆草、白花蛇舌草等,并用桔梗载药上行,僵蚕、蜂房解毒,也收到一定疗效。详见第三章第十一节。

第四节　唇腭口腔病证

　　唇为飞门,为脾之开窍。唇炎一病,责于脾经湿热。由于唇炎多表现为唇干,故养阴一法,不可废也。临床上多用甘露饮(天冬、麦冬、生地、熟地、黄芩、枳壳、枇杷叶、茵陈)作基础方,加金银花、连翘、三匹风(蛇泡草)等治疗。蔷薇花根对本病有专效。又因此病在古代常被称"曧",认为与"虫"(今则考虑为"菌")相关。民间有醋蛋嗅疗法,其效多佳。山之子早年学自合江县元兴乡石桥沟蒲向银之母处,用之屡效,但对扁平苔藓这一类自身免疫病效果尚欠理想。

腭,指上下腭,口腔之内,表层皆为黏膜,口腔溃疡多从泻黄散(栀子、防风、藿香、石膏、生甘草)入手,伴有舌炎者,合入导赤散,以"舌为心之苗"故也。若舌根亦痛,宜合入增液汤(玄参、麦冬、生地),以"生地能治浮游之火、玄参能止无根之焰"故也,并可加入怀牛膝引气下行,"气有余,就是火"。偶尔还可以加入上桂细末1g,冲服,此引火归原法。但此桂必须是质厚油多之上桂,若误用质薄轻浮之劣等桂皮,则反上火也。反复发作的口腔溃疡,有经西医口腔科病理活检诊为"扁平苔藓"者,则宜从清消软活汤入手,加田基黄、蛇舌草、半枝莲、半边莲、垂盆草之类。但由于本病属自身免疫病,病程长,易于反复发作,故治疗上有相当难度。

唇齿相依,牙痛一病,因齿为骨余,肾主骨,牙龈属胃。治牙痛多从清胃滋肾入手。又因此病常由外感诱发,故祛风解表之药亦须佐用。山之子早年窃学福宝名医韦少初老先生一方,用之尚验,其方如下:生地、玄参、麦冬各20g,石膏20g、知母12g、怀牛膝20g、荆芥、防风各10g、北细辛3g、地骨皮20g、石斛20g。后在中间场受教于熊林幺叔,幺叔主张避开辛温药,加入金银花、连翘、木通。40岁后入渝,见老中医刘济生好用酒炒露蜂房12g,加入方中,其效益佳。一年,张大军表弟自中山古镇来电称牙痛不可忍,乃于上方加龟甲30g,药后牙痛立止,只是连称"药好贵"。类似的治牙痛之方,在故乡福宝地区还有几个,然皆不及此方完备。

第五节　扁桃体及咽部疾病方治

扁桃体,古名"乳蛾"。急性扁桃体炎除咽痛外,常有咳嗽、发热,甚至高热等症状,其时舌质多红,脉象多数。病在上焦,以银翘散作主方化

裁。恶寒重者可加入少许麻黄，福宝地区老中医们习用"麻绒"，即麻黄
捣杵后，筛去尘灰不用，其性较缓；对于小儿，山之子主张用蜜炙麻黄。
高热者，合入石膏、知母，即与白虎汤合方。痰多则天花粉、川贝母、浙
贝母、天竺黄、海浮石等可选加。舌红津伤，石斛、麦冬亦可加入。吴鞠
通谓："治上焦如羽，非轻不举。"意思有两指。一是用质轻上浮之药，二
是剂量不宜太重。然今时由于西医同道习用抗生素，甚至加用激素，患
者之药量已大，故用药太轻势难取效，此今不同古矣。当然，若元兴安树
阶先生治本病，则又非养阴清肺汤不可矣。慢性扁桃体炎因易于反复发
作，且经常性伴发链球菌感染，侵犯心脏，引致风心病，故西医主张及早
摘除之法似亦未可厚非。

　　咽炎一病，急性发作时其治法与急性扁桃体炎相类似。然山之子秉
自师承，习用破阳行阴煎合入银翘散同用。不过，万不可一听"炎"字，
即认作"火证"。1978 年冬天，山之子治竹板滩电站一民工，20 余岁，正
值盛年，于大寒之季跳入山溪水中堵水，其后即感咽痛，余无他证。经肌
内注射青霉素加链霉素（彼时西医流行此种配伍），经过三天治疗，却分
毫无效。乃视其脉，沉迟无力；咽喉虽痛，却颜色淡白。断为寒伏少阴，
径予麻黄附子细辛汤（麻黄 6g、北细辛 3g、制附片 12g 先煎），三剂而愈。
不过于后八煎中皆调入鸡子清润喉，足见寒热之辨，十分重要。

　　至于咽炎中有一种"乱架"病，治法又有不同。所谓"乱架"，指治法
上不遵循先解表、后清里之常序，而是一上来就大剂量抗生素给以"镇
压"，于是形成一上药咽痛就暂轻，一停药咽痛就复发之症。此外邪伏而
未去也，当先解表，再予化痰活血软坚育阴之治。十年前重庆市中医院
肿瘤科副主任孟令占（西学中人员）一战友，患咽炎，去某三甲部队医院
求治于另一战友（纯西医），该西医战友谓，按常规当先予麻醉，然后刮去
咽后壁增生之组织，再大剂量静脉滴注抗生素。话虽如此，以如此蕞尔
小病，行此疗法，是否必要。患者心存疑惑，来求孟主任。孟主任乃问山
之子，嘱其来服中药，不一月而咽中增生之组织悉平，咽痛除而声音起。
自是而后该患者（转业到地方后为一名检察官）竟开始自学中医。阅十
载，因病来治，语及当年之事，依然感慨良深。所以，山之子谓，治疗顽
难病症时，务必要"先看外邪尽未尽？"

第六节 耳部疾病与方治

耳部疾病常见者有急性中耳炎、慢性中耳炎、神经性耳鸣、耳源性眩晕等。现分述之：

急性中耳炎多易引起迅速化脓，尤其虑其溃入脑部，故须大剂量清热解毒。又因其常由于外感所致，常挟风邪，故清热解毒中常须佐以祛风透邪；耳部疾病急性者宜从胆经论治，肝胆互为表里，山之子主张宜仿痈疡治法用药。病在头部，属上焦，故可用普济消毒饮入手，此按上焦瘟毒论治也；亦可从龙胆泻肝汤入手，加清热解毒、化痰和营消痈之药（如金银花、连翘、蒲公英、野菊花、天葵子、天花粉、乳香、没药之类），甚至可与《千金》苇茎汤合方，即加入芦根、冬瓜仁、桔梗、红藤、虎杖、生薏苡仁之属。总之剂量宜大，每日饮药次数宜多，常为一日4次，每4小时服用1次。

慢性中耳炎与急性中耳炎用药无大区别，但剂量宜略小，且可加入黄芪、当归、北沙参之类以扶正。

耳源性眩晕，其呕吐特别剧者，宜苓桂术甘汤，但半夏白术天麻汤亦常用，且效果也不错。

最难的耳部病变是感音神经性耳聋。西医诊断为感音神经性耳聋者，常不考虑其更深层次的原因，就临床实践看其因于颈椎病者比例甚高。中医教材中认为耳鸣既久，扪之则轻者，多责肾虚；耳鸣暴发，扪之其鸣声更大者为实，责之肝胆湿热。然据此辨证立法处方，多难速效。其口苦，脉弦有力者，用龙胆泻肝汤入手自是正路，但宜重加葛根；其脉象沉弱，血压正常或偏低，或脉压小者，宜从通消汤（自拟方）入手，加磁石、神曲、石菖蒲、远志之属。

尽管感音神经性耳聋治疗不易，但其轻证，患者自己坚持服用六味地黄丸半年以上而获愈的例子，以及早期自服阿胶而减轻的例子都有。故亦无需屈从于无所作为的观点。乡间草医有用响铃草煨猪耳朵治耳聋之经验，但响铃草颇不易得。至于高龄，如在65岁以上始发生此病者，由于经济承受能力有限等原因，大多最终形成了日益加重、无可挽回的耳聋。若经济条件允许,当仿脑萎缩治疗。《内经》谓脑为髓海,填精补髓,益气养血为主,佐以活血理气,化痰开窍,制为丸剂或膏剂。缓缓图之,必能有助。

总之,从临床实际看,耳鸣或者耳聋应当分为三类。

第一类,为外感性耳鸣或者耳聋。其由于细菌或者病毒感染导致咽鼓管,有时兼有鼻咽管道的炎变。此类耳鸣大多发生年龄较为年轻,病程短,起病突然。治疗上应当宣散外邪,清热解毒。仿上焦疮痈治疗之法。可用龙胆泻肝汤合普济消毒饮化裁。务求一次性不间断地彻底治愈。

第二类,为颈椎病性耳鸣。用通消汤坚持治疗可望有效。但是由于此病大多发生于中年以后,常常难以彻底治愈。

第三类,为脑源性耳鸣,多为脑萎缩或者脑梗死的伴有症状之一。治疗极其不易,可用地黄饮子加味为丸剂缓图。

第七节　肺炎病证

逐级的支气管伸入到肺组织中,传送氧气入肺泡,接受肺泡中排出的二氧化碳(浊气),再排出体外。外邪循气管入肺可引起肺炎。肺气之宣肃失常则为咳嗽。往往痰多,可伴发热,脉多数,舌多红。病重时子盗母气,影响脾胃运化,导致食欲不振,全身无力。病在早期,宜解表宣肺,方选麻杏石甘汤合桑菊饮、银翘散之类。若表解而病不解,多成痰热蕴肺证,宜清金化痰汤合《千金》苇茎汤加减。口渴者,可加石膏、知母;舌红阴伤可加麦冬、石斛;清热解毒,可加金银花、连翘、虎杖、红藤、鱼腥草之属。此时因病情急重,用药量宜重,药味宜稍多。痰热渐清,宜养阴生津,方如沙参麦冬汤。若苔腻而纳呆,则宜化湿醒脾,药如杏仁、薏苡仁、白蔻仁、干荷叶、藿香叶、佩兰叶、枇杷叶之属。胃气渐开,宜双补气阴以收全功,方选生脉散为主方。若非气血损伤过剧,一般无需用十全大补汤之类。若阴虚突出,则可用三甲复脉汤之类。对于因肺炎在西医院住院输液治疗后,病势衰而不彻,正气未复之病,山之子常以生脉清消软活汤[西洋参6g、麦冬15g、五味子12g、桃仁10g、威灵仙15g、生牡蛎30g、天花粉30g、鳖甲15g(先煎一小时)、浙贝母15g]为基础方调理,常能获效,其原理与吴又可三甲散类似。清代医家王旭高对三甲散的适应证作有韵语,录于此处供同道参考:"素有他症感微疫,杂药乱投成痼疾。身热不去胁下痛,肢体时疼脉数急。主客交浑不得解,攻补两难殊手棘。乘其大肉未全消,急用三甲散为得。龟甲鳖甲穿山甲,蝉蜕僵蚕牡蛎末。䗪虫甘草及当归,随证加味尤密切。"临床上症状不一定要与原方相符,但视其病机为"主客交浑——正气衰而邪不撤",攻补两难,即可用此方化裁。原方无化痰药,是不足之处,但加减法中谓:"若有痰郁加贝母;有老痰加瓜蒌霜;咽喉干痒加天花粉、知母;燥嗽加杏仁;若有内伤瘀血,加倍䗪虫,如无䗪虫,以干漆五分(烧烟尽,为末),桃仁一钱(捣烂)代之。"则可谓十分完备了。

第八节　肺结核病证

　　肺结核是由结核分枝杆菌侵入肺脏所致的一种慢性传染性消耗性疾病。以咳嗽、咯血、消瘦、发热、盗汗、遗精或女子闭经等为常见症状。中医认识本病以阴虚为主要病机,痨虫是基本病因。新中国成立后由于正规系列抗结核西药的出现,已经使得肺结核这种传染病的治疗和预后得到了很大改观,但是耐药的病例并不少见。现就主要临床表现的方治略述如下:

　　咳嗽,主方当然是百合固金汤。但本方抗痨作用较弱,习惯上常加入百部、白及等。其有咯血者宜用月华丸,方中阿胶、三七合用有止血作用。

　　咯血,如前所述,月华丸可用。咯血量大者,或虽经西医静滴止血药而血仍不止者,宜用丹溪咳血方合景岳化肝煎化裁。肺结核咯血为上部出血,宜引气下行。故方中还可加用怀牛膝。因为肺结核病机常责之阴虚,若咯血同时伴有面色潮红者,还可合入大补阴丸(熟地、黄柏、知母、龟甲），脉数者，熟地改为生地。白茅根、藕节、侧柏叶之清热止血，白及、棕榈根之收涩止血，花蕊石、三七之化瘀止血，均属常用。茜草根、炒蒲黄，化瘀止血亦可加入。童便之降虚火而止血，血余炭亦可用。

潮热，指每日下午或夜间定时发热。青蒿鳖甲汤、秦艽鳖甲汤皆可用。

盗汗，古方用当归六黄汤。四十年前彭草药治瞿国清之女的盗汗案，实属干血痨范畴，足见血瘀盗汗治法亦须留意掌握。

遗精，结核病人由于虚火冲动，常见遗精。金锁固精丸固然可用，然用大补阴丸加减亦妙。

闭经，养血通经固是常法，然《中医杂志》曾有报道，一妇人闭经数年，骨瘦如柴，某医以下瘀血汤加雷丸等下之，经通，然后结核病方逐渐得愈。

胸腔积液，结核病而出现胸腔积液，谓之"渗出性胸膜炎"，西医常用抽去胸腔积液法。然常有屡抽屡长，病人精力难支者。十五年前青年律师赵某某患渗出性胸膜炎，在重庆市某医院住院，抽水数次而胸腔积液不净，体力难支。山之子以控涎丹（大戟、芫花、白芥子，芫花，古人用甘遂）为散剂冲服以逐水，化肝煎合百合固金汤以理肺，不到半月，其病即愈。

结核性脑膜炎，本病是由结核分枝杆菌所致，为内科难症之一。曾经有一成功病例，治验举隅中有详录。

肺结核古称大病。有深入钻研之志者，可从葛可久《十药神书》入手，陈士铎《辨证录》之相关章节亦宜参考。

第九节　肺气肿方治

习惯上，人们常把慢性支气管炎→肺气肿→肺心病，称为慢性支气管炎进行性三部曲。慢性支气管炎遇外感而急发时，以治肺为主，解表清肺、宣肺化痰是常法，缓解期食欲尚佳者宜补肾，以"肺为气之主，肾为气之根"故也。食欲欠佳者宜健脾，以"脾为生痰之源，肺为贮痰之器"故也。肺气肿尚未进入典型肺心病阶段又当为何治呢？山之子治疗李某某案，提供了一个参考性方案。

李某某，男，76 岁。就诊时并无典型症状，仅察其脉细数，右寸独弱，听诊双肺呼吸音减弱而已，断为"肺气肿"。经 X 线片提示肺气肿征存在。患者畏服汤剂，乃予蜜丸缓图之。

处方的思路是：

肺气肿是因为气道通畅度降低，导致肺泡中有残气积存所致，开宣气道的主要方法有三：其一，升降气机；其二，化痰；其三，活血。气病治血，可以视为"先安其未受邪之地"，预防肺心病的发生。

病至肺气肿阶段，必有气虚存在，本病脉数，考虑阴虚，故治之以生脉散。

肾为气之根，不必待其动则喘促方才补肾。

共制蜜丸四轮，疗程半年，胸片复查肺气肿消失，唯余双肺纹理增多。既往有双肾囊肿，此次复查已经消失，此为意外收获。此案在治验举隅中有详录。

肺气肿治本之道大要如此。

第十节　气管炎方治

咽部是气管和食管的共同开口，咽部疾病若向呼吸道方向发展（中医称为"传变"）就会形成气管炎，甚至肺炎。气管系统含主气管（简称气管）和各级支气管。气管为呼吸之气出入的管道，凭借肺的张合形成气体的呼出与吸入。气管中有润滑液，此即肺津（肺阴）的物质基础，又借气管中纤毛的摆动而使气管中的脏物向口腔运动，借咳嗽运动以外排。因此气管与支气管疾病的症状主要为咳、喘与痰多。急性气管炎常由外感六淫之邪，皮毛受遏，皮毛之呼吸功能减弱，乃内迫于肺，形成咳喘。故在外感咳喘之初，当以解表达邪为要务，而不主张一开手就苦寒郁遏。若表解而咳喘不平，则化痰平喘止咳需作为重点。病性属寒，则痰多而清稀,色白,治宜温化,北细辛、干姜、法半夏、橘红、制南星,甚至猪牙皂(量宜轻,且必须在火上烧过,表面微糊)之属;痰性属热,则痰多质稠色黄者,治宜清化,药选胆南星、天竺黄、瓜蒌壳、瓜蒌仁、天花粉之属。贝母则寒热皆宜。喘者,加麻黄、地龙之属。当然,若脉象滑数有力,查血常规白细胞高者,清热解毒之药亦可加入。从古方来说,寒性咳喘当然以小青龙汤为要方,较平和者则宜五积散;热性咳嗽以麻杏石甘汤为主方,常合银翘白虎汤并用。若痰中微带血丝者,宜合入《千金》苇茎汤加茜草、白茅根之属。

急性气管炎病愈后,仍宜服一段时间(一周左右)的扶正药。察其为阴虚之体,则宜沙参麦冬汤、益胃汤之类;气虚,则宜参苓白术散之类。所以然者,以"脾为生痰之源,肺为贮痰之器",故病愈之后,培土生金,乃正法也。可惜病人此时多不愿再治。盗贼虽去而藩篱未固,故易于复发也。

第十一节　肺　癌　方　治

肺癌诚为肺科恶症、难症。单纯以肺癌求治者,山之子因接触例数尚少,不便总结规律,只能提供一些相关病例,供借鉴。

例一:何某某,男,63岁。2011年4月19日初诊。因右肾肿瘤切除4年后,右侧第四肋骨疼痛。CT提示有包块,来求治。脉沉弦牢数。处以生脉清消软活汤(自拟方),加海藻、昆布、皂角刺、木鳖子软坚散结;田基黄、垂盆草、蛇舌草、半枝莲、天葵子清热解毒抗癌;僵蚕、蜂房、地龙、土鳖虫,搜剔入络,化痰活血散结;蒲黄、五灵脂、血竭协同基础方中之桃仁活血散结;砂仁、木香理气醒胃,柴胡、白芍平肝缓急,引药入胁下。

西洋参 6g	麦冬 15g	五味子 12g	桃仁 10g
威灵仙 15g	生牡蛎 30g	天花粉 30g	鳖甲 15g^{（先熬一小时）}
浙贝母 15g	海藻 30g	昆布 30g	皂角刺 12g
田基黄 20g	垂盆草 20g	蛇舌草 20g	木鳖子 12g^{（先熬一小时）}
半枝莲 20g	天葵子 20g	僵蚕 20g	蜂房 12g
地龙 12g	土鳖虫 6g	蒲黄 10g	五灵脂 10g
血竭 6g	砂仁 6g	木香 15g	柴胡 10g
白芍 15g			

水煎服，每日一剂。

至 2011 年 5 月 2 日，右侧第四肋骨疼痛明显减轻，包块亦缩小，脉仍沉数有力。仅左尺单诊略弱。至 2011 年 6 月 30 日，自觉症状完全消失。

至此，可谓取得了阶段性治疗效果。

2011 年 11 月至 2012 年 1 月底，脉搏维持在 72～80 次/min。为病情控制的最佳状态阶段。

2012 年 2 月 7 日起，脉象渐转为 87 次/min。至 2012 年 4 月 27 日，脉搏为 101 次/min，此病情反复（癌症复燃）之象。2014 年 5 月初骤然发生左侧股骨上段骨折，病理活检与数年前肾脏肿瘤细胞相同。乃于原方中加入自然铜 4g、骨碎补 30g。

2013 年 12 月 7 日：胸锁关节有一个较大结节，双肺及多个肋骨改变，左肺近于心脏外缘有片状高密度影。至 2014 年 9 月 24 日，病变侵及脊髓，双下肢抽动，不能站立，双下肢发冷，小便难，色深如浓茶。体重明显下降，纳食减少，此非佳兆。住入市内某三甲中医院肿瘤科，不一月而殁。

本例的治疗不算太成功，从发现肾脏肿瘤骨转移到辞世，历时接近四年，尽管未能治愈，但因带病延年三年零十个月，患者及其家属对疗效还是给予了肯定。

例二：罗某某，男，76 岁，2012 年 1 月 15 日初诊。已经在川南某医学院确诊为肺癌。处以生脉清消软活汤。化痰则用天花粉、胆南星、天竺黄、地龙、橘红、海浮石、瓜蒌壳之属；治肺则用百部、百合之属；清热解毒则用半枝莲、半边莲、蛇舌草之类；养阴则用石斛、天冬之类；散结用木鳖子，预防咯血用花蕊石、三七末。2012 年 3 月 31 日，因痰中带血，加青黛、地骨皮；健脾开胃，加山药、白术、鸡内金。至 2012 年 11 月初，因肺部感染入住合江县人民医院，不到一周病逝，本例维持生命不足一年，疗效不显著，但用药思路仍可供借鉴。

从临床上看，肺癌出现胸腔积液，间皮瘤出现腹水，其胸腹腔积液都极难消除，与结核性胸腔积液之用药即效完全不同，诚可谓人间大病。曾见采用抽液法者，今日抽而明日复长，屡抽屡长，屡长屡抽，患者终难支撑。山之子直到 2015 年春，受到江津中山古镇闵顺林先生的启示，复查阅祖师龙耀成老先生手抄本，参考师门所传药熏疗法，用其处方加减，制出一种小丹，暂时名为"一效丹"，用药：

水蛭 30g	僵蚕 30g	血竭 30g	天花粉 30g
乳香 30g	没药 30g	硼砂 15g	硇砂 15g
白及 15g	大戟 30g	轻粉 1g	苏合香油 15g
白矾 30g	蜈蚣 15 条		

共为细末，制为水丸，每丸约 0.025g，每日最大剂量为 120 粒，山之子实际使用不超过每日 30 粒，轻粉每日服用量不超过 7mg。

在治疗中山古镇一例刁姓肺癌胸腔积液中，与生脉清消软活汤加减方同时服用，取得了疗效，方才悟出了一点儿道道。这就是："有情无效且无情，谁识无情义最深，水火交通生变化，丹家心法妙而精。"所谓无情药，盖指矿物药；有情药，指咸味入血分的动物药。但是长远的疗效则尚待积累更多的病例。

第十二节　食　管　病　证

胆汁反流性食管炎是比较常见的食管疾病。山之子治此病的思路是在治疗慢性胃炎方药的基础上加用利胆药。最常用的方法是夏度衡教授所制肝胃百合汤基础上加用利胆药(柴胡、郁金、黄芩、乌药、百合、丹参、蒲公英,加金钱草、海金沙、鸡内金;再加护胃药如白及、刺猬皮等;理气加枳实、槟榔;降逆加旋覆花、代赭石)。不过本病比之普通的浅表性胃炎,甚至比糜烂性胃炎、胃与十二指肠球部溃疡见效都要慢,疗程较长,常须坚持用药三个月以上,否则极易复发。且本病有最终演变成食管癌的风险。

食管癌。山之子数十年间未治过一例。仅一例于手术治疗后创口发红,不能愈合,经治获得痊愈。故录之以供参考。

段某某,男,71岁。2015年9月5日初诊:食管中段癌手术后,伤口局部发红。舌质极淡,脉沉缓弱。予小剂量生脉清消软活汤加黄芪、女贞子、石斛、田基黄、垂盆草。一效丹每日0.2g。其后纠正贫血加阿胶,清热养阴加金银花、知母。共服汤药20剂,一效丹总计5.6g。病愈。

第十三节　慢性胃炎及胃癌

慢性胃炎。山之子继承恩师夏度衡教授治疗胃脘痛的经验,经常从肝胃百合汤入手治疗。肝胃百合汤为夏老经验方:

柴胡 10g	黄芩 10g	郁金 10g	百合 30g
丹参 15g	川楝子 10g	乌药 10g	甘草 3g

偶有脾胃虚寒者,则从香砂六君子汤入手论治。由于慢性胃炎是临床上发病率高、易于复发的慢性疾病,故治疗上常有暂时治愈易、完全根治难的特点。

胃癌因所治病例不多,仅就印象较深的病例一简介。昔年骨科业师张世海先生曾介绍重庆市九龙坡区新山村一例来诊。患者年近七旬,患菜花状胃癌,处以下方(柴胡10g、郁金10g、百合30g、丹参10g、鳖甲20g、干蟾皮10g、守宫10g、夏枯草30g、枳实10g、田基黄20g、垂盆草20g、半边莲20g、半枝莲20g、石斛20g、北沙参20g)。服药月余,病人胃痛有所改善,后因经济原因停止治疗。彼时(2003年以前)山之子治癌症喜欢用干蟾皮与守宫二药,但是由于此二药用后常有恶心呕吐的副作用出现,遂弃而不用。

第十四节　肝胆病证

肝胆疾病常见者有急慢性胆囊炎、胆结石、胆道蛔虫病、肝内胆管结石、肝炎、肝癌,邻近器官病则有急慢性胰腺炎、胰腺癌等,少见病为肝脓肿。

急慢性胆囊炎,不由结石引起的急性胆囊炎较少见,故凡是急性胆囊炎皆须疏肝利胆,排石解痉,清热解毒。疏肝利胆药如柴胡、白芍、栀子、茵陈、龙胆草之类;排石药如金钱草、海金沙;解痉则以芍药、甘草、地龙为代表;清热解毒则用金银花、连翘、虎杖、大血藤(即红藤,隐含内痈治法之意),尚有理气止痛则如金铃子散(川楝子、延胡索)。同时,"六腑以通为用",其疼痛较剧者常需痛下,药如枳实、大黄,甚者冲服芒硝。其实仲景大柴胡汤大法已备,但加排石、解痉、清热解毒药即可。慢性胆囊炎治同其法,但无须攻下,且药量宜较轻耳。

结石性胆囊炎,其结石小于一厘米,且形状较规则者,可用保守疗法。山之子25岁时从《赤脚医生杂志》上学得一方,曾拟韵句如下:"胆道排石有奇方,茵郁银翘广木香,硝黄枳实金钱草,川楝玄胡止痛良。"加减法则已见前条。疗效尚确。

肝内胆管结石之治法与结石性胆囊炎大体相同。如能加入火硝少许冲服,其效更加。方中之白芍、地龙用量宜大(白芍大剂量为90g,中剂量为30g,小剂量为15g;地龙大剂量为60g,中剂量为30g,小剂量为12g)。虽有黄疸,茵陈但用中等量即可(茵陈大剂量为60g,中剂量为30g,小剂量为12g)。山之子曾治合江县民建乡民办教师徐某某,坚持服用中药两月,经彩超证实已经治愈。一年后,再度复发,病人放弃治疗而亡。

胆道蛔虫病。因有上脘部钻顶样疼痛,仲景乌梅丸法最宜。若急切不能得药,但取醋、花椒、黄连熬后顿服,其效亦佳。三十三年前,福宝公社支援二队宋母，年60余。突然昏迷，不省人事。山之子思此厥阴病也。嘱以醋90g、花椒30粒、三颗针30g(此药含有黄连素，味极苦)速熬灌服，服后苏醒过来，其后又存活了二十余年。此盖仿乌梅丸治疗蛔厥令蛔虫"得酸则静，得辛则伏，得苦则下"之意也。胆道蛔虫病腹痛，针灸疗效亦佳，但须每日针灸两次以上，2～3日方可愈。取穴为：内关透外关，上脘透下脘，迎香透四白、足三里、阴陵泉、太冲。四十年前山之子治朝阳五队社员罗某某胆道蛔虫病，即以此法治愈。

肝炎一病，今人成法甚多。唯"转阴丹"之创获，得自偶然，盖以本派中学人用通消汤治关节痛，服药月余，不意患者之"乙肝表面抗原"亦竟然转阴。故取其中蜈蚣、僵蚕、全蝎各30g，加重楼30g，研为细末，在治疗乙肝的常用方药中同时应用，初步观察，有助于乙肝病毒性标志物之减少转阴，故名为"转阴丹"，但例数尚少，有待积累样本以总结经验。

肝癌，难症也。十五年前山之子治肝癌，习用方为：柴胡、郁金、赤芍、白芍、青皮、陈皮、天花粉、鳖甲、牡蛎、丹参、田基黄、垂盆草、守宫、干蟾皮、砂仁、木香、石斛。有效者，亦有不效者。不效之因，主要是干蟾皮、守宫最易动呕，致患者不能继续接受该治法。近十五年中已不再常用干蟾皮与守宫。治疗本病，常以生脉清消软活汤为基础方，加柴胡、郁金、赤芍、白芍以平肝解郁，田基黄、垂盆草、蛇舌草等清热利湿，砂仁、木香理气和胃，黄芪、女贞子益气养阴，大法如此。治穆某某肝癌术后复发，再次手术，以本方为水丸剂与服五年余矣。多次复查皆正常，但肝硬化原病尚在。肝硬化，治法与肝癌同。其有腹水者，加用禹功散化裁，即加入小茴香、延胡索、黑牵牛子(半生半炒)。

此外，肝病中有一种常见的慢性轻症——脂肪肝。因为应酬多，酒肉穿肠过，脂肪入血中，由血入肝，形体丰腴，肝脏脂肪化。山之子习以柴胡调肝汤为基础方，方药：

| 柴胡10g | 白芍30g | 郁金10g | 天花粉30g |
| 浙贝母15g | 鳖甲20g | 丹参20g | 牡蛎30g |

平素饮酒多者则加入葛根、枳椇子等以解酒，效果颇为明显。

由于胰管出胰头后与胆总管合并,共同开口于十二指肠大乳头,所以肝胆之病常可影响胰,而胰腺病变亦常可影响肝胆。"文革"期间,天津南开医学院及贵州遵义医学院皆曾开展中西医结合治疗急腹症之研究。其中就包括对急性胰腺炎的临床研究,当时也有一些成果,其疗程明显短于纯西医治疗,所用方剂即为大柴胡汤加减方。近些年胰腺炎的中西医结合疗法被弃置不用,无论中医院、西医院,凡遇急性胰腺炎,一概禁食水,仅予大剂量输液疗法。至于慢性胰腺炎,则有用大柴胡汤化裁治疗的例子。

第十五节　腹泻、便秘与阑尾炎

腹泻,若非痢疾,则属于中医"泄泻"范畴。陈修园《医学实在易》说:"泄泻病因湿胜来,胃苓旧法出新裁。四神固肾时传外,苦领酸甘效首推。"大便泻下如水,此是湿盛,胃苓汤是很有效的一张处方。山之子于1974年在合江卫校赤脚医生培训班学习时,曾听一位被学校请来讲课的老赤脚医生讲,某年,他的幼子腹泻导致严重脱水,气息奄奄,他已经没有了主意,请教他的老师,其师仅用一剂胃苓汤就治好了。这个病案,至今仍在山之子心中留有深刻印象。四神丸为治五更泻的名方。至于陈修园讲"苦领酸甘效首推",那就是用乌梅丸之类的方剂来治疗腹泻了。陈修园还说,关于这一点,"非读十年书,临证十年,不能悟此"。合江同道张旭辉之师曾明清先生,自其师朱直山老先生处学来,善用椒梅汤。原泸州医学院中医系教授孙同郊亦知其名,此1983年前后事也。今从《李培生医书四种》摘出椒梅汤的方歌:"椒梅半夏苓连芍,干姜人参枳实确。酸苦辛甘法转美,土败木乘用此药。"供同道参考。原方见于《温病条辨·下焦篇》。当然,若确系脾阳虚、火不生土所致的泄泻又宜附子理中汤矣。

便秘,这里当然是指非由急性热病伤津所致的阴虚肠燥,而是指慢性的习惯性的便秘。古方用麻子仁丸。山之子考虑本病固然以阴虚肠燥为主,养阴润燥是其大法。可选养血润燥、养阴滋液、添脂润燥、活血理气四类药来组方。养血润燥如枸杞子、桑椹、首乌、当归、肉苁蓉、熟地之类；养阴滋液药如天冬、麦冬、玄参、石斛、生地之类；添脂润燥如黑芝麻、柏子仁、火麻仁之类；活血理气如桃仁、杏仁、枳实、槟榔之类。由于肺与大肠相表里，排便无力还可加黄芪（佐以少许陈皮）。紫菀质润，亦为常用的润肠通便药，由于治疗的例数不多，且多系老年人，故山之子虽有一些零星经验，但尚未形成系统，只能提出处方方向。

痢疾，病主要在大肠，以腹痛、下利脓血、里急后重为特点。芍药汤为其代表方。葛根芩连汤合白头翁汤亦是良方。恩师雷雨田先生传有一方，名"洗肠汤"，构成为白芍、黄连、当归、吴茱萸、木香、大黄，取"通因通用"之义。山之子曾为之作韵语如下："洗肠汤中用大黄，白芍连归萸木香。自古医人推芍药，方内谁知出奇方。"意思是说，这个"洗肠汤"其实是芍药汤的精华提炼而成的。

泄泻，主要是小肠之病；便秘，主要是大肠之病；阑尾炎则是小肠与大肠相连接处之病。急性阑尾炎以大黄牡丹汤为主方，加用金银花、连翘、红藤、虎杖之属。金银花用量宜大，每剂常需50～90g。若药量不足，即使处方是对的，疗效也不确切。量足而效彰，常可免手术之苦。慢性阑尾炎则宜四逆散合大黄牡丹汤化裁。

第十六节　心血管病证

心血管病种常见的有风湿性心脏病（风心病）、冠状动脉粥样硬化性心脏病（冠心病）、高血压心脏病（高心病）、慢性肺源性心脏病（肺心病）、糖尿病心脏病（糖心病）、甲状腺功能亢进性心脏病（甲心病）和心肌炎，现分述之。

风心病，本病以联珠饮（四物汤合苓桂术甘汤）为主方。本方原为龚廷贤所制之时方，是经方与时方合方而成。日本人认为本方"在心脏病有贫血者用之"。本方是夏度衡教授最常用的方剂之一。

冠心病，主方亦为联珠饮。因为夏老十分重视心阳心气的作用，故常去方中滋腻阴柔之地黄，加入温养心气的党参，交通心肾之远志，命名

为"九味合璧煎",为山之子在湘读研期间用于观察冠心病心律失常疗效
之主方。

高心病,主方仍为上述两方。

肺心病,是根据夏老的经验,以苓桂术甘汤合二陈汤为主方。

糖心病,多附于冠心病中,不另立主方。

甲心病,可于甲亢中求之。

下面就心脏疾病相关病机、病理产物以及常见症状之随证加减法作
一概述。

神。广义之神为生命活动的总概括,狭义的神指神志与功能。心神
不足的典型表现为头晕与心跳节律不规整(各种期前收缩及心房颤动皆
属此类,剧烈者为心动过速与生命濒危感)。神为血气之性,故欲壮心
神,必壮心气,药宜红参、党参、黄芪之属;心动过速宜四逆汤辈;心律不
规整,宜龙骨、牡蛎重镇以安心神。

气虚与气滞。各种心脏病,因为心脏作为全身的"血泵",自身受病
而动力不足,气虚的病机最常存在;气虚则推动血行无力,导致血瘀;血
为气母,为载气之舟,血瘀而伴有气滞的见症者并不少见。气虚宜补,药
用参、芪;气滞宜行,常用者为檀香、降香。薤白一药,本为理气名药,因
气味不纯,夏老不喜欢用,山之子亦从之。

血虚与血瘀。联珠饮中用有四物汤,已经充分照顾到了。但贫血明
显者,熟地、阿胶皆可应用;血瘀者,丹参、蒲黄用得最多。

水肿与痰饮。肺心病必挟痰饮,故以苓桂术甘汤合二陈汤。水肿之
由于心脏病者,病机责之阳虚。桂枝甘草汤本为温通心阳,心肾同属少
阴,水肿明显者,必加制附片,甚至干姜、肉桂,或与真武汤合方。此时,
理气之大腹皮,利水之泽泻亦在所必用。

心脏病人多在中老年人,不仅阳气亏虚,伴见阴虚液燥者亦甚多矣。
此际宜用西洋参、麦冬之属,便秘者,养阴滋液药在所不忌。

兼病或基础疾病的处理,这是最难掌握,但又必须掌握的。

例如:风心病伴有血沉快、心率快、咽喉痛、关节痛势较剧者,虽然
以联珠饮(生地、赤芍、当归、川芎、桂枝、甘草、白术、茯苓)为主方,但
常加入蝉蜕、僵蚕、射干、桔梗、开喉箭等药以利咽;金银花、连翘以清热

解毒；鸡血藤、忍冬藤、橘络、秦艽之类以祛风通络，此盖取义于湘西苗医、土家医所谓"藤木空心定除风"。

高心病伴有脉象弦劲有力，血压持续处于高位，虽用两联以上西药降压，但血压仍控制不满意者，天麻、钩藤、白芍、生龙骨、生牡蛎、磁石、石决明、益母草、怀牛膝等药皆宜酌加。

冠心病胸闷心痛者，丹参、赤芍、蒲黄、五灵脂、檀香、降香、延胡索等药应酌加。

肺心病因肺部感染急发者，宜先用清金化痰汤等治标方，待病情稳定后再转入基础方治疗。基础法治疗后诸症消失，其胃纳欠香者宜继续健脾，胃纳佳者可补肾纳气收功。

心肌炎，山之子习用之方药为：西洋参、麦冬、五味子、金银花、连翘、竹叶、桔梗、丹参、赤芍、檀香、砂仁、生龙骨、生牡蛎。

在回忆治心诸方时，有一句话不得不重说。在赴湘读研前，由于西医素养太低，山之子是不知道心脏疾病的诊断、鉴别诊断与西医处理方法的。入校后，根据导师夏度衡教授的安排，由湘雅医科大学毕业后又到湖南中医药大学的席树标老师带教山之子，山之子由此走上了中医为体、西医为用的诊疗路径。在辞别恩师 28 年来的实践中，山之子在临床上逐渐养成了一种处方快速形成法，即"症状、体征、理化征，三征相合病诊明，病明证辨专方立，随症随机加减能"。如果这也算诀窍的话，就与恩师们的耳提面命关系良深了。这个诀窍，对于系统学习中医十年以上，又有一定西医学基础的中医同道而言，想来也是很有启发意义的。

第十七节　生殖系统病证方治

女子生殖系统病证主要包括子宫、输卵管、卵巢、阴道诸器官之疾病，乳房病附之；男子生殖系统病证主要包括睾丸、前列腺、阴茎诸器官之疾病。

卵巢疾病可分虚实两大类，虚者表现为产卵不能或产卵功能减退，实证表现为排卵障碍或卵巢囊肿。

卵巢功能减退所致月经稀发,甚至闭经,此病属虚,责之肝肾精血亏损。可用任通冲盛汤(自拟方),药用:

熟地20g	山茱萸15g	山药15g	菟丝子30g
枸杞子30g	车前子15g	覆盆子30g	仙茅12g
淫羊藿12g	天冬30g	当归15g	川芎6g

但是补中仍须伍之以通,"四块瓦"(彭水县土家医杨秀海先生指明四块瓦的花序形同女子子宫,四大天王的花序形同狗尾,故治蛇咬伤的外敷药中只用四大天王,治疗不孕的内服药中只用四块瓦而不用四大天王。此一鉴别,绝对不是坐在书斋里做学问的经院太医所能作出的。此事张陈炎教授足以为证)、淫羊藿、女儿红,调经治不孕,为杨秀海先生所传。若方药对路却其效不显者,当辅以《岳美中医话》所载之大灸。

卵巢囊肿,系卵巢炎变或盆腔中卵巢邻近器官炎性疾病所波及。宜龙胆泻肝汤为主方,合下焦四清饮(金银花30g、连翘30g、土茯苓30g、虎杖30g),此外,化痰之天花粉、天竺黄,通气之木香、乌药、延胡索、橘核、荔枝核之类亦可酌加。甚至还可加入小茴香、延胡索、牵牛子以行水。

输卵管疾病可仿"六腑以通为用"之意,着力于通。伴月经后期、经行腹痛者,温通之,方用桂枝茯苓丸(桂枝、茯苓、丹皮、赤芍、桃仁)为基础;月经先期,伴有白带多,带色黄、气味臭,外阴痒者,宜龙胆泻肝汤合下瘀血汤为主方。下焦四清饮或者薏苡附子败酱散亦可合用于前方。

子宫疾病亦当分虚实。虚者可见子宫壁变薄,月经稀发或闭经;实者多查出子宫肌瘤,宫壁增厚,或子宫腺肌病等(此病常伴有明显痛经)。虚证之治,宜任通冲盛汤加减;实证之治,宜少腹逐瘀汤化裁;虚实夹杂者宜仲景温经汤;气血大虚者亦可以十全大补汤或八珍汤为基础方加减。

宫颈及阴道之病,以炎变为多见,其中又以反复发作之真菌性阴道炎及子宫颈腺囊肿为多见。两者皆可以龙胆泻肝汤合下焦四清饮为基础方化裁。阴痒、白带多者,可加用清热利湿杀虫之剂外洗。

外阴之疾,如病毒性疱疹等,宜龙胆泻肝汤为主方,加杀虫解毒之药。此法是把无形病毒视为"微虫"。《贵州省民间中医验方》所载之疮毒猪蹄膏制法奇特,疗效亦佳。现录于下:土茯苓 3 000g、龟甲 150g、牛膝 30g、皂角子 6g、生地 12g、木通 10g、荆芥 3g、防风 3g、归尾 3g、连翘 3g、黄柏 3g、陈皮 3g、白芷 3g、金银花 3g、知母 3g、猪蹄一只。先将土茯苓与龟甲二味,用大砂锅加水三四斗,清水炖,自晨至晚,如干则加水,滤去药渣,其余诸药另熬,加入前药汁,再将猪蹄去骨和入煎熬一夜,即成浓厚之药膏。服时,干炖热,加少许白糖服之,不分次数。忌饮茶,并忌以铁器熬煎。轻者不尽一剂而愈,重者二剂,无有不效。如下疳、横痃、鱼口、便毒、瘰疬、梅毒等症,皆可治疗。此方用治尖锐湿疣亦有效。

男性生殖系统病常见者有睾丸病、前列腺炎、前列腺肥大、前列腺癌、尿道炎、龟头炎、尖锐湿疣等。

睾丸之疾,属实者多为炎变。可有睾丸肿胀疼痛。病位在肝经,病理属痰瘀交阻,病性多属湿热蕴结。治宜疏肝理气、活血化痰、清热利湿、软坚散结。准此则处方之原则已定,大要不错。药为柴胡、赤芍、白芍、青皮、小茴香、橘核、荔枝核、吴茱萸、川楝子、龙胆草、蒲公英、夏枯草、天花粉、皂角刺、地龙、木通等。为加强软坚散结之力,海藻、昆布、生牡蛎、鳖甲等药亦可酌加。葱白气香,常用作引药。

前列腺炎分急性与慢性。急性者疼痛尿急,甚至尿出脓血。仍仿"六腑以通为用"之法,但一般不用攻下法。病位在肝经,病性类似于疮痈之阳热症,故可借仙方活命饮与龙胆泻肝汤合方。其中清热解毒之药剂量宜稍大。此外,败精凝浊常为本病之宿因,故排除败精凝浊的药物如川牛膝、冬葵子、天葵子、琥珀、甘草梢、灯心草等可酌情加入。

慢性前列腺炎常以阳痿、早泄、遗精、小便淋沥不尽等为其主要症状。宜按《诸病源候论》"肾虚而有膀胱热"之说,一方面补肾、一方面清热利湿解毒,同时注意排出败精凝浊,切忌一味蛮补。病邪未彻而补之则有留邪之弊。虚实夹杂者常用六味五子汤(去覆盆子,加楮实子),此补肾填精法也;合以柴胡、白芍、龙胆草(酒炒)、皂角刺、路路通、川牛膝、琥珀、冬葵子等味。补泻兼行,通涩并用。

尿道炎之轻症,龙胆泻肝汤合导赤散已经可生效。龟头炎亦同此法,但可加用白矾水浸纱布外敷。尖锐湿疣宜用《贵州省民间中医验方》之疮毒猪蹄膏方,此方甚有效验,然未注献方人姓名,诚为一遗憾之事。

乳腺增生,妇人最多,病责肝胃两经,病机为神郁、气滞、痰凝、质瘤。药宜柴胡、郁金、赤芍、白芍、天花粉、生牡蛎、橘核、荔枝核、海藻、昆布、香附、乌药疏肝理气,夏枯草散结,鹿角霜补阳以制阴,皆可酌加。

第十八节　神经系统病证

在中医内科临床中常见的神经系统病证有脑梗死、脑出血(含蛛网膜下腔出血)、脑萎缩、面瘫(面神经麻痹)、重症肌无力等。

脑梗死,在急性期后常见的后遗症表现为认知障碍,感觉障碍和运动障碍。梗死于左侧基底区者还常伴见语言障碍。认知障碍和感觉障碍,病机责之于痰(无形之痰,为神的异化)、瘀,脏象定位于心、脾;运动障碍,病机责之于"气"之不达,此气不仅指无形之气,还含有神经冲动传导失常——"电气"传导通路狭窄或功能弱化之含义。中医常用的理气药(其尖端药为芳香开窍药)对"气"的传导有重要作用,明乎此才能理解藏医、蒙医的不少成方中何以有集中使用理气药(可以称之为"理气药族")的配伍特点。脏象责之于肺、脾、肾(肺为气之主,肾为气之根,脾精为气血生化之源);对于运动障碍中表现的筋膜劲强不柔或颤抖、抽搐,中医病机皆属内风,脏象定位于肝(肝为风木之脏)。据此,对脑梗死后遗症之不伴高血压,或虽有高血压但脉象沉弱无力或弦大而空,不任重按者,皆可从补阳还五汤入手治疗。对于舌质偏红,瘫在左侧者,亦可按"左瘫属血"理论,以玉竹四物汤入手治疗。山之子习用通消汤化裁。

腔隙性脑梗死是脑梗死中症状最轻者,然疗效常不显著,因为症状不突出,患者及家属多不甚重视。然欲取得疗效,常须数月之久(至少三个月)。

高血压脑出血,夏度衡教授习用天麻钩藤饮,山之子在读研之前已经好用镇肝熄风汤。任应秋先生重用豨莶草的经验可资借鉴。

脑梗死、脑出血皆属中医"中风"范畴。其运动障碍常须借针灸、推拿以助康复。山之子二十多岁时的推拿师陈明君先生所授循筋推拿法有显著效果。

脑萎缩之轻症多无典型症状，重症必有双下肢无力。因为脑不仅为"髓海"，且为元神之府。山之子犹有说焉：人是一棵倒长的树，树之根在下，以吸收土地中之水气营养；人之根在上，眼之视色，耳之听声，鼻之嗅气，舌之尝味，皮肤之触寒温，口之摄纳水谷，悉听命于脑；即排便之二阴亦必听命于脑。故凡脑之萎缩，从结构上说，每个脑细胞所含之精气皆少，诚为"髓海空虚"之确证，而于功能上表现为脑部病变区域所支配躯体区域器官组织的慢性渐进性功能减退，双下肢无力仅其一证耳。此病若胃纳尚佳，用地黄饮子有显著效果。若胃纳已差，则宜归脾汤入手。关于地黄饮子之应用，可简陈三案：

1992年，山之子时为血栓病房主任。患者钱某某，男，78岁。双下肢痿软不能站立，CT提示脑萎缩。予地黄饮子去桂附。坚持服用一月，病情明显改善。自己步行出院。

西南大学某干部，53岁。行路不稳，共济失调，但CT未能提示小脑萎缩。予以地黄饮子去桂附，加用蜈蚣。20剂，服用28天。病情明显改善。

某女，37岁。肌萎缩。双下肢股部肌肉萎缩尤为明显，行路不稳。予治疗西南大学某干部之相同方药，每剂服用2天。仅仅服用4剂，其行路不稳之症状即明显改善。

面瘫为周围神经性疾病，牵正散合四物汤可为主方。

重症肌无力为神经免疫（亢进）性疾病，补中益气汤为主方，国内名家多宗此论。由于本病与免疫亢进相关，免疫亢进与遗传有关，当考虑先天肾中精气不足的潜在因素，熟地、龟甲、淫羊藿、肉苁蓉之类均可酌加。其疗效欠满意者，加用大灸疗法常可提高疗效。

第十九节　血液系统病证

血液系统常见病证有贫血、白细胞减少症、血小板减少症、再生障碍性贫血、多发性骨髓瘤、恶性淋巴瘤、白血病等。

贫血之治，以补气养血为主。归脾汤加阿胶最常用。盖以心主血、肝藏血、脾统血。以脾（胃）水谷精华为生血之材料，肾中精气与血气可以互化，且气能生血故也。贫血不因于出血，又无饮食障碍者，宗道医"十龟五河添精血，三马二鹿壮阴阳"治之亦可。

单纯性白细胞减少症。席树标教授主张以红参为好。山之子习用黄芪四君子汤加熟地、阿胶，常夹表证者加柴胡、荆芥炭。

血小板减少症，出血倾向明显时宜犀角地黄汤为基础方（犀牛角，现用水牛角代之），加清热凉血药如白茅根、藕节、侧柏叶、阿胶等药；出血倾向不明显，脉象沉弱无力者，宜归脾汤加侧柏叶、炒栀子、阿胶、艾叶炭等。此穆贵德师伯所授"吐血断根"法也。虽无断根之实，而有断根之名。因为血小板减少为自身免疫病，与基因有关，若欲真正断根，恐非易事。

多发性骨髓瘤，常以生脉清消软活汤为基础。有患者董某某，经人介绍来诊，山之子即以此法治疗，维持生命近10年之久，最后死于冠心病。

恶性淋巴瘤，山之子曾以清消软活汤加生脉散为主方，加黄芪、女贞子益气养阴，抗癌五草（田基黄30g、垂盆草30g、白花蛇舌草30g、半边莲15g、半枝莲15g）清热解毒抗癌，谷芽、麦芽、鸡内金消食助运，砂仁、木香理气和胃，或增金银花、夏枯草以散结，或加海藻、昆布以软坚，甚至加用白及、木鳖子以仿疮痈治法。曾治垫江刘某某，服用20剂，症状大为缓解，迄今健在，距山之子处方之日已逾15年。

当前治疗白血病罕闻纯中医手段。山之子之学友彭水县中医院老中医黄亚湘先生（也是1979年四川省全省统一考核选拔录取的八百名中医药人员之一）自述曾用清瘟败毒饮化裁，使一例白血病患者获得缓解，可供参考。

第二十节　自身免疫病

自身免疫病常见者有红斑狼疮、硬皮病、多发性肌炎和皮肌炎、类风湿关节炎、干燥综合征、重症肌无力、甲亢、银屑病、扁平苔藓等。这些病都具有病程长，难以根治，反复发作的特点。有的会引起全身多系统损害，终至不治。西药由于激素和其他一些免疫抑制剂的问世，已经使得许多患者的病情能够获得暂时性控制，带病延年。

对于威信不到的医生而言，即使你已经掌握了对这些病的治疗方案，病人也不一定会请你诊治，但是名声终究要凭实效来创造，因此基层中医也不必过分自卑而放弃学习与实践，"是金子总会发光的"，这同样应当成为基层实干中医坚守和奋进的信条。

狼疮性关节炎，此病治疗宜偏于清润，不主张过用辛温燥热药物治疗。

狼疮性面部斑疹，法宜清热凉血，建议用犀角地黄汤加减（水牛角、生地、丹皮、赤芍、秦艽、苦参、刺猬皮），此方主要从《赵炳南医案》中受到启发而制成；临床上还广泛用于妇女颜面痤疮、湿疹（血热证）、血小板减少性紫癜等疾病的治疗中。

狼疮性肾炎的治疗可于泌尿系统病中求之。

狼疮性肝炎，本病属于典型的自身免疫性肝炎。自身免疫性肝炎不仅可见于红斑狼疮，还常见于干燥综合征等自身免疫性疾病中。山之子习用化肝煎去丹皮、栀子、泽泻，加鳖甲、生牡蛎养阴软坚，田基黄、垂盆草清肝解毒，黄芪、女贞子益气养阴，枸杞子、石斛柔养肝阴。伴有血小板减少者，加阿胶、茜草、白茅根、竹茹。本方不仅用于治疗自身免疫性肝炎，而且对于病毒性肝炎、酒精性肝炎、脂肪肝，亦可以本方化裁治疗。治疗酒精性肝病，常加葛根、枳椇子；脂肪肝常加山楂、干荷叶等。肝硬化腹水常合入禹功散。

类风湿关节炎，本病疗程长，易于反复，致残率高。不少病人由于长期杂药乱投，最后导致肾功能损害。1997年至2000年期间，山之子曾习用通消汤化裁治疗类风湿关节炎，亦曾使不少病人临床症状获得缓解。但因方中制南星、乳香、没药用量较大，有一部分病人服后有明显腹泻，遂逐渐转变为热痹清通汤（自拟方），药用：

金银花 30g	连翘 30g	薏苡仁 30g	牛膝 30g
忍冬藤 30g	鸡血藤 30g	伸筋草 30g	草薢 30g
苏木 15g	刘寄奴 15g	血竭 3g^(冲服)	蜂房 12g
鳖甲 15g	浙贝母 15g		

硬皮病可分为肢端硬皮病和系统性硬皮病。肢端硬皮病因为"雷诺现象"明显,表现为接触冷水后指头尖端发白发绀,患者自诉有肢端冷痛,用《金匮要略》治疗历节病之大乌头汤常有良效,但方中之川乌必须先熬2小时以上,熬成去渣后,常嘱患者再加蜂蜜100g同熬半小时再服用。系统性硬皮病常会引起心脏损害而危及生命,肺纤维化更是硬皮病常见的内脏病变。常见系统性硬皮病在内则见气阴两虚的证情,而皮肤表现却是寒凝气滞,血瘀痰阻,皮肤硬化,或角质化,腰背伸屈不能。山之子带教过的学生之一,彭水县中医院罗晓梅医生在接触这类病例时,采用内则滋阴养液、外则温通散寒(采用熥熨法)的内外合治法取得了显著的疗效,值得借鉴。内治法中山之子创立了温消软活汤(自拟方)与清消软活汤(自拟方)以针对硬皮病寒热不同的证情。

温消软活汤(自拟方)用药:

制川乌 6g^(先熬一小时)	制南星 15g^(先熬一小时)	白芥子 15g
鳖甲 15g^(先熬一小时)	生牡蛎 30g	桃仁 10g
威灵仙 15g	当归 15g	

多发性肌炎和皮肌炎,治疗用法与硬皮病大致相同。但有一个药组常用,即黄芪、山茱萸、龟甲、白芍,此法从读孙一奎《赤水玄珠》书中学来,属肝肾气阴双补法。

干燥综合征,常以清消软活汤为基础,加天冬、麦冬、玉竹、石斛以养阴,枸杞子、桑椹、黑芝麻以养血,秦艽、杜仲、橘络、鸡血藤以伸筋,偶加谷芽、麦芽、神曲助运,以防用药过于滋腻碍脾。

重症肌无力之眼肌型以补中益气汤加眼科药多能获效。病情较重者加山茱萸、白芍;全身型者加虫类搜剔药。方药对路而疗效不显著者,加用大灸疗法可提高疗效。

第二十一节 内分泌与代谢性病证

内分泌系统疾病本来种类繁多,内科中医经常接触到的有甲状腺功能亢进、甲状腺功能减退、亚临床型甲状腺炎、糖尿病,代谢性疾病中最常见者为痛风。此外,当代常见的高脂血症及脂肪肝亦应视为代谢性疾病。

甲状腺功能亢进(甲亢)表现为高代谢症候群。由于病位在肝经,疏肝平肝,清热养阴为常法,患者多为女性,女子多郁,故解郁法亦常用。山之子常从化肝煎加味入手,重用生牡蛎至 50g 以上。血竭用于治甲亢为经验用药。方中亦常加入二至丸(女贞子、旱莲草)。临床体会疗效较为确切。

甲状腺激素水平低下因常需甲状腺素替代治疗,病人大都不愿选择中医,故积累经验尚少。

亚急性甲状腺炎,常以加减化肝煎加金银花、连翘、西洋参、麦冬、五味子,尚属有效。

糖尿病分 1 型与 2 型。2 型糖尿病多发于中年之后。《内经》云"年四十而阴气自半",故补肾养阴一法较为常用。由于糖尿病患者因血中"糖浊"致血黏偏高,属"隐性瘀血痰浊",故化痰浊消瘀血,针对糖尿病在血液中的病理状态用药实属必要。宗此,山之子从清消软活汤入手治疗,获效者也还不少见。一般用药为基础方加枸杞子、地骨皮、丹参、荔枝核、桑叶、桑白皮、桑寄生、桑椹,伴有视力下降者加眼科药。

痛风。急则治标,四妙散加味。常用药为苍术、黄柏、薏苡仁、怀牛膝、忍冬藤、鸡血藤、伸筋草、萆薢、苏木、刘寄奴、蜂房。病情急重者可暂用早夺汤,泄浊止痛。

高脂血症患者因常伴有脂肪肝,故常径用治疗脂肪肝的方药。药如:柴胡、郁金、赤芍、白芍、青皮、陈皮、天花粉、生牡蛎、干荷叶、石决明、葛根、泽泻、白芥子等。伴有酒精性肝病倾向者加枳椇子,或用干枇杷(枇杷,晒干后入药)。

第二十二节　骨质疏松、骨质增生与椎间盘突出病证

　　骨质疏松常见于中老年人，此本正常生理变化，古人云"年四十而阴气自半"，阴气者，里气也。骨髓为人身组织最内一层（按皮毛→血脉→肌肉→筋膜→骨髓，分别对应于肺、心、脾（胃）、肝、肾论之，参考《医宗金鉴·外科心法要诀·脉诀》）。骨质之疏松，本是人身精气亏损的表现之一。若因自身免疫病而长期使用激素者，则骨质增生的进程加速，时间提前。初起可无症状，久则畏风畏寒，剧则骨痛，最重者极易出现骨折。不知"补钙"，固是不当；只知"补钙"，亦治标不治本也。宜六味地黄丸或地黄饮子作基本方，加龙骨、牡蛎以壮骨，鹿角霜以补髓生精，骨科常用之杜仲、续断、骨碎补、巴戟天之属皆可随证加入。若胃纳呆滞者，宜入焦三仙。骨赖血气以养之，补气之黄芪，养血活血之当归、川芎、三七，皆可加入。如此，则大法已备。高年女性，常有骨蒸热，则丹皮、知母、黄柏、地骨皮皆可酌加。

　　骨质增生之有关节痛症状者亦称增生性关节炎。山之子习用骨痹宁（自拟方），药用：

仙茅 15g	淫羊藿 15g	当归 15g	巴戟天 12g
杜仲 12g	续断 12g	枸杞子 30g	狗脊 20g
桑寄生 30g			

　　此方治妇女更年期关节炎亦效。

　　椎间盘突出之病位在颈椎者，头晕、眼花、颈项不适，上肢麻木或一侧肢端麻木，甚至醒后轻微晨僵，皆属常见症状。腰椎间盘突出则常伴见坐骨神经痛。山之子习用通消汤，本方为血痹通（自拟方）与顽痹消（自拟方）之合方。

血痹通（自拟方）用药：

| 黄芪 30g | 当归 15g | 川芎 6g | 赤芍 15g |
| 苍术 20g | 桑寄生 30g | 鸡血藤 30g | 葛根 30g |

盖仿黄芪桂枝五物汤意扩展而来。
顽痹消（自拟方）用药：

| 蜈蚣 2 条 | 僵蚕 15g | 土鳖虫 6g | 全蝎 6g^{（研末，冲服）} |
| 蜂房 12g | 三七粉 6g^{（冲服）} | 制南星 12g^{（先煎一小时）} | |

无论骨痹（此指骨关节炎）还是椎间盘突出，均常配合温消散外敷及拔山酒（自拟方）口服，用药：

黄芪 30g	当归 15g	川芎 6g	白术 15g
生地黄 15g	白芍 15g	桂枝 15g	秦艽 15g
细辛 10g	白芷 30g	独活 15g	羌活 15g
牛膝 30g	木瓜 12g	杜仲 12g	续断 12g
狗脊 30g	乌梢蛇 15g	蜈蚣 5 条	全蝎 15g
大黄 10g	车前草 15g	木通 10g	乳香 15g
没药 15g	龟甲 20g	鹿角片 12g	红花 6g

用 60 度白酒浸泡，两周后服用。
骨痹中亦偶有表现为湿热证者，则宜热痹清（自拟方），用药：

苍术 20g	黄柏 20g	薏苡仁 30g	牛膝 30g
忍冬藤 30g	鸡血藤 30g	伸筋草 30g	萆薢 12g
苏木 12g	刘寄奴 30g		

此处所列几方，皆为山之子在重庆市中医研究所诊治风湿病专科病期间创制及习用之方，也曾经在主持国家级中医药继续教育项目《风湿病五体定位六因定性辨证论治》中向基层中医讲授过。

强直性脊柱炎，北医如焦树德等中医界老前辈皆主辛散温通之法以治；山之子在江南所见则以湿热证为多，常以热痹清加桃仁、狗脊、枸杞子以入任督而补精气,通血脉。

缺血性股骨头坏死,采用通消汤治疗,亦有症状明显缓解者。

化脓性髋关节炎,临床不多见。在西药抗生素使用足量的情况下,患者症状缓解仍缓慢者,加用早夺汤口服,可明显提高疗效,缩短疗程。山之子1993年春夏之交,在重庆市江南医院血栓病房,治疗李某某之化脓性关节炎,即用此法,效果颇佳。

第二十三节　常见皮肤病证

痤疮,临床所见,多为血热。常用方为血气两清汤,即犀角地黄汤(以水牛角代犀角)合黄连解毒汤,加金银花、连翘、凌霄花、鬼箭羽、桃仁、侧柏叶、秦艽、苦参、青蒿、地骨皮等。然若嗜食辛辣炒炸之品,则见效难而复发易。

湿疹,出水疱晶莹剔透甚至搔破即流黄水者,宜除湿汤。或用《赵炳南医案》中所载之除湿解毒汤(方名为山之子所命。方歌:除湿解毒用鲜皮,土苓豆卷薏苡仁。丹栀银翘地丁草,滑石通甘煎水吞)。当然亦可从苦寒清热、淡渗利湿、辛凉散风、凉血散血之类药中酌情选药组方。然不若平时熟记方歌,临时应用,自有熟能生巧之妙。血热证,以血气两清汤加味大致与治痤疮同法。高年男性湿疹(临床上发病率高于老年女性),多属血虚与血热并存,在运用血气两清汤时,还须加入桑椹、黑芝麻、熟地黄、制何首乌等。但何首乌一药,近年据报道有引起肝功能损害者。山之子亦曾遇到过,久用或大剂量用还是宜谨慎。

荨麻疹,治法与血热证之湿疹同。

银屑病,年龄五十岁以下者,仍宗血热治,宜血气两清汤化裁。其年龄大而病久年深者,以防风通圣散为汤剂,送服一效丹,尚属有效,但因并非恶性肿瘤,只可暂用,不能久使。

白癜风,因治例不多,不便总结。曾治一小儿,以养血润燥为法,制丸缓治,尚属有效。

带状疱疹,此病属病毒性疾病,多为免疫力低下所致,最忌使用激素。中药以龙胆泻肝汤合普济消毒饮为主方,辅以针刺(曲池、合谷、血海、足三里。背部取大椎、厥阴俞、心俞、膈俞。背部穴位用三棱针点刺入皮肤后,但画一个"十"字即可,无需深刺,不追求得气)。山之子于二十三岁初学针刺疗法时即以此法治疗本组年轻社员黄某某之带状疱疹,针刺七日即愈,未用任何中西药物。此病年龄愈大,缓解愈慢。若有与带状疱疹类似之肋间神经痛,持续日久而疱疹不能发出,当警惕体内有否"间皮瘤"之类顽难疾病,及时做相关检查以排除之,慎勿漫以"肋间神经痛"而忽略之。

第二十四节　疮痈、结核、肿瘤病证

疮痈本与结核不同,结核又与肿瘤不同,但由于常常都有局部发生肿块的病理表现,不少中医都从顽固性疮痈的角度去思考、探讨结核与肿瘤的治疗方药,或者视有肿块表现的肿瘤为疮疡之"七恶症"。

疮疡,中医素分阴证与阳证。红肿热痛,成脓快,溃破后痊愈也快,此属阳证。初起不红不肿不热不痛,积渐出现红肿热痛,或甚至始终不红不热,但终究会出现肿痛,不易溃脓。溃后脓液清稀,不易愈合,此为阴证。若溃后只有血而无脓,则为恶证。

阳证初起宜仙方活命饮。溃后若愈合不好,可用托疮生肌法。

阴证初起宜阳和汤,溃后不易收口可用回阳三建汤。恩师雷雨田继承祖师龙耀成老先生遗训,主张疮疡无论阴证、阳证,皆可用早夺汤以清、泻、化、散其毒,使未成者速成,未溃者速溃,已溃者易愈。但此法通常不用于骨与关节结核。治骨与关节结核,曾祖师刘长年传有流痰药酒。山之子二十四岁以流痰药酒治朝阳四队社员张某某,效果甚确。2009年整理者以流痰药酒为基础方化裁,研制出"拔山酒",广泛用于风湿骨病及椎间盘突出,疗效亦确。

颈淋巴结结核以青蒿鳖甲汤加天花粉、夏枯草、九子连环草(四川合江地方草药,属兰科植物,草医谓本药"专治九子烂疡"即颈部淋巴结结核)等,山之子曾以此法治疗福宝李某某之9岁女儿,治疗一月,不仅颈部淋巴结串消失，且X线提示肺部原有之如葡萄串样改变亦消失，效验甚佳。

肿瘤，这里特指实体癌瘤，山之子习以清消软活汤加味方送服一效丹，亦有效者。

临床上尚有一种多发性脂肪瘤，以二陈汤加白芥子、生牡蛎、夏枯草、乌药、桔梗、枳壳等制为蜜丸，缓缓服用，多能消散。2000年曾治一女性骨痹患者，伴有背部多发脂肪瘤，服用通消汤一月，不唯关节症状缓解，其背部之脂肪瘤亦全部消失。

在第一章中有一小节，标题是"此痰不与彼痰同"，读此一节时若与该节互参，当更能启发治痈疽、结核、肿瘤之心思。

第二十五节　儿科病证方治

儿科病证中常见者有咳喘、食积、疳积、腹泻，偶见者有小儿多动症。

咳喘，其中以喘为主要症状者，今人多直称为"哮喘"。由于小儿为纯阳之体，故发病后肺蕴痰热证较为多见。常以麻杏石甘汤加天花粉、浙贝母、胆南星、瓜蒌仁、瓜蒌壳清肺化痰；金银花、连翘、鱼腥草清热解毒；鼻塞者加苍耳子、辛夷、荆芥；舌红、口干者，加寒水石、芦根等。大多有效。干咳无痰者，润肺止咳，方选沙参麦冬汤或清燥救肺汤。小儿纯阳之体，易于化热，纯以辛温治者不多。

腹泻，常见于食积或肠炎。食积者干噫食臭，必须"通因通用"，用枳实导滞丸下之，下后再用半夏泻心汤之类辛开苦降，然后接续以参苓白术散之类健脾助运；湿盛者，大便稀水，宜胃苓汤。泻止后以辛开苦降调和肠胃，再续以参苓白术散或异功散之类健脾助运。

疳积，其实由食积重症或顽症所致。可从《中医儿科学》治疳积法中求之。点刺"四缝"，挤出恶血，甚至少许脂肪组织，民间称为"疳蛋"，再以疳积药末蒸鸡肝服，若能辅以成套小儿推拿，其效更佳。

小儿虫积，最为常见。其下唇有"虫粒"，白睛有"虫斑"，或面颊皮肤有玫瑰糠疹者，多食欲不振。首进乌梅丸化裁方，继进消食导滞，再进健脾开胃,最后以疳积药粉蒸鸡肝收功。

儿童若发现类风湿关节炎、肺结核等病,结核病经西药正规抗结核,结合中药如月华丸辈,多能获效;若患类风湿关节炎,则多缠绵难愈,多本西医《风湿病学》皆称幼年型类风湿关节炎"预后良好",山之子临床所见却并非如此。

小儿多动症病机多阴虚风动,予清消软活汤加龙骨、钩藤、白芍等药,有获得良好控制者。

第三章

治 验 举 隅

第一节 神经系统病案

脑出血后遗症案

陈某某,女,47岁。

2014年10月21日,初诊:患者于半年前突然昏仆,因在东莞打工时发病,在东莞市医院诊断为脑出血。经住院治疗长达半年之久,其间昏迷长达月余。清醒后返回四川老家调养。现言语不清,左侧肢体瘫痪,左手掌四指屈而不能伸。血压145/110mmHg。

思析:患者发作时病情危重,昏迷时间长,确诊为脑出血,提示平素血压偏高,血管弹性减退。中医辨为肝风内动,夹有痰火。现症之言语不清,为痰瘀阻络;肢体瘫痪,为痰瘀阻络,津气失布,经络失养所致。故治以镇肝息风、化痰通络为主,祛痰活血、除湿布津为辅。痰凝瘀阻,必兼气滞,当更佐以理气;年事不高,加之体质素健,故益气之药不必用矣。方选天麻钩藤汤加减:

天麻10g^(蒸冲)	钩藤15g	桑寄生15g	栀子10g
石决明15g	夜交藤15g	牛膝15g	地龙15g
石菖蒲10g	远志5g	桃仁6g	红花5g
天竺黄6g	橘络10g	三七粉5g^(冲服)	丹参10g
乌药6g	秦艽10g	鸡血藤15g	郁金6g
海藻15g	胆南星10g	牡蛎15g	

20剂,水煎服,7日分服5剂。此为一月药量。

2015年5月2日,二诊:主证同前,但左手原为握不能伸开,现在已能伸开,且有瘫痪侧肢体疼痛。此经络欲通未通之象,原方继进20剂。

[讨论]

关于本例病机分析已见思析。用药意图:

天麻、钩藤、桑寄生、栀子、石决明、夜交藤、牛膝——天麻钩藤饮原方之药,意在镇肝息风。

胆南星、天竺黄、石菖蒲、远志——化痰开窍。

三七、丹参、桃仁、红花、鸡血藤、地龙——活血通络。

海藻、牡蛎——软坚化痰。

橘络化痰通络；秦艽除湿通络。

郁金开窍醒神(参见《温病条辨》对安宫牛黄丸之方解可知)。

乌药为治疗"中气"(中读为"仲")的要药。

此方用药味数虽多，但理法不乱，剂量中等，故药后病情明显改善。惜于患者本系农家，经济困难。在东莞医病花费已逾十万之巨，现在治疗后遗症，用药花钱，反觉捉襟见肘。二十剂药，竟然服了半年之久，或者药后中断治疗已久，疗效如何保证？真令医人担忧。

多发性腔隙性脑梗死案

张某某，男，47岁。

2015年5月10日，初诊：突发性轻微语言欠利伴头晕5天。CT检查提示：左侧基底节区、半卵圆中心及左侧脑室后角旁少许腔隙性梗死、缺血灶，左侧脑室旁低信号，多为血管周围间隙或者软化灶。轻度脑萎缩伴脑白质脱髓鞘改变。查血为：高胆固醇血症。血压120/80mmHg。无偏瘫。脉象沉缓。

思析：腔隙性脑梗死(腔梗)常为小血管梗死导致局部缺血。治其标也，必须活血无疑矣；语言欠利，中医谓"心主言"，心为君主之官，其令由心包以代行之，必须开窍醒神自无疑义；血脂高，脂肪本为人体必需之营养，过量则增黏血液，减慢流速，反为痰浊也。此精气太过反化为痰浊。然而血压不高，脉无弦劲之象，自宜补气以助活血。王清任补阳还五汤，师其意可矣；病非外邪所致，乃为内生之痰，"逐外邪"一法可省。方选通消汤加味：

黄芪 15g	当归 10g	赤芍 10g	白芍 10g
苍术 15g	白术 15g	桑寄生 15g	葛根 15g
羌活 5g	独活 5g	三七粉 5g[冲服]	大枣 10g

蜂房 10g	干荷叶 30g	蒲黄 6g	海藻 15g
胆南星 12g	石菖蒲 10g	远志 5g	浙贝母 10g
橘红 10g			

20剂,熬成90袋,200ml/袋,每日服3次,每次1袋。

效果:本方服用一月后,患者语言较前明显流利,头晕症状消失。血压为100/80mmHg。仍用前方继进,但黄芪增量至45g。

[讨论]

立法大旨已见思析,只对方药用意作一浅析。通消汤本为山之子治疗脑梗死、颈椎病、腰椎间盘突出、中老年骨质增生之一张常用方。其组方意图如下:

黄芪、当归、赤芍、白芍——益气活血,力避滋腻。师补阳还五汤意而不全用。

苍术、白术、羌活、独活——健脾除湿,湿为痰之源,治湿即杜痰生之源。

葛根、蒲黄、荷叶、海藻——升清消浊,以降血脂。

浙贝母、橘红、胆南星——化痰;石菖蒲、远志——开窍。共奏化痰开窍之功。

桑寄生养血祛风,三七活血。

蜂房——《神农本草经》谓其"主惊痫瘈疭……癫疾",《本草述》谓其"治风惊颤掉,神昏错乱",故以之平肝息风。

综合体现益气活血、化痰开窍之治则,以达醒神利语之功。服药一月,初步达到了预期之效。

多发性腔梗致老年痴呆治验

杨某某,女,77岁。

2016年5月31日初诊:确诊高血压20余年,多发性腔梗数年。去年7月以来小便自遗,吞咽作呛,有幻听、幻视。脉象滑数有力。

| 黄芪 30g | 桃仁 6g | 红花 3g | 当归 12g |
| 鳖甲 10g | 牡蛎 15g | 地龙 10g | 石斛 15g |

浙贝母 10g	法半夏 5g	石菖蒲 10g	远志 5g
黄芩 10g	黄连 5g	胆南星 10g	天竺黄 10g
郁金 6g	白矾 6g	西洋参 10g(蒸冲)	麦冬 15g
五味子 6g	砂仁 3g	木香 10g	

5 剂,水煎服。

2016 年 6 月 7 日,二诊:病症同前。前方加入蜈蚣 2 条。5 剂,水煎服。

2016 年 6 月 17 日,三诊:高年之体,脉象虽实,正气实虚。前方黄芪调整为 20g。

2016 年 6 月 28 日,四诊:脉证同前。苔微腻。前方加薏苡仁 20g、枇杷叶 6g,以利湿化气。(吴鞠通释"三仁汤"之用杏仁时谓"肺主气,气化则湿亦自化")

2016 年 7 月 6 日,五诊:蜈蚣改用为 3 条,余药同前。5 剂,水煎服。

2016 年 7 月 15 日,六诊:患者之食欲较前明显好转,原方继进 5 剂,水煎服。

2016 年 7 月 25 日,七诊:病症同前。加桑寄生养血祛风。5 剂,水煎服。

2016 年 7 月 31 日,八诊:前方继进,7 剂,水煎作 10 日服。

2016 年 8 月 16 日,九诊:食欲明显增加,但幻听、幻视尚未全除。前方加入葛根 30g。全方如下:

黄芪 15g	桃仁 6g	红花 3g	当归 12g
鳖甲 10g	牡蛎 15g	地龙 10g	石斛 15g
浙贝母 10g	法半夏 5g	石菖蒲 10g	远志 5g
黄芩 10g	黄连 5g	胆南星 10g	天竺黄 10g
郁金 6g	白矾 6g	麦冬 15g	西洋参 10g(蒸冲)
五味子 6g	砂仁 3g	木香 10g	蜈蚣 3g
枇杷叶 5g	薏苡仁 12g	桑寄生 15g	葛根 30g

10 剂,水煎作 2 周服。

2016年9月2日,十诊:因为幻觉尚未全除,加入沉香6g、青礞石15g。10剂,水煎作2周服。此系合入治癫狂之礞石滚痰丸,不用大黄是因患者年高体弱,恐伤胃气。

2016年9月20日,十一诊:外出避暑归来,前方继进5剂,水煎作7日服。

2016年9月30日,十二诊:幻觉尚未全除,夜间偶有吵闹。入冬以来,血压偏高。前方加甘松10g,以甘松微带芳香之气味,用以醒脑。5剂,水煎作7日服。

2016年10月18日,十三诊:前方地龙增量为20g,取其息风镇静之功,且地龙有较确切的降压效果。5剂,水煎作7日服。

[讨论]

高龄妇女,素有高血压病史,则脑动脉之硬化病理过程必然逐年加重。终至形成多发性腔隙性脑梗死。由于缺血之脑组织内细胞缺血缺氧而终致坏死。脑本为元神之府。清则为神,浊则为迷。迷者,神之异化也。故以"无形之痰"释之。盖以用化痰药有改善病情之功效而反证之也。形成幻听、幻视,夜间妄言(古云"谵语"),皆痰热扰于"神明之心"即脑也。小便失禁,上虚不能制下也,故以消瘀血、化凝痰、扶正气之清消软活汤合益气养阴之生脉散为主方。黄芩、黄连清热,胆南星、天竺黄化痰,石菖蒲、远志开窍,郁金、白矾本治癫痫之常用药组(即白金丸),皆取其醒神开窍之功。蜈蚣通督脉而息风,《内经》谓:"督脉为病,脊强反折。"本案虽无抽搐,但有吞咽作呛,亦从风治。余药不过随证加减,无劳多释。药后食欲改善,体重增加,幻觉减少,取得此效不易。虽知其法,若医师无名,患者不信,诚难用也,所谓药医有缘人,医患之缘,未必易得。惟业是者勉之。

短暂性失忆案

王某某,女,66岁。

2015年3月17日,初诊:阵发性失忆反复发作3个月余。西医诊断考虑短暂性脑缺血发作。有糖尿病史 20 年。其失忆发作时可半小时甚至 2 小时对外界事物毫无反应,呼之不应,但坐着并不躺倒。曾于某三甲医院做 CT 未发现确切异常。脉象弦滑有力。在其原服用之中成药中,含有红参、鹿茸成分者,嘱其停用。既然脉弦滑有力,则肝风痰热为其主要病机,补气升阳之药自宜不用。乃拟方如下:

法半夏 6g	茯苓 12g	橘红 10g	胆南星 10g
天竺黄 6g	石菖蒲 10g	远志 5g	黄芩 6g
黄连 6g	青礞石 15g	大黄 3g	沉香 5g
丹参 15g	赤芍 15g	僵蚕 15g	三七粉 5g(冲服)
桑叶 6g	龙骨 15g	牡蛎 15g	葛根 90g
地龙 10g	砂仁 5g	木香 10g	石斛 15g

5 剂,水煎成 28 袋,每袋 200ml,日服 4 次。

2015 年 3 月 24 日,二诊:药后短暂性失忆症状未再发作,脉象亦转柔和。血压 100/76mmHg。前方加入黄芪 15g、蒲黄 10g、川芎 6g。5 剂,水煎成 28 袋,每袋 200ml,日服 4 次。

2015 年 4 月 1 日,三诊:病情稳定,未复发,但脉象又转弦滑。前方去黄芪。5 剂,嘱其带回自煎,7 日分服 5 剂。

[讨论]

本类病证,临床并不多见。虽然考虑为短暂性脑缺血发作,但和临床上常见的该病症状并不吻合。大多数短暂性脑缺血发作最终会演变为脑梗死,但并不能一听"脑缺血"三字就给予补气升阳之药。观患者脉象弦滑有力,以弦为肝风太过,滑为痰阻清阳,脉实则证亦实,故嘱其停用含有红参、鹿茸之类成分的中成药。汤剂从痰热、肝风入手,予涤痰开窍、活血通络之治。方选温胆汤合礞石滚痰丸合方加味。具体用药意图为:

法半夏、茯苓、橘红、胆南星、天竺黄、青礞石——清化热痰。

石菖蒲、远志——芳香开窍。

黄连、黄芩、大黄——清热荡实。

砂仁、木香、沉香——散结气,且引气下行。

僵蚕、地龙、龙骨、牡蛎——潜阳镇静。

葛根——入太阳经，以太阳经与督脉有并行关系，且太阳经与督脉相交于大椎穴，故可引诸药入督脉。

丹参、赤芍、蒲黄、川芎、三七——活血化瘀。

桑叶清利头目，石斛养阴滋液。

综之，合成清热化痰、息风开窍、活血通络之治。本病为内伤痰病，外感大抵已经可以排除，故不用解表透邪类药物。辨证准确，剂量适宜，故获效快速。然其脉象易于趋向弦滑则痰瘀在络，用药宜稍久。

结核性脑膜炎案

王某某，女，32岁。

2014年2月15日，初诊：肺结核、结核性脑膜炎。X线片提示颈2～7椎、胸11椎～腰1椎结节。舌质红，脉虚数。在进行西医正规抗结核治疗。

分析：患者患肺结核、结核性脑膜炎，在川南某医学院附属医院确诊。颈2～7椎、胸11椎～腰1椎结节为CT所证实，提示有脊椎结核之可能。该医学院附属医院医生多数人认为本病预后不良。现在舌质红，脉虚数，提示气阴两虚，痨热内扰。

病因病理：病因为痨虫（西医称结核分枝杆菌）感染、侵肺犯脑，窜入脊骨。

病机：痨虫内犯，痨热内生，气阴受损，心肺两伤，脊骨破坏，督脉受阻。传统中医对脑病的论治从脏象角度说，多从心、肝、肾、脾四脏论治，因为心主神志；肝藏魂；肾生髓，脑为髓海；脑病常引起抽风及昏迷，则多从"内风"及"无形之痰"（怪病属痰）论治。从经络论，则与任脉、督脉、肝经关系密切。其脊椎病变，在组织结构上属"骨"，而肾主骨；其经脉属奇经八脉之督脉。舌质红，虚热伤津之象；脉虚数，为虚热之证据。

综合诊辨：肺结核、结核性脑膜炎、骨结核。痨虫内犯，痨热内生，气阴受损，心肺两伤，骨髓受累，督脉失畅。

治法：益气养阴，抗痨清热，润肺化痰，软坚散结，荣骨通督。

方药:

柴胡 6g	白芍 15g	郁金 6g	青蒿 15g
竹茹 10g	浙贝母 10g	橘红 10g	白术 10g
牡蛎 15g	砂仁 5g	桃仁 5g	百部 15g
白及 15g	百合 15g	沙参 15g	麦冬 15g
天冬 15g	西洋参 8g	木香 12g	山药 10g
鸡内金 6g	蜈蚣 3 条		

10剂,水煎服。7日分服5剂。

[方药用意]

柴胡、郁金、白芍——入肝经,解郁。肺病而用入肝经之药,是因为肝经循行部位与肺的解剖学部位在平面上的重合。此为山之子在导师夏度衡教授"杂病从肝论治"思想影响下的一种处方习惯,同时与受早年读秦伯未《谦斋医学讲稿》推崇景岳化肝煎的影响有关。

浙贝母化痰散结,桃仁活血散结,牡蛎养阴且软坚散结,三药合用,为清消软活汤之缩影。

百部、白及、百合——为中医治肺痨的有名药组,山之子称其为"治肺三白"(谐音)。

西洋参、沙参、麦冬、天冬——益气养阴。

白术、山药、鸡内金、橘红、砂仁、木香、竹茹——健脾和胃,并预防养阴药滋腻碍脾的副作用。

青蒿——清虚热,退痨热。

蜈蚣——入督脉,通络。

固然,若针对每个方面的病机只用1~2味药,而不是采用"药组组合"式,处方就要"好看"得多,君臣佐使,一眼明了,病人的经济负担也要轻得多,但是疗效能否保证呢?恩师雷雨田先生在日,曾力戒后学"轻描淡写,整不住病"。真正替病家着想,还是先疗效后学术为宜。清代袁枚曾谓"医之效立见,故名医百无一人;学之讲无稽,故村儒举目皆是"。信哉,斯言也!

2014 年 4 月 7 日,二诊:病症同前,自觉有改善。原方 10 剂,再服 2 周。

2014 年 4 月 28 日,三诊:病情明显改善。前方加黄芪 20g。20 剂,水煎服,此为 28 日之量。

2014 年 6 月 17 日,自觉症状全部消失。停止治疗。

[讨论]

本例患者在川南某医学院实际上已被宣告为不治之症。因其侄子赵律师力荐前来治疗,始获此效。赵律师之所以推荐患者来我处治疗,是因为其本人于 12 年前患结核性胸膜炎,屡经抽吸胸腔积液乏效,经山之子父子用中药内服加服控涎丹消水而治愈。因其对山之子之坚信而使其亲人坚信,终获此效。故此病历记载较为简略。所以对其四诊证据的分析亦甚为简略。

此外,说到思维转换,其中就应当有西医病名与中医病名转换的问题。由于中医与西医形成于不同的历史文化和科学技术背景,要在二者之间实现恰如其分而非牵强附会的病名转换本非易事,而中医立法处方又首先不是依据中医病名,而是依据对病因病机的分析。换言之,那种临床见到一西医诊断之病,先考虑对应的中医病名为何,教材上本病分为几证,本案属于何证,生搬硬套的方法,只能培养出应试的高手,而难以培养出有灵感的好医生。故山之子在临床上主张直接使用西医辨病,然后按照中医辨证的方法进行思维转换。在辨证的基础上,立法、处方、用药。当然,熟悉中医病名还是有一个好处的,那就是有利于读懂古典医书。山之子的这个观点,曾经在私下里回答冯涤尘老所长关于如何看待临床上中医病名的使用问题时表述过。

小儿抽动及多动症案

柳某某,男,8 岁。

2014 年 7 月 3 日,初诊:此儿好动,且常抽动,能食,夜寐欠安,盗汗。证属心肾阴虚,肝风内动。宜养阴息风,清心平肝,化痰宁神合法,方药为:

龙骨 12g	牡蛎 12g	龙胆草 5g	鳖甲 6g
大枣 5g	浙贝母 6g	白芍 12g	钩藤 15g
天麻 5g^(蒸冲)	桑寄生 15g	桑椹 12g	甘草 3g
柴胡 5g	僵蚕 10g	鸡内金 5g	砂仁 5g
木香 10g	石斛 15g	丹参 10g	赤芍 6g

水煎服，7日分服5剂，连服1个半月。

[制方意图]

鳖甲、龙骨、牡蛎——滋阴潜阳，息风。

天麻、钩藤、白芍——平肝息风。

僵蚕——通络息风。

桑寄生——养血宁风。

贝母——清化热痰。依据"怪病属痰"（无形之痰为"神"的异化。亦可理解作：正神为神，游魂为"变"，变者，怪也。亦从无形之痰论治）。

桑椹、赤芍、丹参、石斛——养阴凉血。

柴胡、龙胆草——清肝热以安魂。

砂仁、木香、鸡内金、大枣、甘草——调和胃气。

2014年8月22日，二诊：药后抽动症已经完全消失，但仍好动。首诊去甘草，加益智仁12g安神定志，石菖蒲6g、远志6g交通心肾。10剂，水煎服，7日分服5剂。

2014年9月21日，三诊：主证同前，前方加枸杞子20g，增强养血之力。10剂，水煎服，7日分服5剂。

2014年12月5日，四诊：患儿未至，其母来电称抽动症状及多动症状均已消失。食欲旺盛，夜间盗汗。三诊方去枸杞子，加天冬15g以养肾阴。10剂，水煎服，7日分服5剂。

2014年12月25日，五诊：诸症消失，再服10剂，以巩固疗效。但仍有轻微盗汗。前方加青蒿10g，寓青蒿鳖甲汤之意，且青蒿、鳖甲药对常用于阴虚盗汗。10剂，水煎服，7日分服5剂。

[讨论]

　　昔者恩师夏度衡教授曾谓"治风宜辨动静",其意谓外风宜祛,当用"动药",如荆芥、防风等辛温透达、轻扬性散之动药;内风宜息,则如张山雷氏在《中风斠诠》中所谓"介类潜阳",药如龙骨、牡蛎之属。小儿病程日久,常有全身性抽动,且极其好动,来诊时要安定就诊几乎不能,满屋子乱跑,东翻西弄,家长招呼不住,形体偏瘦。瘦人多火,故从阴虚风动,心肝郁热,挟有无形之痰论治。终于获得较为满意的疗效。

　　砂仁、木香为辛香理气药,与石斛、天冬之甘寒养液配伍,为相反相成的辩证关系。亦可理解为:砂仁、木香,气药性动;天冬、石斛,液药性静。以静为主,佐之以动,动静结合,使甘寒养液之药滋而不腻。

小儿多动症案

何某某,男,5岁。

2015年12月7日,初诊:歪嘴频频,喜欢抠鼻孔,肝风之象,仿多动症治疗。清消软活汤加味:

桃仁 5g	威灵仙 10g	龟甲 10g	蜈蚣 2g
鳖甲 10g	牡蛎 10g	川贝母 5g	全蝎 3g
钩藤 12g	酸枣仁 10g	天冬 10g	麦冬 10g
丹参 10g	白芍 10g	甘草 3g	龙骨 10g
雷丸 5g			

3剂,水煎作4日服。

　　此方共进39剂,其中,有鼻出血时,加白茅根20g、藕节20g、侧柏叶20g、生竹茹6g,有时加入乌梅10g、黄连3g,有时合入石菖蒲、远志,但主方未变,病情终获控制。

[讨论]

　　歪嘴频频,此肝风之象。《经》谓:"诸风掉眩,皆属于肝。"脑部之病,有精神意识障碍者,当责其痰,有抽动症状,当责内风。然内风之动，常与肾阴之不足为表里，以生理上，肾水本能涵养肝木，今动象太过，当思肾阴之不足也。故以三甲（龟甲、鳖甲、牡蛎）咸寒育阴，天冬、麦冬甘寒养阴，酸枣仁、白芍、钩藤，养血平肝息风；威灵仙、川贝母、桃仁化痰活血，欲以改善脑部之营养，荡涤脑络之瘀滞也；蜈蚣、全蝎，不仅为强有力的息风止痉药，且取象比类，两虫皆有如人之背脊，而有入督脉之功。《经》谓"督脉为病，脊强反折"，此抽风大发之状也，用治轻微的抽动，只要配以养血平肝之药，并无不妥。有时合入乌梅、黄连者，盖仿乌梅丸意，以引诸药入厥阴也。深入一步说，神昏，责之手厥阴，以化痰开窍为主；抽动，责之足厥阴，以平肝息风为主。此虽常识，诚恐初学者临证时又忽视矣。

第二节　心血管系统病案

冠心病心衰治验

周某某，女，76岁。

2013年8月6日，初诊：冠心病，慢性重度心衰，双下肢高度水肿，伴有全身骨痹。脉沉细数。"九味合璧煎"加减治之。

桂枝3g	白术10g	茯苓15g	当归10g
川芎5g	赤芍6g	西洋参8g	五味子10g
沉香5g	泽泻15g	槟榔5g	大腹皮10g
陈皮10g	红参5g	麦冬15g	制附片12g 先煎1小时
甘草3g			

3剂，水煎服，熬成12袋，每日3次，每次1袋。

2013年8月11日，二诊：前方桂枝用至5g。4剂，水煎服，4日服完。

2013年8月15日，三诊：前方桂枝用至8g。5剂，水煎服，每日1剂。

2013年8月22日，四诊：前方西洋参用至10g，红参用量10g，桂枝

8g。5剂,水煎服,每日1剂。

2013年8月31日,五诊:双下肢水肿较前明显消退,但近踝处尚有2cm左右仍然未消。脉象由滑数转为沉迟。

桂枝8g	白术12g	茯苓15g	当归10g
川芎5g	赤芍6g	西洋参10g	五味子10g
沉香8g	泽泻45g	槟榔10g	大腹皮10g
陈皮10g	红参10g	牡蛎15g	甘草3g
远志5g	白芍15g	丹参12g	制附片15g^{先煎1小时}
龙骨15g			

5剂,水煎服,每日1剂。

2013年9月12日,大邪已去,前方5剂,水煎服。

效果:顽固心衰,到此获得纠正,水肿完全消尽。2年后,2015年10月复发,经多家医院诊治,双下肢仍显高度水肿,再次前来就诊,述及2013年8月之治疗效验,乃补记其前次治疗过程如上。

[讨论]

本案的基础方是九味合璧煎。九味合璧煎源自"联珠饮",取珠联璧合之意。联珠者,苓桂术甘汤合四物汤也。此方为山之子的恩师夏度衡教授受日本医家汤本求真氏的启发而来。在汤本氏之《皇汉医学丛书》中,认为本方"在心脏病有贫血者用之"。夏老因为重视心阳,故去原方之地黄不用,而加入党参(阳气虚甚者用红参)、远志,共成九味合璧煎。

山之子1986—1989年在湖南中医学院师从夏老攻读中医内科硕士学位,在夏度衡、席树标两位先生指导下从事中医治疗心律失常之临床研究,乃能比较熟练地应用本方。其用沉香、槟榔、大腹皮者,以陈修园《医学实在易》有云"肿成手按论纷纷,水气同源不必分",治水不治气,非其治也。加附片以温补肾阳,加白芍以柔养,防其过燥,隐含真武汤意;加麦冬、五味子、西洋参,益气养阴,亦为防过燥之弊。附片、桂枝、红参,缓步增量,终于获得较满意疗效,病人愈后两年未发心衰。

变异型心绞痛案

屈某,女,57岁。

2016年10月20日:冠心病。变异型心绞痛(在静息状态下亦感胸闷、心痛)月余。伴头部如充血样疼痛,脉象沉迟弱,心率每分钟64次。易于口干。既往有糖尿病、脂肪肝、慢性胃炎病史。冠脉造影提示:前降支冠状动脉血管中段轻度狭窄,右侧冠状动脉血管中段狭窄约30%~55%。病属冠心病(心痹)。证属气阴两虚,痰瘀内阻。处方:

黄芪15g	西洋参8g	麦冬15g	五味子10g
当归6g	赤芍6g	檀香5g	白术10g
茯苓12g	泽泻10g	大腹皮10g	蒲黄6g
山药10g	红花3g	桃仁6g	三七5g (冲服)
砂仁5g	木香12g	石斛15g	地龙12g
党参12g			

7剂,水煎服,每日1剂。

2016年11月4日:胸闷、心痛明显减轻,但仍易自汗。效不更方,前方继进,同方同服。

2016年11月11日:自汗较前减少,肤痒。前方加黑芝麻20g、桑椹20g,以养血润燥止痒。5剂,水煎服,7日分服5剂。

2016年11月18日:前方加荔枝核30g,疏肝以涤糖浊。5剂,水煎作7日服。

2016年11月25日:多汗症状亦消失,舌尖红,失眠。前方加丹参20g、莲子心10g,以养血清热宁神。5剂,水煎服,作7日量。

[讨论]

本例患者年龄57岁,有糖尿病、脂肪肝病史,即已有冠心病易患因素;虽静息状态下亦有胸闷、心前区疼痛;冠脉造影提示冠状动脉有狭窄,故诊断为冠心病、变异型心绞痛。脉象沉迟无力,似乎阳虚,但有口干,则当考虑气阴两虚。胸闷为痰,心痛为瘀,故考虑痰瘀内阻。脉无滑象,则以瘀为主。方选生脉散合当归芍药散为主方,又因其素有慢性胃炎史而合入一个香砂四君子汤。自汗之因,可因于气虚,亦可因于血瘀(瘀血盗汗多见,自汗不多见)。糖浊在脉管之内,可视为一种隐性血瘀,故方中活血之药较多(当归、赤芍、蒲黄、桃仁、红花、三七),而化痰未用专药,只以白术、茯苓、泽泻,健脾利湿,以治痰之因。药后心绞痛消失较快,而自汗减轻较慢。荔枝核以降糖浊,是效法广州中医药大学熊曼琪先生之经验。

由于变异型心绞痛在临床上治疗难度高于劳力性心绞痛,故录之以供借鉴。

第三节　呼吸系统病案

小儿肺炎咳嗽案

陈某某,男,6岁。

2014年12月7日,初诊:咳嗽5天。呼吸较为迫促,呼吸音增粗,曾经发热(经服用抗生素类西药体温已降至正常),额头微热,手心微烫。咽后壁滤泡增生可见,色淡。舌质红,苔干黄,脉沉细数。听诊:右肺呼吸音减弱,左肺呼吸音代偿性增强。

思析:患者发病于气候骤然变冷之际,易于受寒(此为问诊所得);咽后壁滤泡增生,色淡,提示外受风寒,寒邪尚未完全解散(此为望诊所见);呼吸频率加快,右肺呼吸音减弱,左肺呼吸音代偿性增强,提示右肺感染,肺蕴痰热(此为听诊所闻);舌质红,苔干黄,提示邪热入里,津液已伤(辨证据于望诊所见);额头微热为外寒未散,手心发烫为内热已生,脉沉细数(辨证依据切诊所感)。

综合诊辨:右肺支气管肺炎。外寒未净,痰热蕴肺证。

治法:外散寒邪,清化痰热。

方药:麻杏石甘汤加味。

麻黄 2g	杏仁 6g	桃仁 5g	寒水石 12g
金银花 15g	连翘 10g	竹叶 10g	莱菔子 10g
瓜蒌仁 5g	浙贝母 6g	胆南星 10g	天竺黄 10g
橘红 5g	石斛 10g	天冬 12g	麦冬 12g
芦根 15g	桔梗 6g	海浮石 10g	瓜蒌壳 5g
神曲 10g	青黛 10g^(布包)		

3剂,水煎服,每日1剂,熬成320ml,每次服用80ml,日4次。

[用药意图]

麻黄、杏仁、桔梗——宣肃肺气,止咳平喘,宣散外寒。

金银花、连翘、竹叶、寒水石、青黛、芦根——清肺热,解毒。

浙贝母、胆南星、天竺黄、橘红、海浮石、瓜蒌壳、瓜蒌仁——清化热痰。

桃仁——与杏仁相配,杏仁走气分,桃仁走血分,共起活血行气作用,有利于止咳。

天冬、麦冬、石斛——养阴生津。

神曲、莱菔子——消食化痰。

从组方分析看,集中使用化痰药达9味之多(包括莱菔子),用药似乎过分繁杂。但是,如果考虑到现代人凡遇"肺炎"必输液,往往大剂量抗生素加激素以强制性治疗,如此并不合理的疗法反倒为许多人所接受的事实,恐怕就不便对如此庞杂的药组应用指手画脚了。须知今日之临床中医必须与西医比疗效,而不是如西医未曾传入华夏时仅与中医同行比疗效。这里的"临床中医"是与"讲学中医"相较的特别指称。窃望读者略略留意。

2014年12月11日,二诊:病情尚未明显改善。前方加丝瓜络12g清肺通络,水煎服,7剂。煎法、服法同前。

2014年12月18日,三诊:听诊双肺呼吸音清晰平等,呼吸节律平缓。原方再进3剂,以巩固疗效。

本方套路为临床中医所习用,并无出奇之处。在患儿生病过程中,有"好心人"曾经劝其父母带此儿去西医院住院输液治疗,只因其父母皆坚信中医,方得此效。

肝郁久咳案

张某某,女,56岁。

2015年2月13日,初诊:干咳痰少1个月余。患者3个月前因重大精神刺激(其子骤亡),渐致咳嗽。近1个月来咳嗽加剧,干咳频频,痰少,难于咳出,咳剧时可致呕吐。舌质淡,脉沉弦细数。原有糖尿病史14年,且有糖尿病家族史。

思析:患者因为重大精神刺激,悲忧伤肺而致久咳,干咳痰少,为肺燥之征;咳剧时甚至呕吐,是肺气失其清肃下行之势而反上逆,引动胃气上逆。按汪昂《汤头歌诀》所附经络歌诀载:"太阴肺脉中焦起,下络大肠胃口行。上膈入肺从肺系,横从腋下……",由于肺经经络之气不顺,导致胃气上逆而呕吐,是完全可能的,时经月余,正气受损。本案未记录听诊结果,可见当时听诊并未发现明显呼吸音偏低、偏粗糙、干鸣、湿鸣之类物理征象。舌质淡,俨然寒证也。但脉沉弦细数,则内有郁热可知。乃告诉患者必须尽快跳出悲忧情结的困扰,并作此病"恐难速已"之打算。坚持治疗,必能见效。

方药如下:

西洋参8g	麦冬15g	五味子10g	柴胡6g
郁金6g	白芍15g	合欢皮15g	威灵仙15g
牡蛎15g	青皮5g	橘红10g	天花粉15g
鱼腥草20g	丝瓜络15g	桔梗6g	紫菀10g
射干10g	蝉蜕5g	僵蚕10g	马勃5g
茜草5g	蒲黄5g	金银花30g	连翘15g
竹叶10g	天冬15g	石斛15g	桑白皮15g

9剂,水煎服,每日1剂。

效果:患者首剂服后即有明显腹泻,来电与医生联系后,嘱其减量为每剂分3天服完。2剂药服完,其咳嗽即完全消失,且称血糖下降趋势明显。鉴于其来诊时脉象沉弦细数,郁伏之热邪仍须清解,嘱其将剩下7剂,按每3日1剂,坚持服完。

[讨论]

本案用药偏于繁杂,现将用药意图作一说明。

西洋参、麦冬、五味子——"生脉散方补、敛、清",咳嗽月余,正气必耗。但脉象沉弦细数,郁热未彻,故不用红参而用养阴益气双效之西洋参。

柴胡、郁金、白芍、合欢皮——从化肝煎化裁而来,疏肝解郁。

威灵仙、牡蛎——久咳,不仅气伤、气逆,且其气管及咽后壁多难光滑矣,软坚以散其结。

青皮、橘红——为常用药对,青皮破气疏肝,橘红理气和胃,且长于化痰,共奏理气化痰之效。

蝉蜕、僵蚕、射干、桔梗、马勃——为山之子常用的疗咽药组。升清开气,体现"逐外邪"思路。

金银花、连翘、鱼腥草、竹叶——清热解毒,解气分热毒。

丝瓜络——既能清肺化痰,又可宣通肺络。

天花粉——清肺化痰。

茜草、蒲黄——预防咯血。患者若一旦咯血,必治疗信心大失,且二药有仿"肝着"治疗用药之意,以利于解除胸闷症状。

天冬、石斛——养阴润肺。

桑白皮、紫菀——化痰止咳。

方中之金银花、连翘、竹叶的使用,固然有《温病条辨》银翘散对山之子的影响,其中亦隐含西医抗生素使用的理念。是否有当?只能看效果了。

常人服此药,多要求7日分服5剂。但患者药后腹泻明显,嘱其减量为每3日1剂,2剂后即获显效。是同一方药,人的耐受性不同,用量亦当不同。此又山之子所不能预知也。

为何先要嘱患者作"病难速已"之打算呢?曾记十余年前,有女患者樊某某,夫妇感情甚笃,一朝其夫死于癌症,治丧之后,患者连咳三月不愈。后摄片提示有局部性肺纤维化,进一步追踪检查引起肺纤维化之原发病,确诊为"硬皮病"。考硬皮病乃自身免疫病中较难治的一种,病程必已长久,但无症状发作,却因骤然过度悲忧伤肺而诱发,则"应激"之理殊堪留意。有此前车之鉴,故嘱患者一方面作坚持治疗之打算,一方面必须调适悲忧思绪,方能于"死者长已矣"之后,存"生者且偷生"之想。因为"存在就是合理",只能"碰着就去面对"。

慢性咳嗽案

陈某某,女,71岁。

2015年2月5日,初诊:咳嗽两月不愈,伴有上脘痛。咽后壁组织增生明显。X线片提示:原有双上肺陈旧性病灶,双上肺多发肺不张。胃镜提示:胃底多发息肉。既往有慢性肝病史。舌质淡红,苔薄白,脉沉细滑略数。

思析:双上肺原有陈旧性病灶,提示陈旧性结核。患者自诉,年轻时患过肺结核,已经治愈。双上肺多发肺不张,考虑结核部位钙化后肺泡组织受到牵拉所致,应当与当前之咳嗽关系不大。咽后壁组织增生明显,提示有慢性咽炎。由于咽部是食管与气管之共同开口处,其气管炎症难以完全排除。胃脘痛,与胃底多发息肉有关,但患者咨询过多家医院,均不主张立即手术。患者既往曾患肝病,脉搏素来偏快。本病咳嗽两月,现正值冬季,和冬季外感风寒之诱因有一定关系。时间既久,无明显恶寒及身痛酸楚等症,则除解表宣肺之外,须注意痰浊内阻,郁阻气机为主病机。治宜疏散外邪(逐外邪),调气机,化痰浊,佐以养阴益气,活血通脉。

方药:化肝煎加味。

柴胡6g	郁金6g	白芍15g	赤芍10g
青皮5g	陈皮5g	蒲黄5g	丹参12g
西洋参5g	胆南星10g	橘红10g	海浮石15g
金银花15g	连翘15g	荆芥10g	薄荷10g
沙参15g	麦冬15g	石斛15g	檀香5g

5剂,水煎服,7日分服5剂。

2015 年 2 月 12 日,二诊:药后咳嗽大为减轻,但仍有上脘及心窝部疼痛,不呃逆。前方化痰清肺药酌减,加入运脾消食药。

柴胡 6g	郁金 6g	百合 15g	陈皮 5g
瓜蒌壳 12g	瓜蒌仁 10g	橘红 10g	海浮石 15g
金银花 15g	连翘 15g	荆芥 10g	薄荷 6g
沙参 15g	麦冬 15g	石斛 15g	檀香 5g
蒲黄 5g	丹参 12g	西洋参 5g	白术 6g
山药 10g	鸡内金 6g	神曲 10g	谷芽 10g

5 剂,水煎服,每日 1 剂。

2015 年 2 月 17 日,三诊:咳嗽已愈,上脘及心窝部疼痛减轻。咳嗽既减,外感必轻,前方去薄荷,加入葛根 30g 鼓舞胃气。5 剂,水煎服,每日 1 剂。

药后病已痊愈。

[讨论]

对于顽难重症,山之子曾经设想应按四大原则拟治。即"逐外邪,散结气,消痰瘀,扶正气"。"散结气",常见于《神农本草经》,称作"调气机"亦可。山之子认为,凡外邪久郁不去,必入腠理、经络,甚至脏腑,而阻滞气机,形成腠理气滞、经络气滞,甚至脏腑气滞。《本经》用"结气"来表述。此提示理气亦散结之一法也。气机郁滞,则津液流行不畅,易于郁结而成为痰饮,形成液态或接近于固态乃至固态之病理产物。如咽炎之咽后壁滤泡增生,剧者则形成斑块状的增生(山之子命其名曰组织增生),此由无形气滞凝结为有形之质块也。有形之质块本为正常组织异化后增殖而来,必有血供,散血和营仍属必要,故须同时活血散血。疾病既久,正气必伤,不伤其津,必伤其气,或者津气两伤。即从本病来看,咽后壁组织增生明显,呼吸之气自然升降出入不利,导致咽痒而呛咳,滋阴润燥、生津润喉之药在所必用。知此则对制方大意不难理解。

荆芥、薄荷、金银花、连翘——辛凉解表、疏散外邪。体现

"逐外邪"原则。

柴胡、郁金、白芍、赤芍、青皮、陈皮、檀香——平肝理气。体现"散结气"原则。

瓜蒌壳、瓜蒌仁、胆南星、橘红、海浮石——化痰散结，止咳。

蒲黄、丹参——活血和营。与上面的化痰药组共同体现"消痰瘀"原则。

西洋参益气养阴，沙参、麦冬、石斛，养阴滋液，共奏益气养阴之功。体现"扶正气"原则，之所以要扶正气者，盖以"邪之所凑，其气必虚"及"久病多虚"故也。

想法是否符合于实际，效果已见于案中。

肺炎咳嗽案

王某某，女，58岁。

2014年8月16日，初诊：咳嗽接近一月。因为发病于贵州避暑之时，故曾经在遵义医学院附院住院治疗一周，咳嗽无减轻；返渝后又在市某医院住院治疗半月，仍无减轻。听诊左下肺呼吸音低。CT提示左侧中肺有局限性团块状影，边缘模糊，未见毛刺。考虑炎性病灶。咽后壁滤泡增生可见。痰多色白。脉象沉弦滑数有力。既往有高血压病史，心脏未见扩大。

思析：咳嗽一月，虽然初起是因在黔避暑，受凉所致，但外邪不得汗解，又经屡用西药"抗炎"治疗。苦寒郁遏，无形之邪气不散，郁结于肺络肺管，阻塞肺津肺气通调之路，遂结为块影，中医谓之痰凝可也。然肺虽为主气之脏，未尝无血，事实上人体之器官、组织，舍血则无气，故气滞、痰凝、瘀塞，形成癥瘕痰块。此时宜宣肺透邪、清肺化痰，佐以活血软坚以治其病，益气养阴以顾其本。方选化肝煎合三白药组加减：

柴胡 6g	郁金 6g	白芍 15g	瓜蒌壳 10g
瓜蒌仁 10g	浙贝母 10g	胆南星 12g	橘红 10g
地龙 15g	麻黄 3g	金银花 30g	连翘 15g
百部 15g	百合 15g	白及 15g	丝瓜络 20g

牡蛎 15g	桃仁 6g	红花 5g	桔梗 10g
射干 10g	青蒿 15g	青黛 15g	鱼腥草 15g
蒲公英 15g	砂仁 5g	木香 12g	石斛 15g
麦冬 15g	西洋参 5g	五味子 10g	

5剂,水煎服,7日分服5剂。

[制方大意]

柴胡、白芍、郁金、瓜蒌——入肝经而走肺络。以病之解剖学脏器在肺,而经络与肝相关,胸常及胁也。

胆南星、橘红——化痰畅管。管者,气管或支气管也。

麻黄、地龙——麻黄有宣肺之用。地龙有畅管之能(缓解支气管平滑肌的痉挛而有助于气管的扩张,使痰易于排出)。

金银花、连翘、蒲公英、鱼腥草、青黛——清热解毒。仿西医之用抗生素也,但质量皆较为轻浮,较少有苦寒郁遏之弊。

天花粉、丝瓜络——清肺化痰。

青蒿——一以透解余邪,一以清解暑热。

牡蛎——软坚散结。

桃仁、红花——活血。改善肺自身的"气营养"。以"血以载气"故也。

桔梗、射干——开提肺气,以利痰的排出。

百合、白及、百部——预防结核。患者左侧中肺炎变团块,西医上究属何因所致,未可知也。

生脉散加石斛——益气养阴。

砂仁、木香——理气和胃,以防腥味药动呕。

2014年8月24日,二诊:前方服后腹泻明显。于首诊方加用至西洋参8g、麦冬30g、五味子12g,加酒炙黄连12g。意在用生脉散益其气阴,黄连酒炒,以止其腹泻,以防耗泄正气。5剂,水煎服,7日分服5剂。

2014年9月2日,三诊:腹泻已止。仍用二诊方。5剂,水煎服,7日分服5剂。

此外,患者尚有一顽固性手掌皮肤症状,即手掌皮肤瘙痒,已一年之

久,考虑内治甚难,先予泡洗。方药为:

使君子 10g	榧子 10g	川楝子 10g	槟榔 10g
百部 15g	蛇床子 10g	地肤子 10g	赤芍 12g
黄连 5g	黄柏 10g		

　　　　　　　　　　　　　煎水,泡洗双手,每日 1 次。

效果:患者肺部之病理改变,经过在重庆市结核病专科医院检查已经完全消失。患者对此感到十分欣慰,转方清热凉血、润燥止痒,以专治其手部皮肤病变。

患者病因病机的分析及制方用药意图已见前,故讨论从略。

间质性肺炎慢性咳嗽伴高心病案

童某某,女,63 岁。

2014 年 12 月 2 日,初诊:慢性咳嗽一年。痰多色白,脉象弦数。西医检查提示:双肺散在炎症,间质性肺炎,主动脉硬化,纵隔少许淋巴结肿大。素患有高血压,高血压心脏病。左心室明显增大。常感胃脘不适。今日血压 120/90mmHg(在坚持服用降压药)。

思析:咳嗽一年,痰多色白,脉象弦数。西医检查提示间质性肺炎,双肺有散在炎性病灶,纵隔少许淋巴结肿大。中医辨证属外邪入里,阻遏气机,津凝为痰,血滞为瘀。且病程既久,正气必亏,热邪久羁,必伤津气。病本肺脏,系属肝经,且久病之人,情多抑郁。治宜清肺化痰以利外邪排出,活血理气以令郁邪散解,佐以益气养阴,固其正气。大治则仍不外"逐外邪,散结气,消痰瘀,扶正气",以此类疾病之病机变化多属顽难故也。方选化肝煎为基础方化裁。具体方药如下:

柴胡 6g	郁金 6g	白芍 15g	赤芍 10g
瓜蒌壳 10g	川贝母 6g	浙贝母 6g	丹参 15g
鱼腥草 20g	檀香 5g	蒲黄 6g	葛根 30g
胆南星 12g	天竺黄 10g	橘红 10g	法半夏 5g
西洋参 8g	麦冬 15g	天冬 15g	金银花 30g

连翘 15g	丝瓜络 15g	芦根 30g	橘络 10g
桃仁 6g	木香 12g	海浮石 15g	砂仁 5g

5剂,水煎服,7日分服5剂。

2014年12月9日,二诊:咳嗽好歹间隔发作,易于作喘。舌质光红少苔,脉沉细数。病邪入络,真阴已亏,温燥之法半夏宜去。药用:

沙参 15g	郁金 6g	白芍 15g	赤芍 10g
瓜蒌壳 12g	川贝母 6g	鱼腥草 20g	丹参 15g
地龙 15g	檀香 5g	蒲黄 6g	胆南星 12g
天竺黄 10g	橘红 10g	西洋参 5g	麦冬 15g
天冬 15g	金银花 30g	连翘 15g	丝瓜络 15g
芦根 30g	桃仁 6g	海浮石 15g	牡蛎 15g
桔梗 6g	枳壳 6g	威灵仙 15g	

5剂,水煎服,7日分服5剂。

2014年12月17日,三诊:主证同前。夜间睡觉时咳嗽较为剧烈,舌质光红少苔,脉沉细数。原方,5剂,水煎服,7日分服5剂。

2014年12月24日,四诊:脉证同前,夜间睡觉时咳嗽较为剧烈,痰多。因舌光红少苔,属阴虚,原方加石斛20g,5剂,水煎服,7日分服5剂。

2014年12月30日,五诊:仍夜寐时咳嗽较为剧烈,痰多,微喘。前方加青蒿20g、地骨皮20g、五味子12g、麻黄3g、海藻30g。用青蒿、地骨皮清肺经虚热;麻黄少量以宣肺,又虑肺气耗散,以五味子敛肺气,是开合互伍;海藻,取其消痰水。5剂,水煎服,7日分服5剂。

2015年1月7日,六诊:药后咳嗽未明显减轻。前方加射干12g。5剂,水煎服,7日分服5剂。

2015年1月15日,七诊:夜卧时咳嗽仍较明显,脉沉滑略数。方用化肝煎合清消软活汤加减:

沙参 15g	郁金 6g	白芍 15g	天花粉 15g
川贝母 10g	鱼腥草 20g	丹参 12g	地龙 15g
檀香 5g	胆南星 12g	天竺黄 10g	橘红 10g

麦冬 15g	天冬 15g	金银花 30g	连翘 20g
丝瓜络 15g	芦根 90g	桃仁 6g	海浮石 15g
桔梗 10g	枳壳 6g	五味子 10g	射干 10g
牡蛎 15g	海藻 15g	石斛 15g	红花 3g
青蒿 12g	地骨皮 15g		

5剂,水煎服,7日分服5剂。

2015年1月24日,八诊:咳嗽发作时为痉挛性咳嗽。脉沉滑数,有力。前方加青黛30g(布包),清泄肝肺之热,取黛蛤散之半。5剂,水煎服,7日分服5剂。

2015年1月30日,九诊:咳嗽时作时止,夜卧时咳嗽较为剧烈。为痉挛性咳嗽,痰少。舌质光红,脉沉细数。宜养阴润肺,化痰清肝,利咽开肺合法:

沙参 15g	郁金 6g	白芍 15g	天花粉 15g
川贝母 10g	百部 10g	丹参 12g	地龙 15g
檀香 5g	胆南星 12g	天竺黄 10g	麦冬 15g
天冬 15g	金银花 30g	连翘 20g	桃仁 6g
桔梗 10g	枳壳 6g	蝉蜕 5g	钩藤 15g
僵蚕 10g	海藻 15g	石斛 15g	红花 3g
地骨皮 12g	射干 10g	牡蛎 15g	

5剂,水煎服,7日分服5剂。

2015年2月5日,十诊:病症同前。咳嗽减轻,前方加益母草30g以利水降压。5剂,水煎服,7日分服5剂。

2015年2月13日,十一诊:因为春节放假,开药9剂。即予十诊方加牛膝30g、桑白皮30g。牛膝、益母草为常用的降压药对,桑白皮清肺行水,于肺部病证及控制血压有两顾之功。仍按7日分服5剂,水煎服。

2015年3月25日,十二诊:主病同前。查肾功能,血尿酸为447μmol/L(正常参考值为150～360μmol/L),胱抑素C 1.20mg/L(正常参考值为0.51～1.09mg/L);甲状腺抗体检查提示亚急性甲状腺炎可能。

尿常规检查尿隐血(+)。建议于服中药同时,每隔三天服用早夺汤一次(仅服一次,而不是一剂,因为一剂常分为三次服用)。

2015年4月13日,十三诊:咳嗽已愈,但脉象未静,心率仍然波动于90~104次/min。予膏方善后:

沙参 15g	郁金 6g	白芍 15g	天花粉 15g
川贝母 10g	胆南星 10g	天竺黄 12g	橘红 10g
桔梗 6g	射干 12g	马勃 5g	金银花 15g
连翘 15g	石斛 15g	天冬 15g	麦冬 15g
荆芥 10g	地龙 12g	甘草 3g	海蛤壳 15g
青黛 15g	海浮石 15g		

5剂,熬膏服用,作1月量。

[讨论]

病机之分析已见思路分析中。现只就用药意图作一浅析:

首诊方中用化肝煎平肝解郁,化痰散结。考虑到肺部慢性炎症病灶必定生痰而阻塞小气管。乃予柴胡、郁金、赤芍、白芍平肝解郁;川贝母、浙贝母、胆南星、天竺黄、橘红、法半夏、瓜蒌壳、海浮石化痰,清化为主,佐以温化,其用意在于使"凉而勿凝";橘络化痰通络;金银花、连翘、丝瓜络、芦根、鱼腥草清热解毒,且作用于肺,与西医抗生素疗法有异曲同工之妙;西洋参、麦冬、天冬益气养阴,是扶正固本法;丹参、桃仁、檀香、蒲黄、葛根,是针对高血压心脏病所致的动脉硬化,血行不畅;砂仁、木香理气和胃。

二诊时去掉柴胡、法半夏,是因为患者舌质光红少苔,真阴已亏,不宜再用温药。尽管山之子并不完全盲从叶天士《临证指南医案》中"柴胡误用最劫肝阴"之论,但从减省药味,换用更有用的药味出发,乃以北沙参易柴胡,加入阴三甲(指龟甲、鳖甲、生牡蛎)之生牡蛎和威灵仙、土鳖虫,是又融入了山之子创制的"清消软活汤"的思路。

在五诊、六诊中增入了麻黄3g,以图宣通气道更利于痰涎排出,其结果是咳嗽反剧,遂于第七诊去掉麻黄,加入海藻化痰,射干、青蒿清热透达。

第九诊中应用蝉蜕、僵蚕、钩藤,是意在用诸药入肝,缓急解痉止咳。

十诊加用益母草,十一诊再加桑白皮,意在活血行水以解决高心病伴发的双下肢水肿问题。

十二诊因其肾功能检查有胱抑素 C、血尿酸增高,提示血中尿浊蕴积,乃加用早夺汤以治其标。

经过大约四个月的治疗,方才获得了较为满意之效。足见用中医药治疗当代医学难症时,既要有专方治专病的持久性,又要有随证加减的灵活手法。

右肺感染慢性咳嗽案

闵某某,男,55 岁。

2015 年 2 月 5 日,初诊:咳嗽 20 余天。曾经在某部队三甲医院住院输液治疗 13 天,症状略有减轻,但咳嗽仍然不止。原有糖尿病及冠心病史,阵发性心绞痛,眼底缺血病史,轻度贫血。寐差。脉象滑数有力。胸前听诊右肺呼吸音明显偏低,背部听诊无异常。考虑右肺感染,治疗未彻底。

思析:患者平素过食肥甘,痰热素重。新近因感寒郁热,西医采用抗生素静滴治疗,略类似于中医之清热解毒法。按理新感之病,必须在首发时采用"汗"法,宣散外邪,若病邪不解而入里,方予清热解毒。此中医"先表后里"治法之层次也。时医一概不认此理,一上来就"抗生素消炎",纯予"压制"。病邪暂时屈服,然终未外解,成了真正的"郁邪"(注意此与传统中医温病学说中之"伏邪"概念不同)。疾病到此阶段,邪气与正气胶结不散,必须逐外邪,散结气,消痰瘀,扶正气,逐渐消除病理产物并托邪外出,方能彻底治愈。否则留为郁邪,若再遇外感,疾病立即复发。加之患者素有糖尿病,阴虚于内,痰瘀在络(过量的血糖留在脉络之中,往往形成"高黏",亦属痰瘀范畴)。冠心病、阵发性心前区闷痛,亦属血瘀之征。右肺呼吸音低,提示肺部炎变未完全消除,仍须清肺化痰。方选化肝煎与生脉散合方化裁：

柴胡 6g	郁金 6g	白芍 15g	赤芍 10g
天花粉 15g	川贝母 6g	金银花 30g	鱼腥草 30g
连翘 15g	芦根 30g	橘络 10g	丝瓜络 15g
胆南星 10g	天竺黄 10g	橘红 10g	石斛 15g
桃仁 6g	牡蛎 15g	西洋参 5g	麦冬 15g
五味子 10g	干荷叶 30g	地龙 12g	砂仁 5g
木香 12g	阿胶 12g（烊化冲服）		

5剂，水煎服，熬为28袋，每次服1袋，日服4次。

2015年2月15日，二诊：主证同前，前方加蝉蜕 6g、僵蚕 12g、射干 12g、桔梗 12g透邪利咽止咳。8剂，熬为45袋，日3服，每次服1袋。

2015年3月3日，三诊：脉象已经由原来之沉滑数实转为沉缓，但患者自感咳嗽无明显好转。体检发现肺部有陈旧性结核钙化灶。前方加桑白皮、地骨皮各30g清肺经虚热。5剂，水煎服，7日分服5剂。熬成28袋，每日服4次，7日服完。

2015年3月17日，四诊：脉象转缓。开喉利咽之药尽去，清热化痰药亦宜减轻，增入"三白"（谐音）以固肺金。

柴胡 6g	郁金 6g	白芍 15g	天花粉 15g
川贝母 6g	天冬 15g	金银花 15g	连翘 15g
石斛 15g	桃仁 6g	鱼腥草 20g	西洋参 5g
麦冬 15g	五味子 10g	干荷叶 30g	地龙 12g
砂仁 5g	木香 12g	射干 10g	威灵仙 15g
百合 15g	白及 15g	牡蛎 15g	桔梗 10g
百部 15g			

5剂，水煎服，7日分服5剂。

2015年3月27日，五诊：本次药后咳嗽大减，患者认为效果明显，但血糖偏高时自感头涨，心前区闷痛症状仍时有。脉沉细数。由四诊方加蒲黄 10g、茜草 12g、三七粉 6g（冲服）、桑白皮 20g、地骨皮 20g、晚蚕沙20g。10剂,水煎服,7日分服5剂。

2015年5月25日因以糖尿病眼底病变及糖尿病肾病为治疗目标前来求治,告知医生,前次之咳嗽已经痊愈。

[讨论]

对于外邪侵袭人体,未予解表以令病邪外出,而是直接采用"清热消炎"(西医之抗菌消炎、抗病毒消炎多与中医之清热解毒相近似)方法治疗,使得病邪暂时"服软"而病情不能根除的这种病况,中医应该给一个什么病名呢?明代医家吴又可提出了一个理论叫作"主客交浑"。清代医家王旭高称其为"痼结"不解。考虑到此类病症在临床既可存在有形之"痼结"(如病灶邻近器官之淋巴结肿大之类),也可存在无形之"郁邪"(例如X线胸部摄片可见肺部有斑片状影,但无结节之类病理变化,可统称为"郁痼之邪")。在山之子看来,这种"郁痼之邪"日久不散,是有可能发展为癥瘕积聚,肿瘤之类的。由于旧邪不去,新气不生(此从"瘀血不去,新血不生"比类悟出),病人往往同时出现乏力、神疲、精力不足、食欲不振、头晕乏力等虚弱症状,即正虚的表现。说到正虚,就有气血阴阳之辨。在山之子的临床体验中,以气阴两虚较为多见,故以生脉散为主方,其中的人参以换用西洋参(小儿可用太子参)更为安全。

至于具体的处方用药,可略述如下:

关于方中已隐含的另一个方景岳化肝煎,在本集中已多次出现,分析从略。

药组金银花、连翘、芦根,清热解毒,养阴生津,但无苦寒化燥之弊。体现"逐外邪"思想。

丝瓜络、橘络、橘红、胆南星、天竺黄、地龙——化痰通络。其中地龙有舒张支气管,以便痰从气管中排出的作用,配合清消软活汤中的天花粉、川贝母,化痰之力较著。

干荷叶升清而降脂。

阿胶补血,以针对其轻度贫血。

四诊中桔梗、射干,开肺利咽止咳。治肺三白(谐音以便记忆,实指白及、百部、百合)润肺以针对陈旧性结核,直到此诊之后,病情才出现明显好转。

五诊时,因为患者主诉在血糖升高时自感头涨(这种感觉在多数糖尿病患者是不会有的,但本例患者因为原有正规临床医学学历,故陈述病情较为准确),加入生蒲黄、茜草、三七,配合原方中桃仁、红花,加强活血作用;加用桑白皮、地骨皮、晚蚕沙,以加强"降糖"作用。

用方之意已了。临床疗效出现于服药23剂之后,若非患者对医生的坚信,焉能获效?而治方之总意图,仍不外"逐外邪,散结气,消痰瘀,扶正气"耳!

咯血案

案1:周某某,男,48岁。

1998年12月10日,初诊:咯血不止一月。现在住某医学院附二院已经一月。CT证实为"左上肺支气管扩张",经用抗炎、止血诸西药治疗依然无效,该院动员其做手术。虽然家属曾要求加用中药"配合"治疗,然被主管西医嗤之以鼻。其妻无奈,乃来求用中药试疗。因为未见到患者,只能依据恩师雷雨田先生擅用之丹溪咳血方及秦伯未先生擅用化肝煎之经验化裁,方药如下:

白芍 30g	青皮 5g	陈皮 5g	浙贝母 10g
丹皮 10g	栀子 10g	天花粉 15g	瓜蒌壳 10g
海浮石 10g	鳖甲 30g	牛膝 30g	青黛 10g
三七 5g^(冲服)			

2剂,水煎服。

药后于痰中吐出死血一块,咯血即止,其妻乃求再服2剂。易方为:

柴胡 5g	郁金 6g	白芍 15g	浙贝母 10g
丹皮 10g	栀子 10g	天花粉 15g	瓜蒌壳 10g
海浮石 10g	青黛 20g	鳖甲 30g	牛膝 30g

泽泻15g　　　白及15g　　　三七5g^(冲服)

2剂,水煎服。

其后咯血未发作。患者乃出院居家调养。

[讨论]

　　本患者服药期间是待在一所三甲医院里的,山之子并未亲视诊其脉。是据病而用药,用之即效。另外,那时青黛每日10g本为山之子习惯的用量,是患者家属为加强止血效果而自行加倍的,特附记于此。

　　从技术层面上说,本方为化肝煎化裁方,主治肝郁化火,灼肺迫血之症。记得民国医家陆士谔先生在其所著《医学南针》中就记载了一个自患病案。陆先生因咯血自疗无效,经过西医治疗亦无效(想必那时候西医不如今日之先进),乃请一老中医诊治。在畅聆木火刑金之论之后,被用佐金平木法治愈。其后,陆氏才总结出学中医要"大、细、信、诚"的四字诀(大处着眼、细处入手、坚决相信、诚心学习)。山之子30岁前读《医学南针》对木火刑金证咯血究当用何方何药仍感迷茫,后读秦伯未《谦斋医学讲稿》,观秦师对景岳化肝煎评价甚高,而化肝煎乃平肝泻火之要方也,仿效用之竟得获效。亦见学习中医,功夫应下在平时,及至临证之际才能有方可用。

案2:蒲某某,男,82岁。

1974年腊月诊:因为咯血,脉象沉细略数。治分两步走。先予止血:

百草霜　　　白糖

二药兑匀,凉开水送服。

继予归脾汤加栀子、侧柏叶、阿胶、三七,水煎服。服一剂。其后未复发。

[讨论]

　　此法山之子自师伯穆建民先生处学来。其前方之百草霜,乃农村烧柴煮饭的锅底墨,其作用甚大。二方,归脾汤加味方,被穆先生称为"吐血断根药"。在山之子后来的实践中,对于由血小板减少症所引起的鼻出血,尚难以达到"断根"之效。然而从"脾统血",引血归脾,实为"健脾摄血"来看,对于妇人崩漏效果似应当更好。

案3:夏某某,男,74岁。

2015年8月21日,初诊:痰中带血2月余。无剧烈咳嗽,脉弦缓。右侧肺尖部呼吸音低。PET-CT提示:双侧上肺陈旧性钙化灶。支气管扩张。中医当按"木火刑金"论治。方选化肝煎合丹溪咳血方化裁:

柴胡 5g	郁金 6g	白芍 10g	青皮 5g
陈皮 5g	三七 3g(冲服)	旋覆花 15g	代赭石 15g
丹皮 10g	栀子 10g	诃子 15g	白茅根 30g
瓜蒌壳 10g	海浮石 15g	青黛 15g	百部 15g
百合 15g	侧柏叶 15g	仙鹤草 15g	丝瓜络 15g
花蕊石 15g	金银花 15g	鱼腥草 15g	

7剂,水煎服,熬成28袋,日服4袋。

2015年8月27日,二诊:咯血已止。前方继进,加入阿胶10g。仍每7剂熬成28袋,日服4次。以图巩固疗效。

[讨论]

类似方药在本集中已经出现过,但本患咯血两月未止,年龄偏大,为加强止血效果,故用药较重,且每日服用4次,以保持血液中之有效药物浓度,效果明显。此外,本病脉非弦数,而按"木火刑金"讨论,已经隐含"经验辨证"意味,所以不做过多的理论分析。花蕊石在使用中必须醋炒(用以取代童便炒)以起散瘀止血作用。

肺气肿案

李某某,男,76岁。

2008年9月30日,初诊:患者无明显症状,仅欲诊脉以断其是否有病。察其脉沉细数,右寸(肺脉)弱,断其有肺气肿。听诊双肺呼吸音低。患者畏服汤剂,且肺气肿为慢性病,乃以丸药治之。当肺肾同治。方药为:

西洋参10g	麦冬15g	五味子10g	地龙15g
紫菀15g	川贝母10g	天冬15g	天花粉15g
熟地黄15g	黄芪15g	桑白皮15g	丹参10g
郁金6g	桃仁6g	红花6g	龟甲15g
枸杞子15g	补骨脂10g	菟丝子15g	沉香5g
胆南星10g	天竺黄6g	桔梗6g	枳壳6g

2剂,共为细末,炼蜜为丸,每次服15g,日3服。

2009年6月24日,二诊:经X线片证实双肺透光度增强。确诊为肺气肿。总前列腺特异性抗原10ng(正常参考值为<4ng)。脉细数,两尺脉大。前方加桑螵蛸15g、琥珀6g、乌药10g、益智仁10g、怀牛膝20g。2剂,共为细末,炼蜜为丸,每次15g,日3服。

2009年10月10日,三诊:脉证同前。前方加桑白皮15g。2剂,共为细末,炼蜜为丸,每次服15g,日3服。

2010年4月28日,四诊:双肺呼吸音明显改善,复查胸片肺气肿征消失,但双肺纹理增多。原有双肾囊肿,此次复查已消失。仍以前方巩固一料。

[讨论]

以脉测证本是传统中医诊病的一种基本技能,随着现代医学检查设备与手段的发展,人们普遍认同形而下的"器变",而对传统中医所努力寻求的形而上的"道变",愈来愈觉得难以理解。山之子固然不主张现代中医在脉学上花太多功夫,但觉得要是有人矢志研究中医脉学并用于临床亦当赞赏。本例患者由于其妻长期在山之子处诊病,因而抱着试一试医生能否看出病(西医诊断的"病"才叫病,时人大多持如此认识)的心理来诊脉的。

依据其脉沉细数,判断其人阴虚;依据"独处藏奸"的理论,从其右寸独弱,判断为"肺气虚",依据其双肺呼吸音低,但无明显干、湿啰音(西医方法：肺部听诊)而断其为肺气肿。二诊时患者已经X线片证实为"肺气肿"。这种诊断过程还是颇为有趣的。

如何用药？

凡是肺气肿必定经过了一个显性或隐性的"气管炎变"过程，致使气管(当然此处指分支的小气管)中有痰阻，化痰治标就是必需的了。此为治肺。高年之人，肾气必虚，当然要补肾气。脉象细数，则阴虚内热不能排除。于是益气养阴，化痰通"管"，补肾固本的大法就出来了。在脉外之水为津液，在脉内之液为血，津凝则为痰，故略佐活血是必要的。何况，心肺同居上焦，血以载气，气能行血，活血亦有助于通气。

具体药解：

西洋参、麦冬、五味子——益气养阴，敛肺。

天花粉、川贝、胆南星、天竺黄、桑白皮——化痰。

桔梗、紫菀——止咳。

丹参、桃仁、红花、郁金——活血。

地龙——开宣肺络。

黄芪——助西洋参补肺气。

熟地、龟甲、枸杞子、补骨脂、菟丝子、沉香——补肾纳气。

枳壳配桔梗——升降气机。

天冬，配麦冬、龟甲——养阴。

二诊后加入琥珀、牛膝，是针对患者总前列腺特异性抗原10ng(正常参考值<4ng)，考虑有前列腺肥大；加桑螵蛸、乌药、益智仁，是欲改善老年前列腺疾病所致的小便淋沥症状。

通过一年零七个月的丸药缓治，获得了满意效果。其意外之收获则是患者原有双肾囊肿，经过治疗后也消失了。说明本方补中带攻，久久为功。疗效是理想的。

从方剂组合角度论，《方剂学》学得比较好的中医师应该很容易看本方是生脉散、补肺汤、人参胡桃汤等方合方后加化痰、活血、理气药构成的。因此，若有临床中医愿读本书而又想有点收获的，望先学好《方剂学》。

咽性咳嗽治验

程某某,女,59岁。

2015年12月15日,初诊:每次感冒必咳嗽难愈,病程3年。本次咳嗽已经持续1个月。咽喉壁有纵行组织增生,色红。脉弦大缓。血压130/65mmHg(今晨曾服用降压药)。

病属慢性咽炎,因外感而急性发作,宜逐外邪,散郁结,消痰瘀,扶正气。但扶正不宜补气,以气为阳,阳即火也。方用破阳行阴煎加解表散邪药。

柴胡5g	郁金6g	白芍15g	赤芍10g
桃仁6g	砂仁5g	木香12g	天冬15g
麦冬15g	石斛15g	玄参10g	荆芥10g
薄荷10g	金银花15g	连翘15g	竹叶10g
桔梗10g	射干10g	马勃6g	牛蒡子10g

5剂,水煎作7日服。

2015年12月23日,二诊:脉舌同前,咳嗽减轻。前方加海浮石20g。5剂,水煎作7日服。

其后即以此方连服15剂,病遂告愈。2016年12月因胃窦炎来治,述及去年治疗效果,依然十分满意。

[讨论]

按照中医之治疗原理,凡外感所致之病,皆须经过逐外邪、扫余邪、调气血、扶正气诸阶段。逐外邪者,扫荡强敌也;扫余邪者,清剿残匪也;调气血者,安民也;扶正气者,固藩篱以防敌兵再犯也。此中医用药之兵法。自抗生素、抗病毒药问世以来,医人多不讲此道,凡遇外感之邪,一味"镇压"而已。然而压服的结果往往是"压而不服"。于是形成机体反复外感,局部器官组织反复"发炎",反复增生,形成如瘢痕疙瘩般的组织增生,虽屡用抗生素加激素,口服或雾化吸入皆难以奏效之局。在中医看来,此属误治所致之"坏病"。即如本方之组方思路,荆芥、薄荷、金银花、连翘、竹叶，解表透邪也；射干、桔梗，开喉利咽也；柴胡、郁金、赤芍、白芍、砂仁、木香，散郁结之气；破阳行阴煎去石膏之大寒，加玄参以滋液，固护津液也。二诊中所加之海浮石，化顽痰也，终达咽后壁之结全消而咳嗽全止之效。且愈后一年未因感冒而诱发。此亦救误之一法也。

第四节　内分泌系统病案

甲亢案

案1：韩某某，女，29岁。

2006年8月19日，初诊：脉弦细数，手颤，心率110次/min。考虑甲亢。径予治甲亢方：

柴胡6g	郁金6g	白芍15g	青皮5g
陈皮5g	龙骨20g	牡蛎20g	女贞子15g
龙胆草5g	莲子心6g	茯苓10g	谷精草10g
天花粉15g	乳香5g	没药5g	香附6g
乌药6g	夏枯草15g	血竭5g(冲服)	

7剂，水煎服，每日1剂。

2006年10月14日，二诊：心率104次/min。前方化裁：

柴胡6g	郁金6g	赤芍10g	白芍15g
青皮5g	陈皮5g	牡蛎40g	龙骨15g
血竭5g	女贞子15g	莲子心6g	龙胆草5g
谷精草10g	密蒙花10g	蕤仁10g	菊花10g
夏枯草15g	香附6g	乌药6g	砂仁5g

5剂，水煎服，7日分服5剂。

2006年10月22日，三诊：心率降至90次/min，疗效明显。前方加鸡内金10g。10剂,水煎服,7日分服5剂。

2006年12月24日,四诊:心率降至86次/min。前方化裁:

柴胡6g	郁金6g	赤芍10g	白芍15g
天花粉15g	牡蛎40g	夏枯草15g	谷精草10g
密蒙花10g	枸杞子15g	蝉花10g	女贞子15g
香附6g	乌药6g	龙胆草5g	甘草3g
血竭3g(冲服)			

5剂,水煎服,7日分服5剂。

2007年5月19日,五诊:心率88次/min。查血T_3、T_4正常,促甲状腺激素低,甲状腺球蛋白抗体18.6%,甲状腺微粒体抗体12.4%。

柴胡6g	白芍15g	青皮5g	陈皮5g
天花粉15g	牡蛎40g	夏枯草15g	谷精草10g
密蒙花10g	枸杞子15g	蝉花10g	女贞子15g
香附6g	乌药6g	龙胆草5g	甘草3g

5剂,水煎服,7日分服5剂。

2007年7月1日,六诊:方药为:

柴胡6g	郁金6g	白芍15g	青皮5g
陈皮5g	牡蛎30g	薏仁10g	女贞子15g
血竭5g	龙骨20g	合欢皮15g	龙胆草5g
砂仁5g	竹茹10g	茯苓10g	甘松10g
竹叶10g	莲子心6g	僵蚕15g	香附6g
乌药6g	密蒙花10g	谷精草10g	

5剂,水煎服,7日分服5剂。

2007年8月12日,七诊:心率78次/min。为预防甲状腺结节,加用穿山甲、皂角刺以散结,考虑穿山甲气味腥臊,易于动呕,加砂仁6g、薏苡仁12g,和胃。8剂,水煎服,每2日1剂。

2007年10月21日,八诊:前方剔除眼科药组谷精草、密蒙花、薏仁。5剂,水煎服,7日分服5剂。

2007年12月2日,九诊:方药同前。

2008年2月23日,十诊:促甲状腺激素1.148mIU/L(0.35~5.0mIU/L);FT$_3$ 4.5pmol/L(2.1~6.3pmol/L);FT$_4$ 16.2pmol/L(9.5~24.5pmol/L)。甲状腺功能已完全恢复正常。方药:

柴胡6g	郁金6g	白芍15g	青皮5g
陈皮5g	天花粉15g	牡蛎30g	血竭3g
龙骨20g	黄芪15g	女贞子15g	香附6g
乌药6g	薏苡仁10g	夏枯草15g	白蒺藜15g

5剂,水煎服,7日分服5剂。

2008年4月20日,十一诊:病情稳定,制丸以巩固疗效。

柴胡6g	郁金6g	白芍15g	青皮5g
陈皮5g	牡蛎30g	薏仁10g	女贞子15g
血竭5g	龙骨20g	合欢皮15g	龙胆草5g
砂仁5g	竹茹10g	茯苓10g	甘松10g
竹叶10g	莲子心6g	僵蚕15g	香附6g
旱莲草15g	丹参10g	乌药6g	当归10g
黄芪15g			

5剂,共为细末,炼蜜为丸,每次服15g,日3服。

[讨论]

关于本例的诊断,在甲状腺激素尚未查出之前,山之子即已经按照甲亢进行治疗,并且嘱咐患者去有条件的医院做相关检查,是依据患者心动过速、手颤明显两大症状,且能排除外感性疾病所致的邪正相争,发热脉数,此处并非显示山之子的"奇能",只是由此提醒从事中医工作的同道,掌握西医疾病诊疗常识,对于中医临床而言是有益无害的,只要不喧宾夺主就好。

关于本病治疗方药的思路:

柴胡、郁金、白芍、青皮、陈皮——是仿景岳化肝煎而化裁之，以解决肝郁－气滞－火郁－痰凝的病机问题。因为甲状腺位于肝经循行部位，且甲亢患者又常有情绪易于激动（易怒）的肝郁化火的证候特征。

血竭——为治疗甲亢的经验用药，临床上早就有用血竭单味药治疗甲亢的报道。

女贞子、旱莲草、丹参、龙骨、牡蛎——是湖南省某医院治疗甲亢的一个经验方。山之子通过阅读中医药类杂志学来。

重用牡蛎是从他人经验学来。

密蒙花、谷精草、蕤仁——山之子称其为"眼科药组"。亦可视为一个"小方"。论及药组，山之子亦常喜用"药组"加减组方用药。因为用药组再组成复方，则药味较多。君臣佐使，往往实难精确论之。

关于本病的疗效，本例患者未用一粒西药，终获痊愈，足以说明单独应用中医中药是能够治好本病的。

案2：苟某某，女，29岁。

2012年2月25日，初诊：今年1月1日于怀孕2个月后自发性流产，现要求调理。脉细数有力，心率138次/min。手颤明显。建议查甲状腺相关激素。处方先按甲亢与之：

柴胡6g	郁金6g	白芍15g	青皮5g
陈皮5g	牡蛎30g	甘草3g	天花粉15g
血竭3g^{（冲服）}	女贞子15g	旱莲草15g	西洋参5g
乌药6g	延胡索6g	白及15g	香附6g
黄芪15g	薏苡仁12g	砂仁5g	木香12g
龙胆草5g	黄连5g		

5剂，水煎服，7日分服5剂。

2012年3月6日，二诊：查血已确诊为甲亢。心率127次/min。脉沉细数。首诊方加丹参15g以养血安神。9剂，水煎服，7日分服5剂。

2012 年 3 月 17 日, 三诊: 脉沉细数。心率 130 次 /min, 无心悸感。首诊方加丹参 15g、莲子心 10g 以养血清热宁神。10 剂, 水煎服, 7 日分服 5 剂。

2012 年 3 月 31 日, 四诊: 心率 120 次 /min, 不感心慌。脉沉细数。因为月经量少, 加用桃仁 6g、益母草 15g 以活血通经。原方之白及停用, 因白及为敛疮之药, 用其散甲状腺之肿结, 效果并不快, 故去之。10 剂, 水煎服, 7 日分服 5 剂。

2012 年 4 月 14 日, 五诊: 自数心率为 90 次 /min, 不感心慌。脉沉细略数。仍以首诊方, 加丹参 15g、莲子心 10g 清心养血; 桃仁 6g、益母草 15g 活血调经。10 剂, 水煎服, 7 日分服 5 剂。

2012 年 4 月 28 日, 六诊: 心率已缓, 但睡眠欠佳。首诊方加丹参 20g、莲子心 10g、黄连 6g 清心宁神; 合欢皮 30g 解郁安神; 酸枣仁 20g 养心安神; 龙骨 30g 合牡蛎 40g 镇心安神。10 剂, 水煎服, 7 日分服 5 剂。

2012 年 5 月 12 日, 七诊: 主证同前, 舌苔根部略腻, 六诊方加枇杷叶 6g, 开肺利气, 以化湿气。

2012 年 5 月 25 日, 八诊: 自数心率为 85 次 /min, 不感心慌。脉沉略数。首诊方加丹参 20g、酸枣仁 20g 养心安神; 莲子心 10g、黄连 10g、地骨皮 30g 清心安神; 龙骨 30g 合牡蛎 40g, 镇心安神。

2012 年 6 月 9 日, 九诊: 诸症未变, 处理照旧。10 剂, 水煎服, 7 日分服 5 剂。

2012 年 6 月 24 日, 十诊: 方药同前。10 剂, 水煎服, 7 日分服 5 剂。

2012 年 7 月 11 日, 十一诊: 脉沉细略数, 前方加石斛 20g, 加强养阴作用。20 剂, 水煎服, 7 日分服 5 剂。

2012 年 8 月 25 日, 十二诊: 脉沉细数。自数心率每分钟 70 次左右。经前乳房发胀。前方加橘核 20g、荔枝核 20g 疏肝理气通络。10 剂, 水煎服, 7 日分服 5 剂。

2012 年 9 月 8 日, 十三诊: 脉沉细略数。自数心率每分钟 70 次左右。高灵敏促甲状腺激素 0.09mIU/L(0.35 ~ 3.5mIU/L), 提示仍有甲亢倾向。10 剂, 水煎服, 7 日分服 5 剂。

2012 年 10 月 5 日, 十四诊: 脉沉细略数。方药调整为:

柴胡 6g	郁金 6g	白芍 15g	青皮 5g
陈皮 5g	荔枝核 15g	胆南星 10g	牡蛎 50g
血竭 5g^(冲服)	女贞子 15g	旱莲草 15g	西洋参 10g
乌药 6g	香附 6g	黄芪 15g	砂仁 5g
木香 12g	龙胆草 10g	甘草 5g	丹参 12g
莲子心 10g	地骨皮 15g	龙骨 15g	石斛 15g
橘核 15g			

10 剂,水煎服,7 日分服 5 剂。

2012 年 10 月 27 日,十五诊:前方牡蛎减至 40g,20 剂,水煎服,7 日分服 5 剂。

2012 年 12 月 4 日,十六诊:复查甲状腺功能已经完全正常。前方加淫羊藿 12g 以振奋肾气。10 剂,水煎服,7 日分服 5 剂。停药,备孕。1个月后,怀孕。后顺产一婴。

[讨论]

关于本病的诊断,患者初诊不过是因为自发性流产后自感可能有"气血虚弱"需要调理而来就诊。根据其心率每分钟 130 次以上,伴有明显手颤,拟诊甲亢,即以平素治疗甲亢的方药处置之,同时嘱其赴有条件的医院查甲状腺素,结果证实为甲亢。

关于本病的中医辨证思路,可参见前一个甲亢案。

随证加减用药法:对于心率过快,恩师夏度衡教授主张用清肝火药,尤其推崇龙胆草。山之子在导师经验基础上,往往加用黄连、莲子心、地骨皮之类清心药以加强清心降火之力,体现心肝同治原则。

伴有失眠,则常从四端考虑用药。清心安神,黄连、莲子心之属;养心安神,丹参、酸枣仁之属;镇心安神,龙骨、牡蛎之属;解郁安神,柴胡、合欢皮之属。

其伴有月经量少者,视其年龄,既往怀孕次数多寡,有无痛经,有无月经前乳房胀痛,而分辨其虚实,酌加少许药味兼顾之。

关于本病的疗效。疗效是确实的,患者因为要在调理结束后急于怀孕,故整个疗程未用一粒西药。疗程完成后,患者即怀孕,且其后顺产,患者对此颇为满意。

桥本甲状腺炎案

杨某某,女,31岁。

因月经紊乱,寐差,神疲。在某院查内分泌诊为"桥本甲状腺炎"。2006年10月27日查:FT$_3$ 2.55pmol/L(2.3~4.2pmol/L),FT$_4$ 1.13pmol/L(0.89~1.8pmol/L);促甲状腺激素5.08mIU/L(0.35~5.0mIU/L);甲状腺球蛋白抗体40.3IU/L(<60IU/L);甲状腺微粒体抗体1 050IU/L(0~35IU/L)。西医内分泌科医师认为本病无药可治。因欲受孕,恐甲状腺微粒体抗体滴度太高,对胎儿有影响,于2006年10月28日来求治。中医宜从失眠、神疲入手,予疏宁养镇汤(自拟方)化裁,方药:

柴胡6g	郁金6g	合欢皮15g	白芍15g
酸枣仁15g	菊花6g	白薇15g	远志5g
石菖蒲10g	甘松10g	竹叶10g	莲子心6g
茯苓10g	青蒿6g	香附6g	乌药6g

5剂,水煎服,7日分服5剂。

自拟疏宁养镇汤用药:

柴胡6g	郁金6g	合欢皮15g	白芍15g
酸枣仁15g	龟甲15g	白薇15g	远志5g
石菖蒲10g	甘松10g	竹叶10g	莲子心6g
茯苓10g	灯心草6g	蝉蜕5g$^{(去头足)}$	

2006年11月4日,二诊:其舌根部有腻苔,加薏苡仁12g、枇杷叶6g以化湿气。

2006年11月12日,三诊:胁胀,加青皮6g、陈皮6g疏肝理气止痛。

2006年11月19日,四诊:胁胀好转,去青皮、陈皮,月经欲行未行,加仙茅10g、淫羊藿10g以补肾气。

柴胡 6g	郁金 6g	合欢皮 15g	白芍 15g
酸枣仁 15g	菊花 6g	白薇 15g	远志 5g
石菖蒲 10g	甘松 10g	竹叶 10g	莲子心 6g
茯苓 10g	青蒿 6g	香附 6g	乌药 6g
薏苡仁 10g	枇杷叶 5g	仙茅 10g	淫羊藿 10g

5 剂，水煎服，7 日分服 5 剂。

2006 年 11 月 26 日，五诊：因为月经紊乱（一月之内月经二行），患者十分紧张，予傅青主定经汤合自拟疏宁养镇汤加减，方药如下：

当归 10g	白芍 15g	菟丝子 15g	熟地黄 15g
山药 10g	茯苓 10g	柴胡 6g	郁金 6g
合欢皮 15g	香附 6g	乌药 6g	酸枣仁 15g
白薇 15g	远志 5g	石菖蒲 10g	龙骨 15g
牡蛎 15g	阿胶 15g	甘松 10g	竹叶 10g
莲子心 6g	荆芥炭 5g		

5 剂，水煎服，7 日分服 5 剂。

2006 年 12 月 3 日，六诊：经行不畅，定经汤合疏宁养镇汤加味，方药如下：

当归 10g	白芍 15g	菟丝子 15g	熟地黄 15g
茯苓 10g	柴胡 6g	郁金 6g	荆芥 6g
防风 10g	青皮 5g	陈皮 5g	合欢皮 15g
远志 5g	石菖蒲 10g	阿胶 10g	酸枣仁 15g
枸杞子 15g	白薇 15g	甘松 10g	竹叶 6g
香附 6g	乌药 6g	橘核 15g	蒲黄 6g
泽兰 6g			

5 剂，水煎服，7 日分服 5 剂。

2006 年 12 月 16 日，七诊：月经已净，苔微腻，定经汤合疏宁养镇汤加味，方药如下：

当归 10g	白芍 15g	菟丝子 15g	熟地黄 15g
山药 12g	茯苓 10g	荆芥 5g	柴胡 6g
郁金 6g	合欢皮 15g	阿胶 10g	酸枣仁 15g
香附 6g	白薇 15g	远志 5g	石菖蒲 10g
龙骨 15g	牡蛎 15g	甘松 10g	竹叶 10g
莲子心 6g	法半夏 5g	薏苡仁 10g	枇杷叶 5g
乌药 6g			

5剂,水煎服,7日分服5剂。

2007年1月18日,八诊:上月22日复查甲状腺微粒体抗体35.50IU/L(0~35IU/L),内分泌科医师闻之每以为奇。药方如下:

熟地黄 15g	当归 10g	菟丝子 15g	山药 10g
茯苓 10g	荆芥 5g	黄芪 15g	杏仁 6g
柴胡 6g	郁金 6g	白芍 15g	合欢皮 15g
香附 6g	乌药 6g	酸枣仁 15g	白薇 15g
远志 5g	石菖蒲 10g	牡蛎 15g	龙骨 15g
竹叶 10g	甘松 10g	莲子心 6g	龙胆草 5g
谷精草 10g	密蒙花 10g	鸡内金 6g	枸杞子 15g

5剂,水煎服,7日分服5剂。

2007年1月30日,九诊:前方去化湿之杏仁,加女贞子30g、五味子12g养阴安神,香附10g、乌药10g疏肝理气,法半夏6g化痰散结。5剂,水煎服,7日分服5剂。

[讨论]

中医临床方药应用总离不开理性思维。思维,即太仓公"医者意也"之"意",对于甲亢,我们有常用验方"柴胡、郁金、白芍、青皮、陈皮、生牡蛎、生龙骨、血竭、龙胆草、乳香、没药、香附、乌药"。对于甲状腺炎无临床突出症状者,应当如何思维?

(1)甲状腺所在经络:甲状腺位于肝经循行部位,此乃肝经病也。

（2）女子多郁怒：女子多见此病。叶天士谓"女子以肝为先天"，且女子大多性情多急易怒，"怒为肝志"。

（3）睡眠与肝魂相关：本例患者以寐差、乏力为主证。陈修园《医学实在易》："不寐《内经》论最详，肝魂招纳枣仁汤。"以不寐属肝魂失于潜藏之理论，本于《内经》；乏力，气虚之象也。

（4）所欲不遂肝必郁：患者已婚，其夫远在边疆，心绪难佳也。

据上述四点，予疏宁养镇汤，获效甚佳，经治3月，甲状腺微粒体抗体从1 050IU/L降至35.50IU/L（正常参考值为0～35IU/L），效果是很明显的。

第五节　风湿免疫系统病案

类风湿关节炎，心肝肾损害重症轻药扶正验案

杨某，女，59岁。

2006年3月初诊：患类风湿关节炎20余年。中西药遍尝。现双手关节已经畸形，心、肝、肾功能俱有损害。纳寐皆差，舌淡，脉弱。

此际若按普通治痹证套法，予养血祛风、健脾除湿甚至重剂蠲痹之治。势必正气愈亏，脏腑愈损，徒然促其死期耳！用药诚难，首宜扶正。用方如下：

太子参15g	炒白术6g	山药10g	当归10g
熟地黄10g	白芍15g	伸筋草15g	龟甲10g
砂仁5g	鸡内金6g	陈皮5g	鸡血藤15g
山茱萸10g	补骨脂5g	楮实子15g	

水煎服，每日1剂。

坚持以本方进退服1月余，身痛自止。精神、血色转佳，睡眠亦香。患者极赞其方之特效，命山之子以"华佗再世"。虽属过誉，但患者曾去

北京某知名医院治过,西医专家们对其肝肾功能损害已感束手无策,返渝又曾求治于某医学会会长(此老著述颇丰),屡用酸枣仁之属以求安眠,竟未获一效。则此方之思路较为符合患者病情自是不容置疑,故录之以备参考。

多发性肌炎治验

朱某某,女,20岁。

2001年5月初诊:患者因全身无力伴近端肢带肌疼痛2年余,先后在多家中西医院治疗达2年之久,费用已达6万余元,未效,尤其在某院针灸科住院1个月,肌酸激酶由入院时之200U/L增至2 000U/L,患者之夫携患者出院。该病属于有生命危险的重病,必须果断使用大剂量激素,且撤药停药不宜太快,加用中药补气阴、益肺肾、解毒化痰、祛风振肌,必要时扶正泄浊,方能有效。即按此方案治疗,1周后患者去重庆某部队三甲医院复查,肌酸激酶值已经接近正常,但患者症状尚未觉丝毫改善,乃听信该院"劝告",停用一切中西药物,进行血浆置换治疗。

血浆置换期间,果然一切皆如常人,然出院不到1周,全身无力、肌肉疼痛皆与血浆置换前完全相同。医乃谓患者:"重庆已无能治你此病的医院,也无能治此病的医生,你是否去上海试一试?"患者不得已乃重返祈求山之子治疗。

既已用过"最新疗法"而无效,不得不重剂以为功。补清消化解毒汤(自拟方)主之:

黄芪 30g	山茱萸 12g	白芍 15g	龟甲 15g
金银花 60g	黄连 6g	黄芩 6g	栀子 6g
黄柏 6g	筋骨草 15g	青藤香 15g	鸡内金 10g
乳香 5g	没药 5g	蜈蚣 3g	徐长卿 15g
秦艽 10g	苦参 15g	刺猬皮 15g	

[制方大意]

黄芪、山茱萸、白芍、龟甲——系从孙一奎《赤水玄珠》中学来,为补敛兼行之方;

黄连解毒汤加金银花——清热解毒；

筋骨草、青藤香、徐长卿、秦艽——祛风除湿；

乳香、没药——理气活血止痛；

蜈蚣——振肌祛风；

鸡内金——消食健脾；

刺猬皮——用以代替彝医之黄鼠狼皮（此药为治疗红斑狼疮之要药）。实际上秦艽、苦参、刺猬皮、徐长卿，为治疗狼疮性关节炎之重要药组。多发性肌炎为红斑狼疮之同族病（皆为自身免疫性结缔组织病）。

此方连服9剂，即服"早夺汤"1剂。1周后患者肌力明显增强，1个月内肌力完全恢复正常。中药逐渐减量，治疗8个月，停用所有药物，临床治愈。复查肌酸激酶均在正常范围内。停药后3个月，复查肌酸激酶超过正常值，予早夺汤数剂，即降至正常，以后未再服药。其后夫妇又购买新房，生育孩子，真皆大欢喜。

此病各大医院的教训如下：①激素应用未到足量；②减停激素过快；③未加用免疫抑制剂协助减停激素；④中药不用或用得太轻。

成人斯蒂尔病病案

王某某，女，45岁。

2014年3月1日，初诊：因四肢大小关节肿痛7月余，在某三甲医院诊断为成人斯蒂尔病。目前在服用泼尼松50mg/d维持。现无明显关节疼痛，但心率快，手颤明显。舌尖红，脉弦数。听诊：心率108次/min，肺清。血常规示白细胞显著增高，$50×10^9$/L以上。用药：

西洋参10g	麦冬15g	五味子10g	天花粉30g
牡蛎15g	金银花30g	连翘15g	蒲公英15g
夏枯草15g	田基黄15g	垂盆草15g	半边莲15g
半枝莲15g	木鳖子15g	胆南星12g	天竺黄10g
土鳖虫5g	桃仁6g	威灵仙15g	龙胆草5g

青黛 15g　　　石斛 15g　　　天冬 15g　　　车前子 10g

砂仁 5g　　　　木香 12g

5 剂,水煎服,7 日分服 5 剂。

在本病中土鳖虫只用 5g,为相对小剂量,畏其动血也。金银花、连翘、蒲公英、夏枯草、青黛清热解毒;田基黄、垂盆草、半边莲、半枝莲清热利湿、保肝,以防病损及肝也;天冬、石斛养阴;砂仁、木香理气和胃,以防寒凉药伤脾滞胃。

2014 年 3 月 13 日,二诊:脉证同前,建议递减泼尼松的服用量,每周递减 5mg。因睡眠较差,原方减去砂仁、木香,加丹参 30g、龙骨 30g、陈皮 6g。5 剂,水煎服,每剂药服 2 天。

2014 年 3 月 25 日,三诊:目前在服泼尼松 40mg/d。脉象仍然沉滑数。闭经已经 2 个月,既往孕 6 产 1,二诊方加泽兰 12g、益母草 30g 活血通经。5 剂,水煎作 10 天服。

2014 年 4 月 9 日,四诊:泼尼松量减至 35mg/d。中药处方不变,但土鳖虫用 10g 每剂。5 剂,水煎作 10 日服。

2014 年 4 月 26 日,五诊:泼尼松减至 30mg/d。闭经 3 个月。四诊方加大黄 3g(酒炒)。5 剂,水煎服,每剂作 2 日服。

2014 年 5 月 4 日,六诊:成人斯蒂尔病,目前仍服用泼尼松 22.5mg/d 维持。脉象沉滑略数。已闭 3 月之月经复通,但量少。心率 88 次 /min。仍用五诊方。金银花用量为每剂 50g,余药不变。5 剂,水煎作 10 日服。

2014 年 6 月 1 日,七诊:泼尼松减量至 15mg/d。心率 82 次 /min。中药仍用六诊方。金银花减为 40g 每剂。5 剂,水煎作 10 日服。

2014 年 6 月 26 日,八诊:泼尼松仍以 15mg/d 维持。心率 82 次 /min。中药仍用七诊方。5 剂,水煎作 10 日服。

2014 年 7 月 9 日,九诊:泼尼松已减至 10mg/d。偶感肘、膝关节痛。中药用八诊方。金银花减为 30g 每剂。5 剂,水煎作 10 日服。

2014 年 7 月 26 日,十诊:月经已行 2 次,经量较为正常。查血白细胞 $12 \times 10^9/L$,较前大有下降。改前方金银花用量为 40g,加野菊花 20g。5 剂,水煎作 10 日服。

2014年8月29日,十一诊:泼尼松已减量为5mg/d。中药守方继进。

2015年2月2日,十二诊:激素全停已经4个半月。月经正常,偶有肘、膝关节微痛。脉沉滑略数,处方调整为生脉清消软活汤去桃仁,加味如下:

金银花60g	连翘30g	蒲公英30g	夏枯草30g
田基黄30g	垂盆草30g	半边莲30g	半枝莲30g
木鳖子30g	胆南星20g	天竺黄12g	龙胆草6g
青黛30g	石斛30g	天冬30g	车前子15g
益母草30g	龙骨30g	陈皮6g	丹参15g
羌活6g			

5剂,水煎作10日服。

2015年3月14日,十三诊:完全停用泼尼松已经5个半月,舌尖嫩红,脉象沉细略数。月经较为正常。但停泼尼松5个月后,正值开春,病情稍有反复。本次月经未按时来潮。血常规提示白细胞计数达20×10^9/L。仍用十二诊方,木鳖子减量为20g,余药同前。5剂,水煎,分作10日服。

2015年4月8日,十四诊:3月26日月经来潮,量不多。仍用前方,即生脉清消软活汤加味如下:金银花、连翘、蒲公英、夏枯草、青黛清热解毒;田基黄、垂盆草、半边莲、半枝莲清热利湿;石斛、天冬养阴生津;丹参、龙骨、牡蛎养心安神;胆南星、天竺黄、天花粉化痰,一以安神,一以散结;木鳖子消瘀散结。除金银花为每剂60g外,余药皆为常规用量。5剂,水煎,分作10日服。

2015年5月5日,十五诊:4月15日月经再行,经量较前增多,原方不变。

2015年6月5日,十六诊:前方5剂服用了一月,守方。5剂,水煎,作一月服。

2015年7月7日,十七诊:7月4日复查血常规,白细胞为12×10^9/L。脉象沉缓。前方金银花减量为50g,加生地黄20g。5剂,水煎服,作一月之量。

2015年8月8日,十八诊:脉象沉缓。金银花减量为40g,余药不变。5剂,水煎,作一月服。

2015年9月4日,十九诊:脉象沉缓。守方。5剂,水煎,作一月服。

2015年10月16日,二十诊:脉象沉缓。10月4日复查血常规已经完全正常。原方,5剂,水煎,作一月服。

临床治愈,停药。

[讨论]

在治疗之后来回顾治疗过程,并无出奇之处,但在患者刚来就诊之时,则是医患双方都捏着一把汗。患者血常规中之白细胞高达50×10^9/L以上。因为服用大剂量激素未表现明显关节疼痛症状,但失眠、心慌、经闭都是突出的症状;泼尼松从来诊时的50mg/d,经过8个月的逐渐递减终至全停。在激素全停4个半月后的第十二诊,用药剂量反而比前面几诊剂量大,是因为担心激素全停后病情可能反跳。以后随病情之轻重而调整剂量。激素全停后的1年中,完全采用中医药治疗。临床症状及血常规指标终达正常,疗效是看得见的。处方用药的思路在病案中已有体现,不再重复。

重症肌无力案

案1:王某某,女,20岁。

2007年6月2日,初诊:患者于今年2月因全身无力及一侧上睑下垂,吞咽困难,在昆明某医院确诊为"重症肌无力(全身型)"。经用甲泼尼龙冲击疗法,症状有所缓解后出院,现慕山之子之医名前来求治。因仍有一侧上睑下垂,考虑中气下陷,肝升不及,伴有肾精不足,予补益中气,祛风升阳,补肾养肝明目合法。方用加味补中益气汤:

黄芪 40g	党参 15g	白术 15g	红参 5g^(蒸冲)
山药 15g	当归 10g	升麻 5g	柴胡 5g
陈皮 5g	鸡内金 6g	谷精草 10g	蕤仁 10g
密蒙花 10g	山茱萸 10g	甘草 6g	木瓜 10g

10剂,水煎服,7日分服5剂。

2007 年 6 月 23 日,二诊:主证同前,无腹胀。前方黄芪增量至 60g,加萆薢 12g、砂仁 6g。10 剂,水煎服,7 日分服 5 剂。用萆薢,取其降湿壮骨之功;加砂仁,理气以助脾运。

2007 年 7 月 14 日,三诊:颈部乏力症状较前减轻。前方去砂仁。10 剂,水煎服,7 日分服 5 剂。

2007 年 8 月 26 日,四诊:上睑下垂明显减轻。舌质偏红薄。红参易为西洋参 8g。10 剂,水煎服,7 日分服 5 剂。

2007 年 9 月 22 日,五诊:主证同前。补气之力宜加强。方药为:

黄芪 60g	西洋参 8g^(蒸冲)	党参 15g	白术 15g
当归 10g	升麻 6g	柴胡 6g	甘草 5g
白芍 15g	山茱萸 10g	谷精草 10g	蝉花 6g
薏仁 6g	密蒙花 6g	鸡内金 10g	萆薢 10g
木瓜 10g	山药 12g	陈皮 5g	

10 剂,水煎服,7 日分服 5 剂。

2007 年 10 月 20 日,六诊:主证同前,于五诊方加防风 6g,所谓"风以动之"之意。10 剂,水煎服,7 日分服 5 剂。

2007 年 11 月 10 日,七诊:主证同前,于前方加桔梗 10g。《医学衷中参西录》张锡纯氏用桔梗于升陷汤中盖取其升提之意。

2007 年 12 月 9 日,八诊:因为纳食略呆,前方去山茱萸,加砂仁 6g、白豆蔻 12g、神曲 15g、藿香 12g。10 剂,水煎服,7 日分服 5 剂。

2007 年 12 月 30 日,九诊:气候转寒,前方西洋参易为红参。10 剂,水煎服,7 日分服 5 剂。

2008 年 2 月 24 日,十诊:方药同前。

2008 年 3 月 29 日,十一诊:前方加熟地黄 30g,养血填精。10 剂,水煎服,7 日分服 5 剂。

2008 年 5 月 3 日,十二诊:气候渐转温热,红参降为 4g,加用西洋参 4g。余药同前,10 剂。因有外感,先服治标方 7 剂。治标方药为:

荆芥 6g	薄荷 6g	射干 6g	马勃 5g
桔梗 6g	金银花 15g	连翘 15g	苦参 15g
甘草 3g	板蓝根 15g	青黛 15g	

7剂,水煎服,每日1剂。

2008年6月1日,十三诊:气候偏于多雨,前方加苍术12g。10剂,水煎服,7日分服5剂。

2008年7月13日,十四诊:方药同十三诊。10剂,水煎服,7日分服5剂。

2008年8月16日,十五诊:仍伴有双肘部乏力。前方加乌贼骨20g、萆薢12g。10剂,水煎服,7日分服5剂。

2008年9月13日,十六诊:脉象细数,心率105次/min,咽不痛。左眼视物有重影。加龙骨15g、牡蛎15g、莲子心6g清心安神。具体方药为:

黄芪 60g	西洋参 8g	红参 8g	党参 15g
白术 15g	当归 10g	龙胆草 5g	陈皮 5g
升麻 5g	柴胡 5g	甘草 6g	谷精草 10g
密蒙花 10g	薏仁 10g	龟甲 15g	乌梢蛇 15g
刺猬皮 15g	鸡内金 6g	牡蛎 15g	龙骨 15g
萆薢 10g	莲子心 6g		

10剂,水煎服,7日分服5剂。

乌梢蛇祛风振肌,刺猬皮取代黄鼠狼皮(彝医用其治疗红斑狼疮),其有缓慢而不剧烈的免疫抑制作用乎?副作用远逊于糖皮质激素。山之子常用于红斑狼疮、硬皮病、重症肌无力等自身免疫病的治疗。

2008年10月18日,十七诊:心率78次/min,左眼之重影减轻,脉细缓无力。前方去西洋参、莲子心。红参增用至10g,加山药15g。10剂,水煎服,7日分服5剂。

2008年11月28日,十八诊:病情稳定,患者未亲临就诊,由其父带药回家服用。原方10剂,供一月服用。

2008 年 12 月 21 日,十九诊:用药同前,10 剂药服用一月。平均每剂中药服用 3 天。

2009 年 2 月 22 日,二十诊:用药同前。10 剂,服用一月。

2009 年 4 月 12 日,二十一诊:方药同前。10 剂药,服用一月。

2009 年 4 月 14 日,二十二诊:因为皮肤瘙痒,临时使用清热凉血药。方药如下:

生地黄 15g	牡丹皮 10g	水牛角 15g	赤芍 15g
黄连 5g	黄芩 6g	黄柏 10g	栀子 10g
秦艽 10g	苦参 15g	车前子 15g	侧柏叶 15g
桃仁 6g	甘草 3g		

3 剂,水煎服,每日 1 剂。

2009 年 5 月 23 日,二十三诊:气候转暖,加之患者有皮肤轻微瘙痒症状。基础方去红参,加用西洋参。具体方药为:

黄芪 50g	西洋参 10g	党参 15g	白术 15g
当归 10g	陈皮 5g	柴胡 5g	甘草 6g
谷精草 10g	密蒙花 10g	蕤仁 10g	牡丹皮 10g
乌梢蛇 15g	刺猬皮 15g	鸡内金 6g	牡蛎 15g
龙骨 15g	萆薢 10g	山药 12g	薏苡仁 15g

10 剂,水煎服,每 3 日服 1 剂。

为提高中药敏感性,加用大灸一次。

2009 年 6 月 28 日,二十四诊:上眼睑下垂症状已无,加用凌霄花 20g,逐瘀凉血,以治其皮肤微痒兼症。加做大灸一次。

2009 年 9 月 13 日,二十五诊:方药不变。大灸一次。中药 10 剂,水煎服,每剂分服 3 天。

以后每月取中药 10 剂,水煎服。

至 2010 年 5 月 25 日,完全停药,病情稳定。

[讨论]

重症肌无力是一种临床上病情较重、较为难治的自身免疫性疾病。全身型重症肌无力可以表现为全身无力,语声低微,吞咽无力,眼睑下垂,甚至呼吸肌麻痹而不能呼吸,有生命危险。当此之时,除口服溴吡斯的明外,采用大剂量甲泼尼龙冲击疗法或静脉滴注丙种球蛋白等方法抢救病人生命是十分必要的。但极其危重的阶段过去之后,使用中医中药来固本培元就非常重要了。

本例患者为全身型重症肌无力,在昆明市打工时发病,在某三甲医院抢救后,患者仍然不能走动,其父母携其返回慕江途中,正好遇上一位被山之子治愈的朱姓多发性肌炎患者。通过朱氏介绍其来诊治。

关于重症肌无力的中医病名与辨证。病名近似于中医"痿证－肌痿"。辨证大多从脾肺气虚立论。也有从肾虚立论者,但从肝论治国内尚不多见。

从气虚角度说,无力者,气虚之征也。五脏中与气密切相关的三脏为肺、脾、肾,以肺主一身之气,为元气之本;脾为气血生化之元,亦称"脾生气";肾为气之根而能纳气,故大补中气而升提下陷为治重症肌无力之常法,补中益气汤为最常用的基础方。

眼科药组:密蒙花、谷精草、蕤仁,无论眼疾之属外感、内伤者,皆可加用。

国内中医治疗重症肌无力,有从肾论治者,虽然这方面的报道不多,但毕竟还是有的。在山之子看来,重症肌无力患者既然在西医那里被考虑为自身免疫亢进所致,而自身免疫性疾病大多与遗传有关,遗传来自先天,先天从何而治?中医认为肾为先天之本,所以可以从肾论治,而并非一定要有性欲减退、阳痿不举、遗精早泄、遗尿或尿频等标准肾虚症状方可使用补肾药。本案中选用山茱萸、龟甲两味补肾药,以山茱萸不仅能补肾,而且味带酸涩,能收摄肾中精气;龟甲则不仅能补肾阴,且能坚筋骨。肌肉附于筋骨,筋骨坚强则肌肉伸缩有力,故加此二味。

关于补气药黄芪重用的思路。据山之子的观察,肌无力患者对黄芪的耐受性高于普通患者,即非肌无力的气虚患者。通常的气虚证患者用黄芪日久,往往会产生脘腹胀满之副作用,而重症肌无力患者则多数重用黄芪相当长的时间也不易出现脘腹胀满的副作用。这提示气虚确实是重症肌无力最关键的病机。

关于升麻使用日久可能会产生皮肤瘙痒的副作用问题。从本案来看,升麻久用是有可能产生皮肤瘙痒的。

关于大灸疗法的使用。《岳美中医话》中专门介绍了大灸疗法,用于治疗虚弱大症。本案患者最后在三个月中每月做了一次大灸,从山之子的有限例数的观察看,大灸疗法对于提高内服补益剂的敏感性确实是有帮助的。

案2:一儿,三岁。

1999年4月19日。补记:眼肌型肌无力,用溴吡斯的明口服治疗。其父为西医外科医师,因虑其副作用,经李孝昭老师介绍前来治疗。予补中益气汤加味:

黄芪 6g	党参 6g	白术 6g	当归 5g
升麻 5g	柴胡 5g	僵蚕 6g	木瓜 5g
白芍 6g	鸡内金 5g		

水煎服,每日1剂。

口干时,加石膏、知母;下唇见"虫粒"时,去石膏、知母,加黄连、川椒、乌梅。

服一月而溴吡斯的明全停。到补记此案时,已全停西药三个月,仍以上方维持巩固。

此例为山之子治疗的首例重症肌无力患者。患儿之父本为西医外科医师,为了验证中药的疗效,患儿之父逐渐停其原用之西药。所幸得愈。

第六节 肝胆病病案

胆总管下段结石验案

闵某某,男,64 岁。

2015 年 8 月 11 日,初诊:来就诊前因"胰腺炎"住重庆某医院治疗。彩超提示胆总管下段结石,大小约 0.7cm,脉象沉缓。径予下石方:

柴胡 10g	金钱草 30g	海金沙 15g	蒲公英 20g
白芍 20g	栀子 10g	白茅根 30g	藕节 20g
石韦 20g	木香 12g	砂仁 5g	川楝子 6g
延胡索 12g	甘草 3g	滑石 30g	木通 10g
大蓟 20g	小蓟 20g	茵陈 15g	

5 剂,水煎服。

制方大意:此方为大柴胡汤的化裁方,柴胡、白芍平肝缓急;金钱草、海金沙,为"结石通"药组;加滑石、木通通利滑窍;大蓟、小蓟清热凉血;木香、川楝子、延胡索理气止痛;茵陈预防因结石阻滞胆汁排泄"倒灌"所致之黄疸。

在西医要求"禁食"的条件下,连服中药 7 天,结石排出而病愈。

肝硬化咯血案

於某某,男,49 岁。

1993 年 9 月 18 日,初诊:去年发现"肝硬化",经 B 超证实有肝脾大。某副主任医师谓其人"不出三月必死",经山之子以柔肝利湿法治愈。今年再发,医院 B 超提示"胆管下段占位性病变",咯血鲜红,量多,口臭异常,舌质红,脉象弦数有力。此龙雷火动,予直折肝火,佐以滋阴法:

当归 10g	黄连 6g	黄芩 6g	黄柏 12g
大黄 5g	龙胆草 6g	鳖甲 6g	生地黄 15g

牛膝 15g　　　白芍 15g　　　青皮 6g　　　丹皮 10g

甘草 3g

3 剂,水煎服,每日 1 剂。

此方首剂服后其咯血即止,口臭顿除。

[讨论]

　　经西医 B 超证实原有肝脾肿大,现在又有"胆管下段占位性病变",则不仅为肝硬化,且有肿瘤形成的可能,是解剖学上确切的肝脏病变。咯血鲜红、量多,口臭异常,舌质红,脉弦数有力,显系肝火炽盛,迫血妄行。故取当归龙荟丸加减以直折龙雷之火。

　　方中黄芩、黄连、黄柏、龙胆草苦寒清热;大黄泻火;当归、生地黄、白芍养血柔肝;青皮破气疏肝;丹皮凉血散瘀;牛膝引血下行;甘草调和诸药。共奏苦寒直折,泻火凉血之功。方中未用白茅根、藕节、侧柏叶之类凉血止血专药,只用对因的降火降气之品,同样取得了止血之效,足见临床论治、审证求因、对因论治比对症治疗更重要。

　　附记:1994 年(即诊治本案之次年)秋,山之子赴山东中医药大学读博,寒假归来,患者已经故去。诚然,以患者之病,已经考虑肝癌的可能性,即使山之子仍然在渝,仍治其病,亦未必能愈。但自从 1992 年确诊肝硬化以后,在患者不遵医嘱,仍然坚持饮酒的情况下,有证治证,维持生命两年多(限于经济原因,患者并未坚持服药),亦可谓小有收获了。

第七节　肾病病案

糖尿病肾病,慢性肾衰竭,尿毒症案

王某某,女,71 岁。

1993 年 6 月 24 日,初诊:反复呕吐,便结 1 年,加剧 1 周。

去年夏季,于酷暑天进食冻西瓜后感脘痞、呕恶,于某院中医科住院按"胃炎"治疗1月未效。转重庆医科大学第一附属医院检查确诊为"糖尿病",经用胰岛素静脉滴注仍然难以控制,后改用氯磺丙脲,血糖方获控制。出院后反复再发。检查有高血糖、高肌酐、高尿素氮及贫血。1年中住院4次,均有频繁呕吐,大便难解,用酚酞片、开塞露大便通后,又再便秘。近1周来呕吐加剧,每日呕吐7~10次,用开塞露仅能解出近于肛门处的一点硬便。下肢冷,胸部微有热感。病系糖尿病肾病、慢性肾衰竭、尿毒症(本次入院时血肌酐为310μmol/L),证系关格。治疗以通便止吐治其标,养阴和胃调其本。拟三方如下:

一方:早夺汤

黄芪12g	党参12g	白术12g	当归12g
大黄12g	远志5g	金银花12g	石膏12g
甘草3g	柴胡6g	天花粉12g	茯苓12g
生姜汁¼匙(冲)			

1剂,水煎服。

此方服后,预计大便将泻,其吐可止,继服二方。

二方:黄连汤加减

干姜6g	法半夏6g	党参6g	黄连5g(姜汁炒)
生姜10g	黄芩6g	甘草3g	厚朴6g(姜汁炒)
竹茹6g(姜汁炒)			

1剂,水煎服。

此方服后,若未再吐,则请继服第三方。

三方:薛生白参麦汤加味

沙参10g	麦冬15g	木瓜10g	莲米10g
谷芽10g	石斛10g	干荷叶10g	五味子10g
法半夏6g	甘草3g	竹茹5g(姜汁炒)	

1993年6月29日,二诊:首方头煎服后,呕吐立止,患者惊此方疗

效之"神",一剂服完,大便仍未通,予开塞露后,下软大便一大堆,接服加减黄连汤,仍未再吐。因大便未能畅下,患者深以为虑,家属遂将早夺汤再进一剂,药后大便畅下,均为成形软便,一日数次。食欲渐开。接服第三方(即加味参麦汤)。患者食欲好转,口干已能饮水,不再呕吐。脉弦而极细,舌质淡,苔白腻。患者既喜已经获效,又担心大便再结,呕吐再发。患者本为医务人员,她希望缓解下列三个方面:①大便不再秘结,最好能保持大便1~2次/d;②高血糖的控制;③贫血的纠正。考其大便秘结之因可能有二:其一,热炽津亏,阴虚本体;其二,过度利尿。目前先予健脾益阴、增进食欲入手。方用薛生白参麦汤加味:

沙参10g	麦冬15g	木瓜10g	莲米10g
谷芽10g	石斛10g	干荷叶10g	五味子10g
法半夏6g	当归10g	枳实6g	竹茹5g(姜汁炒)
黑豆衣5g	甘草3g		

4剂,水煎服,每日1剂。

嘱停用西药利尿剂,复查肾功能与血糖。

1993年7月2日,三诊:未再呕吐,食欲大开,有矢气而大便4日未行,舌质淡而干,白腻苔大部分已退,仅右舌边犹存少许。口微渴,无论进食肉食、蔬菜、面食,均不再吐。脉弦象渐减,仍极细。复查血肌酐295μmol/L,尿素氮20.4mmol/L,空腹血糖9.8mmol/L。宜养阴润肠开胃法。方用薛氏参麦汤加味:

沙参10g	麦冬15g	木瓜10g	莲米10g
谷芽10g	石斛10g	干荷叶10g	五味子6g
法半夏6g	当归10g	枳实6g	生首乌12g
黑豆衣5g	甘草3g		

10剂,水煎服,每日1剂。

另外,生大黄60g,备用。若大便结,腹胀,则于煎服方药中加用此药3~10g。大便得通,即去大黄。

1993年7月8日,四诊:大便每日一次,但近几天感恶寒,口甜腻

（自诉如刚饮过银耳汤之感），偶有呕吐。7月6日曾经呕吐一次，7月7日未吐。舌质淡，苔微黄，脉濡。观其高肌酐、高尿素氮、高血糖、贫血，均未获纠正，病难速已。证属湿热蕴阻中焦，夹有表寒，方选甘露消毒丹化裁：

白蔻 10g	紫苏 6g	茵陈 10g	滑石 10g
木通 6g	石菖蒲 10g	黄芩 6g	连翘 6g
郁金 6g	香薷 10g	厚朴 6g	白扁豆 10g
佩兰 10g	生姜汁 ¼匙（冲）		

3剂，水煎服。

此方服完，接服下方：

党参 10g	白术 10g	茯苓 10g	陈皮 6g
山药 10g	砂仁 5g	白蔻 6g	白扁豆 10g
薏苡仁 10g	莲米 10g	桔梗 6g	防风 6g
甘草 3g			

水煎服。

但须与下方交替隔日服用：

沙参 10g	麦冬 15g	木瓜 10g	莲米 10g
谷芽 10g	石斛 10g	干荷叶 10g	五味子 6g
法半夏 6g	枳实 6g	生首乌 12g	竹茹 5g（姜汁炒）

水煎服。

意即一日用健脾除湿法，一日用养阴开胃法。

1993年7月18日，五诊：大便每日一次。近几天间或呕吐，往往由未按时进食所致。食欲旺盛，精神体力明显恢复。空腹血糖8.9mmol/L，血红蛋白95g/L（住院后曾经输血800ml，当时之血红蛋白仅为75g/L），提示血糖有所下降，贫血有所好转。患者提出诉求：①血糖控制；②贫血纠正；③肾功能好转。仍予参苓白术散健脾益气，薛氏参麦汤养阴醒胃，每日1剂，交替服用。

1993 年 7 月 28 日,六诊:精神气色较前明显好转。血糖已降至7.5mmol/L,最近曾经输血 300ml。因全院放高温假,患者将于 8 月 1 日出院。近几日又偶有饥饿未及时进食便轻微呕吐现象,输血是否会加重氮质血症? 目前肾功能未查。近两天食纳稍差。前日大便尚可,昨日大便较细,舌质淡,苔薄白,脉弦细极数。宜养胃阴与健脾气隔日交替进行。

养胃阴方:

沙参 10g	麦冬 15g	木瓜 10g	莲米 10g
谷芽 10g	石斛 10g	干荷叶 10g	五味子 6g
法半夏 6g	枳实 6g	生首乌 12g	竹茹 5g (姜汁炒)
柴胡 6g	郁金 6g		

水煎服,隔日 1 剂。

健脾气方:

党参 10g	白术 10g	茯苓 10g	陈皮 6g
山药 10g	砂仁 5g	白蔻 6g	白扁豆 10g
薏苡仁 10g	莲米 10g	防风 6g	甘草 3g

水煎服,隔日 1 剂。

以上二方隔日交替服用。

1993 年 10 月 12 日,七诊:鉴于患者肾性贫血较明显,建议其使用促红细胞生成素。患者遂在西南医院肾病中心杨主任指导下使用香港产促红素,并加服硫酸亚铁、维生素 C、维生素 B_{12} 等药。血红蛋白迅速上升至 115g/L。同时口服至灵胶囊(冬虫夏草制剂)、包醛氧淀粉,血糖以注射胰岛素控制,病情遂渐趋稳定。

[讨论]

此病系由糖尿病肾病、慢性肾衰竭、尿毒症所致临床表现,二便不通为"关"。由此"关"引起浊邪不降,反而上逆,遂致呕吐,不但不能进食,连饮水也必呕出,此为"格"。下关而上格,故名"关格"。此时病情危重,若不能通泄二便,降其浊阴,则呕吐不能止,胃口不能开。然而泄浊之法,必当攻下,可是病人不能进食,已经多日,正气虚衰,并且慢性肾衰竭所致的肾性贫血存在,面色不华,眼睑色淡,舌质淡,皆由血虚不荣所致。血为气母,为载气之舟,血虚则气亦虚矣。故借用具清、泻、化、散毒邪而不伤正的早夺汤为利器,加用生姜汁和胃止吐,达到了泻浊止吐之目的。

善后之方,用参苓白术散加味,健脾益气,降湿开胃,从患者舌质淡,苔薄白,脉弦细的角度看,这无疑是对的。

然而又为何与养阴生津、升阳益胃的薛生白参麦汤交替使用呢?这是因为当时正值酷暑天气,自然气候炎热,暑邪易伤人的津气,加之患者胃气不振,食欲较差,故用此方。

此外,早夺汤的使用,在治疗本案之前,山之子已经使用于一位患者。那例患者因为肾衰,在某医院行血液透析,透析后仍有一个突出症状,凡将要进食时即鼻衄,恶心。当其由家属领来就诊时,张口说话之际,虽距一米之遥,医生亦可闻到其满口尿臭。山之子遂以早夺汤与之,一剂而恶心止,进餐时之鼻衄亦止。正是有了这个病例经验的铺垫,才有了1993年6月24日为王女士所患"关格"证的处置方案。

尿毒症案

宇某某,男,28岁,贵州省赤水市人。

2009年3月7日,初诊:患者系慢性肾小球肾炎,慢性肾衰竭,尿毒症,肾性贫血,伴重度感染。血常规:白细胞 20.21×10^9/L,中性粒细胞百分比77.34%,红细胞 3.96×10^{12}/L,血红蛋白117g/L,血小板 305×10^9/L;肾功能:尿素28.57mmol/L;尿酸695μmol/L,肌酐991.70μmol/L,胱抑素C 7.95mg/L。患者因经济原因不能接受血液透析治疗。拟用扶正泄浊法,方用早夺汤:

黄芪15g	白术15g	党参15g	茯苓15g
当归15g	大黄15g	远志5g	红参6g(蒸水兑服)

石膏 15g　　　金银花 120g　　甘草 5g　　　柴胡 6g

天花粉 15g

3 剂，水煎服。

2009 年 5 月 21 日，二诊：复查血常规，白细胞 9.18×10^9/L，中性粒细胞百分比 6.00%；红细胞 3.23×10^12/L，血红蛋白 95g/L；血小板 307×10^9/L；肾功能：尿素 23.23mmol/L；尿酸 529μmol/L，肌酐 399.60μmol/L，胱抑素 C 3.83mg/L。

早夺汤 1 剂，剂量同首诊方；另方如下：

麦冬 15g　　　五味子 10g　　当归 10g　　　红参 6g^(蒸水兑服)

川芎 5g　　　　白芍 10g　　　熟地黄 12g　　西洋参 5g^(蒸水兑服)

酸枣仁 15g　　远志 5g　　　　木香 10g　　　石韦 30g

僵蚕 15g　　　黄芪 15g　　　女贞子 15g　　阿胶 15g^(烊化冲服)

砂仁 5g　　　　白蔻 10g　　　龟甲 12g

6 剂，水煎服。

2009 年 8 月 23 日，三诊：患者因为居住于贵州省赤水农村，复查肾功能不便，未再复查。于 5 月 21 日方中加用地龙 20g，益母草 20g。10 剂，水煎服。另配早夺汤 3 剂，于基本方服用 3 剂后，服早夺汤 1 剂。

此后患者因为经济困难，未再就诊。2014 年秋已结婚。

[讨论]

本例患者患慢性肾炎、慢性肾衰竭、尿毒症、肾性贫血、重度感染，皆为重庆三甲医院所确诊。按理本该进行血液透析，加用抗生素以治疗其感染（感染之依据是血常规提示白细胞 20.21×10^9/L，中性粒细胞百分比 77.34%）。在患者自动放弃血液透析治疗而选择中医治疗的条件下，勉用早夺汤三剂，其中金银花重用至 120g，以图清热解毒。药后血中尿素氮、肌酐、尿酸均下降，其中血肌酐由 991.70μmol/L 降至 399.60μmol/L，效果尤其明显。客观反映了扶正泄浊法（由早夺汤体现）的确切疗效。虽然自 2009 年 8 月 23 日后，患者只服用了一个月左右中药就未再服用了,但其后的数年中病情都较为稳定。这提示了什么呢?是否意味着有些慢性肾衰尿毒症患者病情在一段时间内也是可逆的呢?同时需要说明的是,首诊时所开的三剂早夺汤,患者并非三天服完,而是"悠着"(节省着)服用了月余之久(此因其经济困难之故),仍然获得了明显改善肾功能的效果,其中也有值得深思处。

紫癜性肾炎案

谭某某,女,6岁。

2016年4月9日,初诊:紫癜性肾炎,紫癜。发病已20余天。脉静。

生地黄10g	牡丹皮5g	赤芍6g	水牛角12g
金银花15g	连翘12g	侧柏叶12g	仙鹤草12g
白茅根12g	青蒿5g	地骨皮10g	桔梗3g
射干6g	大枣3g	甘草3g	

7剂,水煎服,每日1剂。

2016年4月16日,二诊:前方加竹叶10g。7剂,水煎服,每日1剂。

2016年4月23日,三诊:紫癜未发,尿隐血(±),前方加麦冬15g、石斛15g。7剂,水煎服,每日1剂。

2016年4月30日,四诊:病情稳定,续用三诊方。7剂,水煎服,每日1剂。

2016年5月7日,五诊:病情稳定,前方加竹茹6g。7剂,水煎服,每日1剂。

2016年5月14日,六诊:病情稳定,前方续用。

2016年5月21日,七诊:前方合入六味地黄丸,具体用药如下:

生地黄10g	牡丹皮5g	赤芍6g	水牛角12g
金银花15g	连翘12g	侧柏叶12g	仙鹤草12g
山茱萸6g	青蒿5g	地骨皮10g	桔梗3g
射干10g	大枣3g	甘草3g	白茅根15g

石斛 10g　　　麦冬 10g　　　竹茹 5g　　　　熟地黄 10g

山药 10g　　　茯苓 6g　　　　泽泻 5g

14 剂，水煎服，每日 1 剂。

2016 年 6 月 4 日，八诊：尿隐血阴性。原方继进 14 剂。水煎服，每日 1 剂。

2016 年 6 月 18 日，九诊：守方继进 14 剂。

2016 年 7 月 2 日，十诊：守方 5 剂。

2016 年 7 月 6 日，十一诊：原方熬制成膏剂，服一月。

2016 年 7 月 27 日，十二诊：原方熬制成膏剂，服一月。

2016 年 8 月 29 日，十三诊：持续尿隐血阴性已经半年。原方熬制成膏剂，服一月。

2016 年 10 月 9 日，十四诊：紫癜性肾炎未发作，尿隐血阴性超过半年。本次熬膏剂服一月，建议停药。

[讨论]

　　本病诊断为紫癜性肾炎，临床表现为皮肤紫癜，尿隐血阳性。西医曾经采用激素治疗。于发病 20 天后，因为西医治疗效果不理想而来求治于中医。紫癜一证，当分虚实。虚者多宜养血归脾，益气摄血，以归脾汤为主方；实者则宜凉血散血，方选犀角地黄汤为主方化裁。加用青蒿、地骨皮、侧柏叶、仙鹤草、白茅根以凉血止血。各种肾炎都常有一个共同的特点，凡是外感咽痛时其肾炎病变即加重，故金银花、连翘、射干、桔梗，清热透邪利咽，既为治疗设，亦为预防复发设。实际上此方用后，紫癜就未再发，而且很快尿隐血就转阴了。在经过大约50 天治疗后，合入六味地黄丸补肾固本，标本兼治，坚持服药半年以上，病情获得了满意控制。

　　中医治疗此病，这里用的都是常法，并不奥妙。可惜病人非"名医"不求治，若非山之子小有名气，则不知患者要走多少弯路。此乃患儿家属由衷之言也。

第八节 骨与关节疾病病案

颈椎病治标得缓案

韦某某,女,86岁。

2015年7月25日,诊断:颈椎发木15年,今晨加剧。前额发木,视力下降,轻微恶心,无耳鸣。舌质红,少苔,脉弦滑略数。血压120/70mmHg。证属素体阴虚,暑热夹湿。

思析:颈椎发木15年,其人本有颈椎骨质增生,可知病本为"骨痹"。今晨突然加剧,伴有前额发木,视力下降,轻微恶心。皆系外感诱发之象。其时正值重庆高温暑热气候。舌红少苔,提示素体阴虚。轻微恶心,暑湿干扰胃气,胃失和降之象。脉弦滑略数,提示郁热。无耳鸣,可排除梅尼埃病。血压正常,提示头晕与血压无关。据此,是新感所致。治宜祛暑化湿,醒胃降浊,先治其标。方用二陈汤加减:

白术 12g	苍术 15g	葛根 60g	法半夏 6g
茯苓 10g	橘红 10g	砂仁 5g	荆芥 10g
香薷 10g	藿香 10g	南沙参 15g	黄连 5g
干姜 5g	甘草 3g	紫苏 10g	

3剂,水煎服,每日1剂。

2015年7月28日,二诊:病情减轻,前方葛根增量为90g。3剂,水煎服,每日1剂。

2015年8月4日,三诊:病情进一步改善。高年之人,宜加芍药养血柔筋,恶心与呕吐类似,属少阳,加柴胡、黄芩。

白术 12g	苍术 15g	葛根 90g	法半夏 6g
茯苓 10g	橘红 10g	砂仁 5g	荆芥 10g
香薷 10g	藿香 10g	南沙参 15g	黄连 5g
干姜 5g	甘草 5g	紫苏 10g	柴胡 5g

白芍 15g　　黄芩 6g

3剂,水煎服,每日1剂。

药后即痊愈。

[讨论]

如此一个寻常小病的治验也值得"讨论"吗?在临床上,一般有一些临床经验的医生往往会习惯于对自己经验方的应用而懒于辨证论治,即以本病例来说,根据其颈椎病所致的颈项发木 15 年,显然可视为"内伤"陈疾,若套用通消汤治疗似无不可。但根据其颈项麻木加剧,引起前额发木、视力下降、轻度恶心,且发病季节在暑季,考虑为暑热夹湿之候,直接按"暑湿"外感论治。三剂轻,九剂愈。说明在陈旧性骨与关节疾病的治疗中,若有外邪标证,则先祛其外感,往往是取得速效之关键。

膝骨关节炎重症治验

刘某某,女,62岁。

2006 年 11 月 12 日,初诊:左膝骨关节炎,关节痛剧,行走困难,局部无发热。曾经行小针刀术治疗,效果不佳。治以通消汤:

黄芪 15g	当归 10g	川芎 5g	赤芍 10g
白芍 10g	秦艽 10g	木瓜 6g	防己 12g
橘络 10g	桑寄生 15g	伸筋草 20g	松节 12g
僵蚕 15g	制南星 15g	乳香 5g	没药 5g
神曲 15g	车前子 15g	山药 12g	鸡内金 6g
白芷 15g	牛膝 15g		

5剂,水煎服,7日分服5剂。

2006 年 11 月 19 日,二诊:关节疼痛未减。加入养血营筋、理气祛湿之药。加味药物为:鸡血藤 30g、白芥子 15g、血竭 6g、蜂房 12g、白芷 30g、延胡索 10g、槟榔 6g。5剂,水煎服,7日分服5剂。

2006 年 11 月 26 日,三诊:病症同前。用药如下:

黄芪 15g	当归 10g	川芎 5g	赤芍 10g
白芍 15g	桑寄生 15g	秦艽 10g	橘络 10g
白芷 15g	蜂房 10g	血竭 5g	泽兰 10g
制南星 15g	乳香 5g	没药 5g	神曲 15g
白芥子 10g	伸筋草 15g	大血藤 15g	牛膝 15g
地龙 15g	路路通 10g		

4剂,水煎服,6日服完。

2006年12月6日,四诊:服前方腹泻,加入苍术、白术健脾除湿,另加延胡索、鸡内金以助消化。全方如下:

黄芪 15g	当归 10g	川芎 5g	赤芍 10g
白芍 15g	乳香 3g	没药 3g	桑寄生 15g
白芷 15g	秦艽 10g	苍术 15g	白术 15g
制南星 15g	车前子 15g	神曲 15g	鸡内金 10g
自然铜 3g	血竭 5g	白芥子 10g	延胡索 6g
鸡血藤 15g	大血藤 15g	伸筋草 15g	牛膝 15g
蜂房 10g			

7剂,水煎服,10日服完。

2006年12月17日,五诊:因为腹胀、腹泻等反应较明显,但关节痛已经明显缓解,临时换用养血理气药。方药如下:

当归 10g	川芎 5g	白芍 15g	熟地黄 10g
川楝子 6g	延胡索 6g	乌药 6g	木香 6g
砂仁 5g	白蔻 10g	神曲 10g	甘草 5g
牛膝 15g	檀香 5g	蒲黄 6g	五灵脂 6g
藿香 10g	紫苏 10g		

2剂,水煎服。同时制蜜丸缓服,以图收功。

蜜丸方同12月6日:3剂,炼蜜为丸,每丸6g,日3服,每次12~15g。

2007年4月14日,六诊:病情明显好转,丸方以巩固效果。温消散外敷,必要时用。丸药方同前。

2007 年 6 月 17 日,七诊:病情缓解,丸方调理。前方加用白芥子 15g、桑椹 30g。2 剂,为末,炼蜜为丸,每服 15g,日 3 服。

此次治疗后病情缓解稳定达 3 年。

[讨论]

本病为左膝关节增生性骨关节炎。本病症状为关节肿胀疼痛,X 线片提示髁间棘变尖,属于中医"骨痹"范畴。山之子习用方药中,本病以"血痹通"合"骨痹消"合成的"通消汤"为主方,已经治验过多例类似患者,故本例亦从本方入手治疗。

常用加减法:通经活络,选加鸡血藤、伸筋草、大血藤、地龙、路路通之类,多宗苗医、土家医"藤木空心定除风"之旨;引药下行足膝,选加牛膝、木瓜;补益肝肾,强筋健骨,可选加杜仲、续断、狗脊、骨碎补之属壮骨;化痰散结,可选加制南星、白芥子之类;芳香止痛,可重用白芷;为防其香燥之弊,可加重熟地黄、桑椹之类的养血药。

第九节　妇科病病案

小产后胞宫瘀血案

孟某某,女,31 岁。

2015 年 1 月 16 日,初诊:10 天前在南非自发性流产,流产后瘀阻于宫腔。右脉沉弱,左脉沉细略数。B 超提示宫腔内有液性暗区,并夹有不均质回声。考虑瘀血内阻,当以逐瘀为先。生化汤化裁:

柴胡 25g	黄芩 6g	当归 10g	川芎 5g
赤芍 6g	五灵脂 10g	桃仁 6g	红花 5g
益母草 15g	枳壳 6g	小茴香 6g	法半夏 5g
干姜 5g	荆芥 10g	阿胶 10g	

3 剂,熬成 12 袋,每日服 3 次,每次 200ml。

2015年1月20日,二诊:药后已经排出一个瘀块,但B超提示宫腔内仍有一液性暗区,且伴有盆腔积液。药宜原方加清热解毒药,即于前方加金银花30g,连翘20g,败酱草30g,薏苡仁30g。3剂,水煎服,取药汁2 400ml。每次服用200ml,每日3次。

2015年1月24日,三诊:瘀血再次排出,脉弦细数。B超提示宫腔及盆腔积液均已消失。逐瘀之药当去,加用扶正和胃药,方药为:

柴胡25g	黄芩6g	当归10g	川芎5g
赤芍6g	益母草15g	枳壳6g	小茴香6g
法半夏5g	干姜3g	荆芥10g	鸡内金10g
金银花30g	连翘15g	败酱草15g	薏苡仁15g
神曲10g	麦芽10g	谷芽10g	

3剂,水煎服,熬取1 800ml,每次服用200ml,日3服。

2015年1月27日,四诊:诸症已愈,脉仍弦细数。方药用三诊方,金银花减为20g。4剂,水煎服,每日1剂。

其后返回北方,为赴南非做准备。嘱以八珍汤化裁,调理善后。

[讨论]

产后多虚多瘀,生化汤为常用方。产后血去而气浮,易于自汗、畏风。上海地区医家常推崇桂枝汤为产后调理营卫之方,山之子早年曾有产后调理用桂枝汤,药后患者有阴户肿胀或瘙痒之弊。曾经受到过恩师雷雨田先生耳提面命,自后凡产后调理多以小柴胡汤合生化汤加荆芥炭为主方。此方实亦从故乡老中医贺德超先生处方中暗学而来。

具体到本案,小柴胡汤和解表里,生化汤治产后杂证。在下瘀的同时用阿胶补血,伴有盆腔积液加用金银花、连翘、薏苡仁、败酱草,不过随证用药而已。

患者在南非,因为与当地医务人员语言交流上的障碍,难以得到恰当有效的治疗,于是夫妇双双不远万里归国治疗,并非山之子有多大名气。不过患者之丈夫与山之子相知二十余年,坚信其医术而已!

　　此外,本案在治疗过程中,随时 B 超监测,能够准确掌握病情,此亦中医四诊之一种延伸,何乐而不用!

老年妇女宫腔积液案

陈某某,女,73 岁。

2013 年 5 月 28 日,初诊:B 超提示宫腔积液 2 年。子宫已经萎缩。脉象沉弱。治宜扶正气,消痰水,除湿热。方药:

黄芪 15g	当归 10g	鳖甲 15g	天花粉 15g
瓜蒌仁 10g	川芎 5g	赤芍 6g	大腹皮 10g
薏苡仁 30g	延胡索 6g	白芥子 15g	牡蛎 15g
败酱草 10g			

5 剂,水煎服,7 日分服 5 剂。

2013 年 6 月 5 日,二诊:病症同前,前方去鳖甲,加用白及 15g,败酱草增量至 20g。5 剂,水煎服,7 日分服 5 剂。

2013 年 6 月 14 日,三诊:患者尚有一病,为腰 4—腰 5 椎间盘突出,导致腰腿麻胀。既往有耳鸣,自感与心跳同步。服用前方后已有好转。方药:

黄芪 15g	当归 10g	白及 10g	天花粉 15g
狗脊 15g	川芎 5g	赤芍 6g	杜仲 12g
薏苡仁 30g	延胡索 6g	白芥子 15g	牡蛎 15g
败酱草 15g	龟甲 10g	大腹皮 10g	

5 剂,水煎服,7 日分服 5 剂。

2013 年 6 月 25 日,四诊:病症同前,前方加海藻 20g 以消痰水。5 剂,水煎服,7 日分服 5 剂。

2013 年 7 月 6 日,五诊:药后大便偏溏。前方加白术 10g、山药 10g、陈皮 6g 健脾助运。5 剂,水煎服,7 日分服 5 剂。

2013 年 7 月 14 日,六诊:病症同前。舌红,前方加芦根 30g 生津止渴。5 剂,水煎服,7 日分服 5 剂。

2013 年 7 月 23 日,七诊:原方继进 5 剂。

2013 年 8 月 8 日,八诊:口已不渴,前方去芦根。5 剂,水煎服,7 日分服 5 剂。

2013 年 8 月 15 日,九诊:前方再服 1 周。

2013 年 8 月 23 日,十诊:舌质淡红。前方加白芍 15g、石斛 20g 以养阴。5 剂,水煎服,7 日分服 5 剂。

2013 年 8 月 30 日,十一诊:主病同前。腰部右侧皮肤湿疹密集,昨日并感咽痛。脉仍沉缓无力。前方加味,具体方药为:

黄芪 15g	当归 10g	白及 10g	天花粉 20g
龙胆草 5g	川芎 5g	薏苡仁 30g	射干 6g
延胡索 6g	白芥子 10g	牡蛎 15g	败酱草 15g
牡丹皮 10g	大腹皮 12g	白术 12g	山药 12g
赤芍 15g	石斛 15g	金银花 15g	连翘 15g
荆芥 5g	薄荷 5g		

5 剂,水煎服,7 日分服 5 剂。

2013 年 9 月 7 日,十二诊:原有之咽痛已经消失,皮肤瘙痒减轻。前方加防风 6g、黑芝麻 10g 养血祛风。5 剂,水煎服,7 日分服 5 剂。

2013 年 9 月 24 日,十三诊:患者于 2013 年 9 月 17 日在某三甲医院彩超复查,提示子宫附件未见明显异常,停药。

[讨论]

关于本病病名,尚难从既往中医文献中找到对应的中医病名,故认为直接采用西医病名为宜。

关于本病的病因病机。病因为老年妇女,正气亏虚、气血不足,抗病能力减弱。感受湿热之邪,郁久不行,则结为子宫内膜痈脓之患,而形成宫腔积液。其病势既然已经形成,则病机为积液不行,阻碍气机流行。若考虑到中医素有"瘀血不去,则新血不生"之论,则"痰饮脓汁不行,则津液不生——邪津不散,正津不布"亦当在情理之中。

关于本病的治疗:扶正祛邪。具体治法当为:补气养血,生津养液以治其本。体现"扶正气"原则。活血化痰、理气荡浊针对病机,清热利湿针对病因,体现"逐外邪"原则。共同体现"逐外邪,散结气,消痰瘀,扶正气"之治疗原则,以达治顽疾之目的。

首方方药简析:

黄芪、当归——当归补血汤药组。为治疗外科顽症的常用扶正药组。因为"久病常虚",本案患病达2年之久,正气自当顾护。

天花粉、瓜蒌仁——其作用在化痰散结。痰者乃津液不归正化所致。故再加入白芥子(此药治皮里膜外之痰)以增强药力。

当归、川芎、赤芍——养血活血而不伤正气。属于中医外科常用的"和营法"。

延胡索、大腹皮——理气止痛。本患虽无明显胀痛,但宫腔积液,必然阻碍气机之升降流行,故理气之药在所必用。

薏苡仁、败酱草——治疗宫腔之"炎症",消除湿热之邪,为《金匮》薏苡附子败酱散去附子而成。

鳖甲——善能攻坚,又不损气,阴阳上下有痞滞不除者,皆宜用之(《本草新编》)。配牡蛎软坚散结,以预防癥瘕形成。

二诊时去掉鳖甲,而易之以白及,是直接换用治疮痈之药。

十一诊时加用荆芥、薄荷、金银花、连翘是因为患者有外感所致的咽痛;加用牡丹皮、赤芍是因为患者腰部右侧皮肤出现了密集的湿疹,瘙痒,故用之凉血。

十二诊时,加用黑芝麻养血祛风,防风为祛风专药,都是临时对症加减。

本案疗效确切。在西医治疗本病,多用手术或穿刺抽吸,于高龄妇女,恐难适应。采用平和王道之中药,缓缓治来,同样获得了理想的疗效。

排卵期出血案

张某某,女,23岁。

2013年4月2日,初诊:排卵期出血3个月余。经前双侧乳房胀痛。最近两次月经有轻微痛经。2年前曾自发性流产一次。脉沉弱。

思析：排卵过程必经输卵管，其间出血，则输卵管内之瘀阻不能排除，从西医观点看，其内必有"炎症"，经前双侧乳房胀痛，轻微痛经，皆血瘀气滞之征。治宜疏肝通络、活血理气、清热利湿以治其标，佐以补肾填精以治其本。2 年前自发性流产一次，说明其肾中精气不足，致使胎元不固。方用化肝煎加减：

柴胡 6g	郁金 6g	白芍 15g	赤芍 10g
青皮 5g	陈皮 5g	蒲黄 5g	五灵脂 6g
益母草 15g	桃仁 6g	红花 5g	大血藤 15g
金银花 15g	败酱草 15g	虎杖 15g	连翘 15g
熟地黄 15g	月季花 10g	阿胶 15g	路路通 15g
皂角刺 10g			

5 剂，水煎服，7 日分服 5 剂。

2013 年 5 月 29 日，二诊：药后脉象转为沉缓有力，且口中气臭。效不更方，原方继进 5 剂。5 剂，水煎服，7 日分服 5 剂。

2013 年 7 月 23 日，三诊：排卵期出血症状已经消失，本次月经过期未行。脉象缓滑。咽中如有物堵，咽后壁组织增生，但不严重。考虑已孕可能，转为安胎利咽。

柴胡 6g	黄芩 6g	杜仲 10g	菟丝子 15g
桑寄生 15g	当归 10g	阿胶 10g	艾叶炭 5g
续断 10g	枸杞子 15g	白术 10g	山药 10g
荆芥 10g	竹茹 10g	金银花 15g	连翘 15g
桔梗 6g	射干 6g	陈皮 5g	白芍 15g
砂仁 5g	木香 10g		

5 剂，水煎服，7 日分服 5 剂。

药后查早孕，确定已孕。2015 年 5 月 19 日因乳腺增生、宫颈糜烂来诊，告知医生，顺产之小儿已经一岁零一个月矣。

[讨论]

本病以排卵期出血连续 3 个月来诊。本来并无求孕之目的,不意药后得孕,患者颇为欣慰。其制方大意已见思析。现仅就具体用药意图略做讨论。

　　柴胡、郁金、赤芍、白芍、青皮、陈皮——是化肝煎化裁而成,为疏肝活血通络法。

　　桃仁、红花、蒲黄、五灵脂——活血消瘀。

　　金银花、连翘、虎杖、败酱草——姑且名之曰"下焦四清饮",清热解毒利湿,是"逐外邪"法。

　　大血藤——养血活血。

　　皂角刺、路路通——通管药组,穿透通管,解决输卵管内痰瘀互阻问题。

　　月季花、益母草——活血调经。

　　阿胶、熟地黄——养阴填精补血。因其曾经有过一次自发性流产,考虑有肾中精气不足,致令胎元不固之因素。且阿胶之止血与活血消瘀药并用,使血行而不致妄行(出血)。

　　仅服10剂而得孕,且其后顺产,疗效肯定。

功能失调性子宫出血案

　　李某某,女,40岁。月经持续20天不止,量多,腰痛。月经持续20天不止且量多,因系下部出血,当注意升举中气;腰痛,盖以出血多而筋脉失养。予陈氏加味补中益气汤常量3剂。宫血仍未止,倍其补气止血药:

黄芪50g	红参5g	玄参15g	丹参10g
沙参15g	炒白术15g	升麻6g	当归10g
川芎5g	艾叶炭5g	柴胡5g	仙鹤草30g
延胡索6g	荆芥10g	阿胶30g	侧柏叶炭15g

　　　　　　　　　　　　　　　　　　服2剂,其血即止。

　　此方即山之子初学医时,游方医生陈胜初在朝阳大队先后治愈三人之崩漏的验方。乃为加味补中益气汤。在前文中已述及,故在此不详解。

子宫肌瘤治验

刘某某,女,43岁。

2014年12月15日,初诊:月经量少1年余,平素白带多、色黄,无明显痛经,经前乳胀亦不明显。彩超提示:子宫浆膜下可见肌瘤数个,最大者约4.3cm×2.6cm。纳可。脉沉细略数。既往孕5产1。

思析:白带多,色黄,此湿热下注于肝经之象;月经量少,无明显痛经,瘀阻之象不明显,但不能完全排除。经前乳胀不明显,提示双侧输卵管尚属通畅,则盆腔当无严重炎变。子宫浆膜下肌瘤数个,有形之质已成癥瘕之象,非软坚化痰、活血理气不能消散。六七之年,肝肾先天精气渐趋下行。治宜疏肝行气,化痰祛瘀,软坚消瘤,方选加减化肝煎:

柴胡6g	郁金6g	赤芍10g	白芍10g
青皮5g	陈皮5g	瓜蒌壳15g	瓜蒌仁10g
牡蛎15g	夏枯草15g	皂角刺15g	路路通15g
海藻15g	昆布15g	木鳖子12g	木香10g
红花3g	桃仁6g	威灵仙15g	

5剂,水煎服,7日分服5剂。

2014年12月18日,二诊:病症同前。于前方加土茯苓30g、虎杖30g以清利下焦湿热;加砂仁6g助木香行气和胃。20剂,水煎服,每2日1剂。

效果:患者坚持服药47天,因轻微恶心脘胀,停止服药。复查子宫肌瘤最大者,已由4.3cm×2.6cm,缩小为2.5cm×2.3cm。患者自行停药半年,彩超复查又增大至3.9cm×3.8cm。遂前来再次服药。

[讨论]

柴胡、郁金、青皮、陈皮、木香——疏肝行气。

瓜蒌壳、瓜蒌仁、木鳖子——化痰散结。

海藻、昆布、牡蛎、威灵仙、夏枯草——软坚散结。

赤芍、白芍——平肝活血。

桃仁、红花——活血祛瘀。

皂角刺、路路通——通络行气。

共奏疏肝行气，化痰祛瘀，软坚散结之功。

闭经案

连某某，女，21岁。

2016年3月22日，初诊：月经稀发3年，闭经半年。3年前于发热后暴瘦，体重下降接近10kg。其后出现月经稀发，甚至闭经半年以上。手心颜色偏黄，脉沉弦而弱。彩超提示：子宫内膜薄，仅仅7mm；盆腔少许积液。方用：三阴五子汤补肾生精为主，佐以活血理气。

熟地黄15g	山茱萸10g	山药10g	菟丝子15g
五味子10g	覆盆子15g	车前子10g	益母草15g
阿胶12g	月季花10g	桃仁6g	红花3g
柴胡6g	郁金6g	蒲黄6g	五灵脂6g
延胡索6g	小茴香6g	砂仁5g	木香12g
荆芥5g	薏苡仁15g	败酱草15g	枸杞子15g

5剂，水煎服，作7日量，加做大灸1次。

三阴五子汤（自拟方）为六味地黄丸去三泻（茯苓、泽泻、牡丹皮）与五子衍宗丸合方，习惯用量为：

熟地黄30g	山茱萸15g	山药15g	菟丝子30g
枸杞子30g	五味子12g	车前子15g	覆盆子30g

视病人体质及消化力酌量增减。

2016年4月10日，二诊：月经未行。前方去小茴香、柴胡、郁金、薏苡仁、败酱草，加当归15g、泽兰12g、牛膝30g、麦冬30g、陈皮6g、三棱6g、莪术6g、艾叶6g。6剂，熬成26袋，每日服3袋。

2016年5月8日，三诊：月经尚未行，前方加鬼箭羽20g。5剂，熬成21袋，每日服3袋。

2016年5月15日，四诊：月经未通，不宜猛攻峻逐，仍以三阴五子汤填精补血。失笑散合月季花、益母草、桃仁、红花活血通经；砂仁、木香理气助运;白术、鸡内金、陈皮、麦冬健脾助运;当归、泽兰、牛膝、艾叶暖宫活血。5剂,熬成28袋,每日服4袋。同时加服生精散,每周120g。

2016年6月7日,五诊:继进攻补兼施,月经尚未行,径予十全大补汤去肉桂合下瘀血汤,送服生精散。方药如下:

黄芪15g	当归10g	川芎5g	阿胶15g
白芍15g	熟地黄15g	党参15g	红参6g
白术10g	茯苓10g	土鳖虫5g	桃仁6g
大黄3g			

7剂,水煎服,为7日量。

2016年6月12日,六诊:月经尚未行。前方加茺蔚子30g、薏苡仁30g。7剂,熬作7日量。

2016年8月3日,七诊:于3日前经行,量极少,仅3天。方药如下:

黄芪15g	当归10g	川芎5g	阿胶15g
白芍15g	熟地黄15g	党参15g	红参6g
白术10g	茯苓10g	土鳖虫10g	桃仁6g
大黄3g	茺蔚子15g	薏苡仁10g	陈皮3g
龟甲15g^(先煎)			

21剂,作3周服,水煎服。

生精散360g,分作3周服用。

2016年9月5日,八诊:9月3日月经再行,已经3天,仍在持续中,量多。体重已增加5kg以上。原方土鳖虫减为6g,每日1剂。生精散服法同前。

[讨论]

本例3年前于发热后暴瘦,体重减轻接近10kg。同时出现月经稀发,子宫内膜薄,提示精血不足。但毕竟是年轻人,年龄仅21岁,若无结核、甲亢之类疾病,不当如此之瘦。方选六味地黄丸去三泻,与五子、阿胶合方,意在以熟地黄、山茱萸、山药补肾养肝健脾,五子生精,阿胶补血;同时加用失笑散合月季花、益母草、桃仁、红花化瘀通经。甚至加用三棱、莪术，猛攻峻逐，以求速效，结果是月经未通。乃加用生精散大补精血，又间断性行大灸疗法以激发经气。最后两月换十全大补法为主，通经为辅，终于月经得通。

三阴，足少阴肾经、足太阴脾经、足厥阴肝经，以熟地补肾填精，山茱萸补肝涩经，山药健脾兼能益肾，故以"三阴"名之。

此案为山之子所治月经不调——闭经中的顽难病例之一。

盆腔炎案

练某某，女，44岁。

2016年8月26日，初诊：小腹痛月余。彩超提示子宫后方有范围约37mm×25mm×25mm之不规则片状无回声区，考虑盆腔积液。脉沉细而数。处方如下：

柴胡 6g	郁金 6g	白芍 30g	赤芍 10g
桃仁 6g	红花 5g	天花粉 15g	虎杖 20g
薏苡仁 15g	鳖甲 15g	牡蛎 15g	通草 5g
黑牵牛子 3g	益母草 15g	大血藤 15g	泽泻 15g
五灵脂 6g	乳香 3g	没药 3g	川楝子 6g
延胡索 12g	金银花 50g	连翘 15g	土茯苓 30g

5剂，熬成21袋，作7日服。

2016年9月4日，二诊：原方加小茴香10g、吴茱萸2g。5剂，熬成21袋，作7日服。

2016年9月10日，三诊：脉象转弱。前方加黄芪20g、党参15g。5剂，水煎，作7日服。

2016年9月26日，四诊：小腹痛已经消失，9月25日B超复查，子宫后方之积液已经消失。

[讨论]

小腹痛月余，首先考虑子宫或膀胱相关疾病。彩超探及子宫后方液性暗区，考虑盆腔积液。病位在肝经，病因为湿热，病理产物则责之痰瘀，故用清消软活汤加减，无明显实质性包块，桃仁、红花、五灵脂，活血祛瘀法也；薏苡仁、泽泻、黑牵牛子，利湿排水；川楝子、延胡索，理气止痛；金银花、连翘、土茯苓、虎杖，清热利湿药组；天花粉、乳香、没药，为消疮散结法。所谓盆腔积液，此液乃为"炎性产物"，与疮痈溃脓虽有程度差别，但理无二致。方中轻用黑牵牛子排水，对于加速疗效是有一定作用的。故三诊后复查其子宫后方之积液即已消失。

第十节　不孕不育病案

继发性不孕案

案1：杨某某，女，28岁。

2014年12月20日，初诊：习惯性流产后3年未孕。既往受孕6次，前3次为人工流产，后3次均为怀孕45天左右自发性流产。经前乳胀，舌质瘦薄，舌尖红，脉沉弱。考虑冲任损伤，精血不足，瘀阻气滞并存。治宜补益肝肾、填精养血以治其本，逐瘀通络以治其标。方用三阴五子汤（自拟方）加味：

熟地黄20g	山茱萸10g	山药10g	菟丝子15g
覆盆子15g	五味子10g	车前子10g	荔枝核15g
阿胶15g	桃仁6g	红花3g	橘核15g
蒲黄6g	五灵脂10g	月季花10g	香附6g
益母草15g	淫羊藿10g	金银花15g	延胡索12g
连翘15g	土茯苓15g	虎杖15g	地龙15g
路路通15g	枸杞子15g		

5剂，水煎服，7日分服5剂。

2015年1月31日，二诊：药后已孕，现怀孕已经20天。脉象滑数有神。毕竟原曾习惯性流产，仍需亟亟保胎为要。

熟地黄 15g	山茱萸 10g	山药 10g	茯苓 10g
菟丝子 15g	枸杞子 15g	覆盆子 15g	五味子 10g
车前子 10g	阿胶 12g	杜仲 10g	桑寄生 15g
艾叶 5g	砂仁 5g	党参 15g	西洋参 6g

5剂,水煎服,7日分服5剂。

[讨论]

关于不孕的分类,山之子主张先分原发性与继发性,再分虚实。原发者,已婚,未避孕,从未怀孕者是也;继发性,曾经受过孕,或人工流产,或自发性流产,其后不孕者是也。虚者,冲任损伤,精血不足,其前因常为多次人工流产,或者有宫外孕手术史,或者曾经有过阴道大出血史;实者,炎性产物,中医谓之滞气、瘀血、凝痰,阻塞输卵管者是也。山之子以为,有输卵管阻塞者,必多伴经前乳房胀痛;其某一侧输卵管阻塞则该侧之乳房胀痛必甚于另一侧。起初,原本以为不过是愚衷臆想,及至读西医之胚胎学,乃知在胚胎早期,乳房与输卵管实有一管相通;随着胚胎发育至一定程度,其结构上的连通才逐渐消退,据此,则形质虽断而气脉仍然相连,所谓遥相呼应是也。亦证中医对妇人经期三胀(乳房胀、两胁胀、两侧少腹胀)统统归属肝经,实有至理。

本案患者继发性不孕3年,未做任何西医检查,依据其人工流产3次,再习惯性流产3次,考虑冲任虚损、肝肾不足为本;经前乳胀,则宫络通畅程度有欠佳之可能,予活血调经之治。具体用药简析:

三阴为补益肝肾之基础方,五子为治疗肾中精气不足之常用方;冲为血海而无专药;肝为藏血之脏,以阿胶补血,入肝经而盛冲脉。六味去三泻与五子合方名之曰"三阴五子"。皆为滋补肝肾,填精养血,治本之方药。

蒲黄、五灵脂为"失笑散",用以消除瘀血。

月季花、益母草,为山之子深入彭水山区进行民族医药调研时，从土家医杨秀海先生处学来。杨氏习用当地土药"女儿红"（为豆科植物）为主药，加此药及淫羊藿、青藤香等以调经治不孕。山之子在治疗不孕症中从来不用"女儿红"，非不爱也，是药源难得矣。此外，杨氏还曾经指出"调经四块瓦"与"蛇伤四大天王"之鉴别：四大天王之花序如同"狗尾巴"，调经四块瓦之花序向上蓬拢，宛如人手指扣拢，又仿佛"儿肠"（子宫之土名）状，其鉴别如此。每观草药手册，恒言"四大天王即四块瓦"。能有如此真确之鉴别，非经亲自口头传授不可，足见只坐在书斋里做学问要真正学好中医、民族医是不易做到的。

香附、延胡索、橘核、荔枝核，入肝经通气。

金银花、连翘、土茯苓、虎杖，本来自上海陈苏生先生治下焦湿热之"土忍翘薇"药组，由于白薇一药，常有患者服后呕吐之副作用出现，故易为虎杖。清热除湿活血，三效并具，而无动呕之弊。患者三年未孕，若输卵管欠通畅，则西医所谓之"炎症"恐难完全排除，用此药组以达防患于未然、治患于已然之双重效果。

案2：苏某某，女，25岁。

2014年9月20日，初诊：继发性不孕，近半年未避孕。素来月经提前，经前乳房胀痛，少腹不适，白带不多。脉细数，手颤明显。上月月经延后14天。查甲状腺素水平正常。宜补肾填精以固本，活血调经以促孕。方用三阴五子汤合失笑散加味：

熟地黄20g	山茱萸10g	山药10g	菟丝子15g
覆盆子15g	五味子10g	车前子10g	淫羊藿10g
蒲黄5g	五灵脂6g	月季花10g	阿胶10g
益母草15g	延胡索12g	小茴香6g	砂仁5g
木香12g	石斛15g	柴胡6g	橘核15g
荔枝核15g	枸杞子15g		

5剂，水煎服，7日分服5剂。

2014年10月12日，二诊：脉象仍然细数。前方加川贝母6g。5剂，水煎服,7日分服5剂。

2014年10月24日,三诊:脉仍细数。前方加皂角刺15g、路路通20g、败酱草30g、薏苡仁30g。5剂,水煎服,7日分服5剂。

2014年10月31日,四诊:于前方中再加白芍20g、赤芍15g。5剂,水煎服,7日分服5剂。

2014年11月13日,五诊:前方去白芍,赤芍增量至20g。5剂,水煎服,7日分服5剂。

2014年11月14日,六诊:因为常有腹股沟疼痛,考虑有炎症。前方加金银花、连翘、虎杖、土茯苓各30g,熟地减量为15g。5剂,水煎服,7日分服5剂。

2014年12月2日,七诊:仍沿用六诊方。5剂,水煎服,7日分服5剂。

2014年12月10日,八诊:前方去土茯苓、虎杖,加用红藤30g,因红藤具有活血、养血、清热三效,故用代替土茯苓、虎杖。5剂,水煎服,7日分服5剂。

其后即停药,患者2015年1月29日来电告知,已受孕月余。

[讨论]

未避孕半年仍未受孕,因为担心成为不孕症而求治。病史记载为继发性不孕,则其人以前曾有受孕史。月经提前,脉象细数,从中医角度说不外乎阴虚血热或湿热内伏。因其手颤明显,嘱其做甲状腺功能检查排除了甲状腺功能亢进,患者又无确切的结核病史,则其脉数仍当考虑内有炎性病灶所致。经前乳房胀痛,少腹胀痛,从经络辨证,显系肝气郁结,气滞血瘀。然而白带不多,更无带下色黄、阴痒等症,则其湿热痰瘀仍然阻滞于内,尤其腹股沟时痛一症,更值得注意。故在调养肝肾精血的同时,以逐瘀、化痰、通络、理气、清利湿热毒邪为主。湿热毒邪为该病病因,气滞、痰凝、血瘀、络阻为病理变化;因实致虚,可能影响排卵功能,故补肾养血之药仍然在所必用。

方药用意:

三阴、五子——补肝肾、益精血。三阴,隐喻熟地黄滋肾,山茱萸补肝,山药健脾。

小茴香、木香、砂仁、柴胡、橘核、荔枝核——疏肝理气。

路路通、皂角刺——穿经透络。

金银花、连翘、土茯苓、虎杖——清热解毒利湿。大血藤（红藤）为苗医"四大血"（血藤、血飞、舒筋、活血中的"活血"苗药名称），既能养血活血，又能清热解毒，中医常用其治内痈。故有时会以大血藤置换虎杖、土茯苓。

当然，若病情较轻，则针对各病因病机病症（如疼痛、胀疼、刺痛、麻木等皆可为病中之"症"——症状）的药组仅用一至二味即可，若能选用一药即效（如大血藤之通气活血与清热解毒）者，则处方可以开得精炼一些。

本案虽属平常案例，但其立法方治，有启示价值，而且见效也还较快，故录存。

案3：刘某某，女，23岁。

2008年7月10日，初诊：继发性不孕5年。痛经，黄带，脉涩。5年前曾经人工流产一次。患者原有"风心病"，现在仍常感四肢关节痛。证属瘀血内阻，湿热下注，伴有风湿在络。治宜活血化瘀，清热利湿，佐以疏风散寒，通经活络。方选少腹逐瘀汤化裁：

延胡索 6g	干姜 5g	当归 10g	蒲黄 6g
川芎 5g	五灵脂 6g	没药 5g	小茴香 6g
苍术 15g	黄柏 15g	法半夏 5g	茯苓 10g
橘红 10g	泽泻 15g	枸杞子 15g	橘核 15g
荆芥 5g	防风 6g	秦艽 10g	甘草 3g
桃仁 6g	红花 5g	赤芍 10g	

7剂，水煎服，每日1剂，日服3次。

2009年1月19日，二诊：月经逾期1周未行。带黄，乳胀，腰痛，四肢关节痛。舌白腻，脉沉细，两关两尺皆弱。宜加强疏肝理气之力。

苍术 15g	黄柏 15g	薏苡仁 15g	牛膝 15g
干姜 5g	赤芍 10g	延胡索 6g	当归 10g

蒲黄 6g	五灵脂 6g	桂枝 3g	川芎 6g
没药 5g	小茴香 6g	桃仁 6g	枸杞子 15g
益母草 15g	砂仁 5g	白蔻 10g	香附 6g
乌药 6g	橘核 15g	荔枝核 15g	

5 剂，水煎服，7 日分服 5 剂。

2009 年 4 月 4 日，三诊：仍有痛经，白带黄。应加强活血。

苍术 15g	黄柏 15g	薏苡仁 15g	赤芍 10g
延胡索 6g	当归 10g	蒲黄 6g	五灵脂 6g
川芎 6g	没药 5g	小茴香 6g	对月草 10g
月季花 10g	益母草 15g	砂仁 5g	白蔻 10g
香附 6g	乌药 6g	枸杞子 15g	桃仁 6g
土鳖虫 6g	大黄 3g	桑椹 15g	

5 剂，水煎服，7 日分服 5 剂。

2009 年 4 月 19 日，四诊：黄带渐少，少腹隐痛。前方去苍术、薏苡仁，加上桂 1g（冲服）。5 剂，水煎服，7 日分服 5 剂。

2009 年 5 月 11 日，五诊：口干喜饮。前方去上桂粉，加天冬 15g、石斛 30g。5 剂，水煎服，7 日分服 5 剂。

药后即受孕。然孕后一月余，自发性流产。

2010 年 10 月 25 日，六诊：月经已调，纯为促孕。考虑原本气血亏虚，兼之自发性流产之后，当扶正为主，佐以化瘀通络。方选归脾汤加味：

黄芪 12g	白术 10g	党参 10g	陈皮 5g
远志 5g	木香 10g	甘草 3g	酸枣仁 12g
当归 10g	红参 5g	茯苓 10g	桃仁 6g
红花 5g	路路通 10g	砂仁 5g	荆芥炭 5g
益母草 15g	阿胶 15g	艾叶 5g	地龙 12g

15 剂，水煎服，每日 1 剂。

另外：生精散 240g，7 日分服 120g，冲服。

2010 年 11 月 24 日,七诊:治疗目标同前。汤剂为前方加熟地黄 30g、巴戟天 12g、淫羊藿 15g。30 剂,水煎服,每日 1 剂。另加生精散 480g,7 日分服 120g。

药后即怀孕。至期顺产一女婴。

[讨论]

本例原患有风心病,体质素弱。兼之在就诊之数年前曾经人工流产一次,体质已虚。但有痛经,白带黄,提示有气滞血瘀与湿热郁滞于下焦。故在第一阶段以少腹逐瘀汤合三妙散合方化裁。药后怀孕了,本为一大喜事,惜乎体质太弱,胎元不固,怀孕一月后自发性流产。于是转方为以归脾汤健脾益气,养血,以扶正气;佐以地龙、路路通、桃仁、红花活血通络,标本同治;更以生精散峻补精血而得孕,且胎元已固,故能顺利生产。

原发性不孕案

案 1:李某某,女,29 岁。

2016 年 8 月 19 日,初诊:原发性不孕 1 年。此 1 年中,月经数月一行,有 4 个月经量少,无痛经及经前乳房胀痛。白带不多,带色正常。脉象沉弱。此冲任不足,但年龄不大,瘀阻不能完全排除。治宜理其虚,疏其郁,和其胃。

熟地黄 15g	山茱萸 10g	山药 10g	茯苓 10g
泽泻 10g	牡丹皮 10g	菟丝子 15g	枸杞子 15g
五味子 10g	车前子 10g	天冬 15g	阿胶 12g
红花 6g	桃仁 6g	砂仁 5g	木香 12g
蒲黄 6g	五灵脂 10g	月季花 10g	益母草 15g
柴胡 10g	香附 10g	薄荷 12g	

5 剂,水煎,分 7 日服。

2016 年 8 月 29 日,二诊:药后月经即行,但量多,且持续时间长,前方去桃红及失笑散药组,合入加味补中益气汤,升阳挽血。5 剂,水煎,作 7 日服。

2016年9月7日，三诊：前方继进。处方如下：

熟地黄15g	山茱萸10g	山药10g	茯苓10g
泽泻10g	牡丹皮10g	菟丝子15g	枸杞子15g
五味子10g	车前子15g	月季花10g	阿胶12g
砂仁5g	木香12g	党参12g	沙参12g
丹参10g	黄芪15g	白术10g	当归10g
川芎5g	艾叶5g	柴胡5g	升麻5g

5剂，水煎服，7日分服5剂。

2016年9月13日，四诊：上月经行10日方净，活血之药不可太猛。

熟地黄15g	山茱萸10g	山药10g	茯苓10g
泽泻10g	牡丹皮10g	菟丝子15g	枸杞子15g
五味子10g	车前子15g	仙茅10g	阿胶12g
艾叶6g	月季花10g	当归10g	益母草15g
砂仁5g	木香12g	白芍10g	川芎5g

5剂，水煎服，7日分服5剂。

2016年9月24日，五诊：前方加覆盆子20g、淫羊藿12g、延胡索10g。5剂，水煎服，7日分服5剂。

2016年10月5日，六诊：病情同前。以二仙暖宫，砂仁、木香、延胡索和胃理气，方中淫羊藿12g、仙茅6g，余药同前。5剂，水煎服，7日分服5剂。

2016年10月15日，七诊：前方再加蛇床子20g，以加强暖宫促孕之力。5剂，水煎服，7日分服5剂。

2016年10月29日，八诊：治疗目标同前。前方再加紫石英20g、小茴香10g，加强暖宫促孕之力。5剂，水煎服，7日分服5剂。

2016年11月6日：主证同前。三阴五子汤加仙茅、淫羊藿、蛇床子暖宫促孕，柴胡、橘核、小茴香、延胡索疏肝调气，砂仁、木香和胃。5剂，水煎服，7日分服5剂。

2016年11月15日：仍用前方，处方如下：

熟地黄 15g	山茱萸 10g	山药 10g	茯苓 10g
菟丝子 15g	枸杞子 15g	蛇床子 12g	紫石英 15g
五味子 10g	车前子 10g	小茴香 6g	阿胶 10g
柴胡 6g	橘核 15g	月季花 10g	益母草 15g
砂仁 5g	木香 12g	白芍 10g	川芎 5g
当归 10g	覆盆子 15g	淫羊藿 10g	乌药 6g
仙茅 5g			

5剂,水煎服,7日分服5剂。

2016 年 11 月 27 日:因确定已经怀孕,但脉仍沉弱,阴道少量出血,转予保胎。至此,促孕治疗之目标已经完全达成。

案 2:秦某某,女,26 岁。

2011 年 4 月 24 日,初诊:原发性不孕 2 年。本月中经行 2 次,经前乳胀。脉沉细。证属冲任不足,夹肝郁血瘀。方用三阴五子汤加味:

熟地黄 10g	生地黄 10g	山茱萸 10g	荆芥 5g
砂仁 5g	木香 10g	茯苓 10g	菟丝子 15g
覆盆子 15g	枸杞子 15g	五味子 10g	车前子 15g
当归 10g	白芍 10g	川芎 5g	路路通 15g
阿胶 15g	皂角刺 15g	地龙 15g	月季花 10g
延胡索 6g	蒲黄 6g	五灵脂 6g	鸡内金 10g
桃仁 6g	红花 3g	淫羊藿 10g	紫石英 15g

6剂,水煎服,每3日分服2剂。

2011 年 5 月 3 日,二诊:脉仍沉细。增入艾叶 6g,以助暖宫。5 剂,水煎服,7日分服5剂。

2011 年 5 月 14 日,三诊:时感双乳胀痛,脉沉弱,此应考虑输卵管不通。西医检查提示一侧输卵管不通。前方加泽兰 12g、川牛膝 20g 以加强活血;橘核、荔枝核各 20g,疏肝理气通络。5 剂,水煎服,7日分服5 剂。

药后即已受孕。

[讨论]

在原发性不孕患者，主因常须考虑虚实两端。虚者常由雌激素等偏低所致，"性激素"的作用颇类似于《素问·上古天真论》中所提到的"天癸"，即先天之癸水，因之考虑与先天肾中精气不足相关；实者则多因于输卵管不通或通而不畅，其因是由于"管"中有病理产物（中医谓之"痰"或"瘀"）堵塞所致。

本例患者否认引产史，婚后不孕两年。脉沉细无力，故虚象显然。但是，在来诊前月经一月二行，就不好说一定与血瘀无关。且有经前乳房胀痛，此系肝郁"三胀"（乳胀、胁胀、少腹胀）之一，山之子多据此推断患者输卵管不通或通而不畅，因此，活血逐瘀、入管搜剔之药就在所必用了。传统中医所称之"入络搜剔"，从人体结构角度说，如果深入到微观去看问题，几乎没有任何物质的出入可以不通过一定的管道，不管这些管道是多么微小。所以，山之子认为可以直接用"入管搜剔"来说明某些入络搜剔中药之功效。这并非仅仅在玩一字之差的概念游戏。因为"络"很可能被理解为一个平面的概念，如同道路之"道"一样；而"管"则毫无疑问是一个立体的概念。

本案中二地、山茱萸、茯苓，为六味地黄丸减味，合用五子衍宗丸，其义在补益肝肾精血；当归、川芎、白芍，合地黄，为标准的四物汤，乃养血之剂；地龙、路路通、皂角刺，为山之子通管常用药组；桃仁、红花、蒲黄、五灵脂，活血化瘀；阿胶养血。共成补益精血、活血通络之方。用淫羊藿补肾阳，促发精元之生长；紫石英则为暖宫之常用药。

输卵管性不孕案

案1：黄某某，女，38岁。

2014年12月14日，初诊：双侧输卵管不通，两次试管婴儿失败，雌激素水平低。无经前乳胀，白带不多。脉沉缓，两尺极弱。补益肝肾、生精养血以治其本，活血消瘀、理气通络以治其标。三阴五子汤主之：

熟地黄 15g	山茱萸 10g	山药 10g	木香 10g
枸杞子 15g	五味子 10g	车前子 12g	当归 10g
川芎 5g	白芍 10g	阿胶 10g	延胡索 10g
益母草 15g	皂角刺 15g	路路通 15g	覆盆子 15g
地龙 15g	月季花 10g	桃仁 6g	红花 6g

5剂,水煎服,7日分服5剂。

2014年12月22日,二诊:脉象较前有起色,但经行时有轻微痛经。前方加紫石英15g暖宫促孕。5剂,水煎服,7日分服5剂。

2014年12月28日,三诊:脉证同前。红花减量为3g。5剂,水煎服,7日分服5剂。

外用方:软活散200g、冰片7g。熥熨双侧少腹。

2015年1月5日,四诊:脉证同前,注重调补冲任。前方加仙茅10g、淫羊藿10g温阳补肾,促发精气,5剂,水煎服,7日分服5剂。

2015年1月11日,五诊:脉象渐转流利,为防化燥,加入黄柏12g、知母10g养阴清热。5剂,水煎服,7日分服5剂。

2015年1月18日,六诊:原B超提示右侧输卵管阻塞于子宫角,左侧输卵管阻塞于伞部。前方加用大黄3g(酒炒)逐瘀。5剂,水煎服,7日分服5剂。

2015年1月24日,七诊:左脉沉弦滑略数,右脉沉涩。阵发性潮热,睡眠欠佳,前方去知母、黄柏,加入蒲黄10g(布包熬)、五灵脂10g,加强化瘀之力。

2015年2月1日,八诊:脉证同前。前方继进5剂,水煎服,7日分服5剂。

2015年2月7日,九诊:月经过期未行。左脉沉弦滑略数,右脉涩。建议做早孕试验。去原方中桃仁、红花;加入艾叶炭6g以为保胎之计。5剂,水煎服,7日分服5剂。

2015年2月11日,十诊:早孕检测确认已受孕。转为补气血,固冲任,安胎元。方用:

熟地黄 15g	艾叶 5g	当归 10g	川芎 3g
白芍 10g	黄芪 15g	党参 15g	白术 10g
杜仲 10g	菟丝子 15g	桑寄生 15g	续断 10g
砂仁 5g	紫苏 10g	阿胶 12g	枸杞子 15g
五味子 10g	山药 12g	陈皮 5g	甘草 3g
大枣 10g			

[讨论]

患者本为中医院校毕业学生,出校后未从事临床,自患输卵管性不孕,并未首先选择中医药治疗,而是选择了西医手术方法。两次试管婴儿失败后,乃不得不选择中医。其阻塞之部位,右侧为子宫角部;左侧为伞部。然而雌激素水平低,从中医角度看,是虚实夹杂之证。

手术治疗对冲任是会造成损伤的,加之雌激素水平低,这就提示了"正虚"——冲任虚损、精血不足的客观存在。

双侧输卵管阻塞,有结构性的阻塞,非实而何?

然而,却无显著的痛经,亦无明显的经前期及排卵期的乳房胀痛。这说明虚象较重,而实证偏轻。因此,立法为补益精血,调理冲任;活血理气,疏通胞络。加之白带不多,脉象沉缓,两尺极弱,故虽有双侧输卵管不通(炎性产物的堵塞使然),但是并不用清热利湿药,亦不用过多的化痰药。处方用三阴五子汤化裁,因为古人有云:"少女十四天癸至,任通冲盛月事行。"

蒲黄、五灵脂——失笑散。消瘀止痛。

木香、延胡索——理气止痛。"气行则血行"。在妇科腹痛,古人常用香附、乌药、小茴香,直入肝经。山之子的经验是木香之香气浓郁,通气之力更大;延胡索为有名的止痛药,不仅理气,兼能理血。

仙茅、淫羊藿、紫石英——温养肾气,生肾精。

其余黄柏、知母、天冬之属,不过防温药过燥而已,为反佐药。

外治用软活散煻熨少腹，取温通之义，对于疏通输卵管有一定的辅助促进作用。

也许有人问，不用三阴五子汤，只用加味的这些药治疗行不行？能不能获得效果？作为临床实干者，山之子实在不敢拿患者当"小白鼠"，只好留待高明去试验了。虽受"大方众药"之讥，不敢辞也！

若从费用上看，八诊总共 40 剂中药，尚未服完，其费用不过四千元左右。较之两次试管婴儿七万余元之费用，曾不及其十分之一！

再从疗效上看，连患者本人亦未想到会如此之快就怀孕了，足见中医中药的治疗优势是客观存在的。

案 2：彭某某，女，25 岁。

2012 年 8 月 29 日，初诊：原发性不孕半年，双侧输卵管通而不畅，伴有痛经，经前乳房胀痛。月经提前，经行不畅。舌红少苔，脉沉弦细数，两尺弱。

思析：西医检查提示双侧输卵管通而不畅，宜通无疑。通之立法，不外散结气、消痰瘀两大法门。输卵管位于与中医肝经经络同一位置，故当于疏肝入手。痰凝血瘀，皆病邪凝结之果。若自西医观之，必有"炎症"无疑。且月经提前，支持中医"热邪"内郁之论。由是而治法方药自得。方选化肝煎化裁治之。方药如下：

柴胡 6g	郁金 6g	赤芍 10g	白芍 10g
皂角刺 15g	薏苡仁 15g	路路通 15g	青皮 5g
陈皮 5g	大血藤 15g	桃仁 6g	红花 3g
连翘 15g	虎杖 15g	益母草 15g	三棱 5g
莪术 5g	金银花 15g	鳖甲 15g	牡蛎 15g
橘核 15g	荔枝核 15g	淫羊藿 10g	败酱草 15g

5 剂，水煎服，7 日分服 5 剂。

2012 年 11 月 29 日，二诊：今年 8 月来我处服药，9 月份输卵管壶腹

部异位妊娠一次,行手术治疗。现在月经有瘀块,舌质干红,脉沉细略数。前方化裁:

柴胡 6g	郁金 6g	赤芍 15g	青皮 5g
红花 3g	桃仁 6g	陈皮 5g	月季花 10g
五灵脂 6g	益母草 15g	鳖甲 15g	牡蛎 15g
橘核 15g	荔枝核 15g	败酱草 15g	薏苡仁 15g
金银花 20g	连翘 15g	虎杖 15g	大血藤 15g
皂角刺 15g	路路通 15g	蒲黄 6g	

8剂,水煎服,6日分服4剂。

2013年1月4日,三诊:病症同前。原方金银花增量至30g。10剂,水煎服,7日分服5剂,连服2周。

2013年1月28日,四诊:白带欠清亮,前方去大血藤,加土茯苓30g。5剂,水煎服,7日分服5剂。

2013年2月26日,五诊:药后乳房胀痛及痛经均已消除,但尚无拉丝状白带出现。外阴微痒,脉沉弦细滑数。治宜攻补兼施。

柴胡 6g	郁金 6g	赤芍 15g	茺蔚子 15g
牛膝 15g	泽兰 10g	青皮 5g	陈皮 5g
桃仁 6g	红花 5g	龟甲胶 15g	阿胶 15g
橘核 15g	荔枝核 15g	薏苡仁 15g	虎杖 15g
大血藤 15g	皂角刺 15g	路路通 15g	

10剂,水煎服,7日分服5剂,连服2周。

2013年4月21日,六诊:脉沉弦细滑。前方加菟丝子20g、覆盆子20g、五味子12g、车前子15g补精气,利湿气。3剂,水煎服。3剂分作5天服完。

2013年5月16日,七诊:脉象沉涩。前方红花加至6g。3剂,水煎分作5天服完。

2013年6月10日,八诊:脉证同前。前方去红花,加香附、乌药各10g。3剂,水煎服。

其后即受孕。2015 年 5 月 5 日因月经量少、色暗红前来就诊,告知医生,已生育矣。

[讨论]

关于本病的中医病因病机之分析,已见思析,兹就用药意图做一说明。

患者临床表现为月经提前,经行不畅,伴有痛经,经前乳房胀痛。西医检查提示双侧输卵管通而不畅。病证导致的结果是婚后半年未孕。因此疏肝理气、化痰活血、清热利湿是基本治则。清热利湿,"逐外邪"也;疏肝理气,"散结气"也;化痰活血,"消痰瘀"也。

在前期治疗方中:柴胡、郁金、赤芍、白芍、橘核、荔枝核、青皮、陈皮——疏肝理气。

皂角刺、路路通——入络通管。

金银花、连翘、虎杖、大血藤、败酱草、薏苡仁——清热利湿活血。

淫羊藿——补肾生精。仅为辅药。

服用一周即受孕,可惜是一次输卵管壶腹部异位妊娠。遂于 2012 年 9 月行手术治疗。其后月经有瘀块,乃再来诊视。

因为基本病机未变,仍按前述思路用药。服用 23 剂后,乳房胀痛及痛经均已消除,说明输卵管中的炎性产物堵塞已经解除,但尚无拉丝状白带出现(常为正常排卵期的征象)。提示肝肾有亏,精血不足,故逐步合入五子衍宗丸药组,终于在换方 19 剂后受孕,并顺利产子。

防流促孕案

程某某,女,27 岁。

2013 年 10 月 13 日,初诊:今年 2 月人工流产,9 月又自发性流产。现月经量偏少,脱发明显,纳差,易于腹泻。脉象沉弱。为促使再孕并预防自发性流产,特来"调理"。

思析:自发性流产,不因气虚不摄,便是肾精肝血不足。脱发,既是血虚之兆,亦与肾气相关。易于腹泻者,脾虚不能胜湿。经量偏少,显系源泉不足。治宜双补气血,益肾填精,佐以理气运脾。方选八珍汤合五子衍宗丸加减:

黄芪 15g	党参 12g	茯苓 10g	白术 12g
山药 10g	当归 10g	川芎 5g	白芍 15g
桑椹 20g	淫羊藿 10g	知母 10g	酸枣仁 12g
柴胡 5g	鸡内金 6g	陈皮 5g	菟丝子 15g
覆盆子 12g	枸杞子 15g	五味子 10g	车前子 10g

7剂,水煎服,每日1剂。

2013年10月27日,二诊:正值经行,脉无滑利之象,仍然沉弱。治宜精、气、血同补,佐以活血理气。方用三阴五子汤合四君子汤,佐用活血理气药:

熟地黄 15g	山茱萸 10g	山药 10g	木香 12g
荆芥 5g	砂仁 5g	菟丝子 15g	枸杞子 15g
五味子 10g	车前子 10g	金樱子 15g	楮实子 15g
鸡内金 6g	陈皮 5g	党参 12g	白术 10g
黄芪 15g	小茴香 5g	桃仁 5g	红花 3g
月季花 10g	益母草 10g	香附 6g	乌药 6g
淫羊藿 10g			

5剂,水煎服,7日分服5剂。

2013年11月2日,三诊:脉象由原之沉弱渐转为缓滑流利,右旺于左,大便溏。前方加枇杷叶6g。5剂,水煎服,7日分服5剂。

2013年11月9日,四诊:脉沉缓滑,大便仍然偏溏。前方去枇杷叶,加大血藤30g。5剂,水煎服,7日分服5剂。

2013年11月16日,五诊:脱发仍较明显,平素易于呃逆,脉沉缓弱。加入旋覆花、代赭石、法半夏,降逆和胃。全方如下:

熟地黄 15g	山茱萸 10g	山药 10g	旋覆花 10g
代赭石 10g	法半夏 5g	菟丝子 15g	枸杞子 15g
五味子 10g	车前子 10g	楮实子 15g	金樱子 15g
鸡内金 6g	陈皮 5g	党参 15g	白术 12g
黄芪 15g	桃仁 5g	红花 5g	淫羊藿 10g
砂仁 5g	木香 12g	大血藤 15g	

5 剂,水煎服,7 日分服 5 剂。

2013 年 11 月 23 日,六诊:脉沉缓滑。前方增入调经药益母草 30g。5 剂,水煎服,7 日分服 5 剂。

2013 年 11 月 30 日,七诊:正值经行,脉象缓滑。月经量偏少,初起之三日经行不畅。原方去红花,加入怀牛膝 30g,乘势行瘀。5 剂,水煎服,7 日分服 5 剂。

2013 年 12 月 7 日,八诊:脉象弦滑流利略数,脱发。前方加紫苏 10g、荆芥 6g、黑芝麻 20g。养血疏表,以令补中有疏,不致碍邪。5 剂,水煎服,7 日分服 5 剂。

2013 年 12 月 14 日,九诊:脉象沉滑柔和,皮肤轻微瘙痒。前方加地骨皮 20g,配黑芝麻养血润肤。5 剂,水煎服,7 日分服 5 剂。

2013 年 12 月 21 日,十诊:脉象缓滑柔和,肺脉偏弱。药后有腹泻现象,前方熟地黄减量,去地骨皮、黑芝麻,加入黄连以厚肠胃而止泻,西洋参益气养阴。全方如下:

熟地黄 10g	山茱萸 10g	山药 10g	西洋参 8g
牛膝 15g	黄连 5g	菟丝子 15g	枸杞子 15g
五味子 10g	车前子 10g	楮实子 15g	金樱子 15g
鸡内金 6g	陈皮 5g	党参 15g	白术 12g
黄芪 15g	桃仁 5g	淫羊藿 5g	砂仁 5g
木香 12g	大血藤 15g	益母草 15g	月季花 10g

5 剂,水煎服,7 日分服 5 剂。

2013 年 12 月 28 日，十一诊：本次月经当行而未行。予八珍汤加杜仲、续断、菟丝子、枸杞子、艾叶炭、砂仁、西洋参，气血精同调。5 剂，水煎服，7 日分服 5 剂。

2014 年 1 月 11 日，十二诊：月经已行，但前三天不畅，中间仅行 3 天。量少，小腹正中微痛，无乳房胀，脉象弦滑有神。予三阴五子汤加味，全方为：

熟地黄 10g	山茱萸 10g	山药 10g	香附 10g
乌药 10g	木通 3g	覆盆子 15g	枸杞子 15g
五味子 10g	车前子 10g	楮实子 15g	金樱子 15g
鸡内金 6g	桃仁 5g	淫羊藿 10g	延胡索 12g
砂仁 5g	木香 12g	大血藤 15g	益母草 15g
月季花 10g	牛膝 15g		

5 剂，水煎服，7 日分服 5 剂。

2014 年 1 月 18 日，十三诊：月经过期方行，滞而不行 3 天。月经正行，仅 3 天即止。于月经期间服用本方月经并未延长，提示以虚象为主，但仍虚中夹瘀。前方合入失笑散（蒲黄 10g、五灵脂 10g）、橘核 20g、荔枝核 20g、天冬 20g。5 剂，水煎服，7 日分服 5 剂。

2014 年 2 月 15 日，十四诊：本次月经按期而行，无阻滞感。脉象沉缓滑略数。现在希望调理脾胃增进食欲。方用异功散合五子衍宗丸加味：

党参 12g	白术 10g	山药 10g	茯苓 10g
橘核 15g	陈皮 10g	鸡内金 6g	神曲 15g
谷芽 10g	麦芽 10g	菟丝子 15g	枸杞子 15g
五味子 10g	车前子 10g	覆盆子 15g	大血藤 15g
淫羊藿 10g	桃仁 6g	红花 5g	泽兰 10g
茺蔚子 12g	甘草 3g		

7 剂，水煎服，每日 1 剂。

2014 年 6 月 24 日，十五诊：怀孕 3 个月，皮肤瘙痒，口苦，脉象滑数。保胎凉血法。

生地黄 15g	白芍 12g	青蒿 6g	竹叶 10g
黄芩 6g	杜仲 10g	菟丝子 15g	桑寄生 15g
甘草 3g	地骨皮 12g		

3剂,水煎服,每日1剂。

效果:2015年正月,其父母前来致谢,言程某某已生育婴儿两月多,母子俱健康。

[讨论]

关于本病的诊断,患者在1年中先是主动人工流产一次,在7个月后又自发性流产一次,认为自己的身体"有问题","需要调理",前来就诊。由于其人在自发性流产前其雌激素水平不得而知,故西医诊断实难明确。根据其治疗目标在预防流产,促使怀孕,只好用防流促孕案名之。

关于本病的中医辨证。如果说第一次主动人工流产导致了"冲任损伤、精血不足"之果,则此果又转而成为后面一次自发性流产之因,即"冲任损伤、精血不足、胎元不固"。所以,从中医角度说,病因病机是明确的。

据此病机之分析,补益精血、调理冲任就成为治疗大法了。况且,脱发,表明肾气不足;经常便溏,提示脾气亏虚,运化无力,不能胜湿,亦是明显的。

那么为何又要在方中使用活血调经药呢?这是因为妇人常受情绪影响而形成肝郁。肝郁者,肝神郁也,神郁为气滞之先导,肝主疏泄,肝郁则气滞;气能行血,气滞则血易瘀也。故于补益方中加用调气活血之药,可使补而不滞。

关于本病的方药应用:以三阴为补肾之基础,以五子再加楮实子、金樱子生精固经;黄芪、党参、白术、茯苓健脾助运胜湿。此皆扶正之意。桃仁、红花活血调经;砂仁、木香、鸡内金、陈皮理气和胃。与补益药组相配,则补中有通,可达补而不滞之效。需要说明的是,对于此类病人,由于冲任虚损,往往在并无外感之时,也可自感寒热,但多无口苦,故宜稍稍佐用解表药。其中之首选药为荆芥,且宜微炒,使入血分。若伴有乳胀、胁痛,则宜用柴胡。

调经促孕案

陈某某,女,28岁。

2012年5月29日,初诊:闭经3月余。5个月前因月经量少,服用活血化瘀药后月经量多,淋漓不止,经服用止血药方止。其后月经仅正常1个月即出现闭经,迄今又3个月余。偶有小腹痛。既往孕2产1,有再孕之欲望。前年曾经行卵巢囊肿剥离术。现在白带多,子宫壁薄。脉沉弱。此乃冲任虚损夹有瘀血之证。宜三阴五子汤化裁:

熟地黄15g	山茱萸10g	山药10g	当归10g
白芍12g	淫羊藿10g	菟丝子15g	覆盆子15g
枸杞子15g	五味子10g	车前子10g	木香12g
阿胶12g	蒲黄5g	五灵脂6g	砂仁5g
桃仁5g	红花3g	月季花10g	小茴香6g
益母草15g	紫石英15g		

5剂,水煎服,7日分服5剂。

2012年6月6日,二诊:形体偏胖,考虑仍有痰湿瘀阻因素。前方加法半夏6g、橘红12g、白芥子20g、土鳖虫6g。5剂,水煎,作7日服。

2013年6月14日,三诊:闭经半年,目前白带较多,考虑肝肾亏损伴痰湿瘀阻。前方加三棱、莪术各6g,皂角刺20g,加强破瘀通络之力。5剂,水煎,作7日服。

药后月经即行。

2013年9月4日,四诊:再次闭经2个月。白带多,色不黄,既往有轻微经前乳胀,现在脉象沉迟涩。西医检查孕酮低。三诊方5剂,水煎服,7日分服5剂。

2013年9月11日,五诊:月经仍然未行,前方土鳖虫用至10g,三棱、莪术各用至10g。5剂,水煎服,7日分服5剂。

2013年9月18日，六诊：双侧乳胀而月经未行，脉仍沉涩。加穿山甲3g、橘核20g、延胡索10g。5剂，水煎成21袋，作7日服。

2013年10月7日，七诊：月经已行。脉象由沉涩转为沉细略数。三阴五子汤加失笑散、桃仁10g、益母草30g、紫石英20g、淫羊藿12g、法半夏10g、橘红12g、苍术12g、薏苡仁20g、白芥子20g、滑石12g、通草6g、橘核20g。5剂，水煎，作7日服。

2013年10月16日，八诊：乳房时胀，脉沉细略数。七诊方合入土鳖虫6g、大黄3g（酒炒）、地龙12g、路路通20g。5剂，水煎作7日服。

药后即受孕。

[讨论]

本例患者5个月前因月经量少而予活血化瘀之治，月经量增多且淋漓不止，说明对单纯活血法并不耐受。使用止血药方止，止后月经仅正常一个月即闭经，迄今已3个月，偶有小腹痛，既往曾孕2产1，提示以冲任不足为本，夹有瘀血为标。故治应调补冲任，填精养血，佐以活血调经。

熟地、山茱萸、山药——为六味地黄丸中三补，补肾阴、养肝血、健脾阴。

当归、白芍、阿胶——养血。

菟丝子、枸杞子、覆盆子、五味子、车前子——子具生气，意在生精。

蒲黄、五灵脂、桃仁、红花、益母草——活血祛瘀。

砂仁、木香——理气助运，以防填精补血药滋腻碍运。

小茴香入肝理气，月季花调节月经周期，紫石英暖宫促孕，淫羊藿补肾生精。

共奏填精养血，活血通络，暖宫促孕之功。

二诊时，观其形体偏胖，因虑肥人多痰，故加法半夏、橘红、白芥子燥湿化痰，增用土鳖虫以加强活血之力。

三诊时因其再次闭经已达半年，考虑瘀阻较重，故加入三棱、莪术破血逐瘀，皂角刺攻坚通络以通其经。药后月经即行。

四诊时再次闭经两月，其脉沉迟涩，考虑既有精血不足，又有瘀血内阻，仍用原方。

五诊时因月经仍未行，故加重三棱、莪术、土鳖虫用量以逐其瘀。

六诊时双侧乳胀，月经仍未行，脉仍沉涩，考虑月经将行而未能行，此为瘀阻气滞，故加用穿山甲、橘核、延胡索以破结行气。

七诊因月经已行，故减去破血逐瘀的三棱、莪术、土鳖虫、红花，去破血行气药穿山甲、延胡索。且脉象由沉涩转为沉细略数，考虑有肝经湿热下注的可能，故加苍术、薏苡仁、滑石、通草除湿清热。

八诊因乳房时胀，考虑胞络欠畅，仍有瘀阻，故加入土鳖虫、大黄（酒炒）逐瘀，地龙、路路通通络。

调经促孕保胎案

张某某，女，29岁。

2010年9月18日，初诊：月经提前且量少4月余。无痛经，既往孕6产1，为剖宫产，手颤，甲状腺偏大，心率86次/min。予清经汤加味：

地骨皮15g	白芍10g	牡丹皮10g	熟地黄15g
青蒿15g	黄柏12g	砂仁5g	木香10g
牡蛎15g	红花3g	桃仁6g	山茱萸10g
茯苓10g	泽泻10g	竹叶6g	莲子心6g
龙胆草5g	柴胡6g	郁金6g	合欢皮15g
阿胶15g			

5剂，水煎服，7日分服5剂。

2010年10月5日，二诊：原方再服5剂。

2010年12月8日，三诊：重身一月，有胎漏现象，予保胎方：

黄芪15g	西洋参10g	白术10g	黄芩6g
杜仲10g	菟丝子30g	桑寄生15g	阿胶15g

| 当归 6g | 川芎 3g | 艾叶 5g | 续断 10g |
| 砂仁 5g | 枸杞子 15g | | |

20剂, 水煎服, 连服28天。

效果: 2015年9月13日来诊他病, 带来其所生小女, 对2010年的治疗效果极口称赞。

[讨论]

本例促孕不难, 因其年仅29岁, 已经受孕6次, 剖宫产1胎, 不痛经。不考虑输卵管受阻因素, 月经提前且量少4月余, 因手颤, 甲状腺偏大, 考虑有甲状腺病变, 是否甲亢或亚急性甲状腺炎, 需经查甲状腺素及相关抗体予以证实。然从中医辨证角度说, 月经提前为热, 月经量少而不痛为虚, 故直接从傅青主清经汤加味入手治疗, 仅服10剂即已受孕。但既往曾受孕6次, 气血亏虚, 肝肾不足, 易于漏胎, 且又于怀孕2个月后有胎漏, 径予保胎方治疗1个月, 获得成功。

保胎之方, 出自山之子1974年在合江县赤脚医生培训班中向同学所录日记: "安胎白术与黄芩, 杜仲菟丝桑寄生, 当归川芎艾续断, 参芪枸杞缩砂仁。"加用阿胶止血。因此, 本案中值得关注的重点在保胎部分。

男性不育案

文某某, 男, 31岁。

2014年8月9日, 初诊: 不育1年。西医检查提示精液不液化。B超检查提示前列腺增大, 实质回声不均质, 伴钙化。左侧附睾头囊肿, 右侧睾丸鞘膜积液。A级精子比例18.3%。脉象沉细无力。从无腹股沟发胀感, 但常感觉腰痛。治宜补肾填精治其本, 清热利湿通利精路以治标。方药为: 下焦四清饮合三阴五子汤加味。

熟地黄 15g	山茱萸 10g	山药 10g	菟丝子 15g
枸杞子 15g	五味子 10g	车前子 10g	金银花 15g
连翘 15g	虎杖 15g	土茯苓 15g	路路通 15g

冬葵子 15g　　淫羊藿 10g　　蛇床子 15g　　橘核 15g

荔枝核 15g　　覆盆子 15g

5剂,水煎服,7日分服5剂。

2014年8月17日,二诊:复查A级精子已达77.32%。药用首诊方加怀牛膝30g。5剂,水煎服,7日分服5剂。

2014年8月26日,三诊:首诊方加怀牛膝30g、滑石30g。5剂,水煎服,7日分服5剂。

2014年9月3日,四诊:仍用下焦四清饮合三阴五子汤化裁:

熟地黄 15g　　山茱萸 10g　　山药 10g　　菟丝子 15g

枸杞子 15g　　五味子 10g　　车前子 12g　　益智仁 15g

乌药 6g　　　金银花 15g　　连翘 15g　　虎杖 15g

土茯苓 30g　　路路通 15g　　冬葵子 15g　　淫羊藿 10g

蛇床子 15g　　橘核 15g　　荔枝核 15g　　滑石 15g

牛膝 15g　　覆盆子 15g

5剂,水煎服,7日分服5剂。

2014年9月11日,五诊:四诊方加黄柏20g。5剂,水煎服,7日分服5剂。

2014年9月17日,六诊:四诊方加黄柏20g、鸡内金10g。5剂,水煎服,7日分服5剂。

2014年10月9日,七诊:左脉沉细数,右脉弱。仍用六诊方药,连续服用本方3周。

[讨论]

患者疾病为继发性不育1年,原因是慢性前列腺炎,继发左侧附睾头囊肿,右侧睾丸鞘膜积液。精液不液化,弱精症。脉象为左脉极沉细而数,右脉弱。患者从无腹股沟胀痛,但常感腰痛。

本病若从龙胆泻肝汤入手先治其实,待沉细数脉转为缓细后,再补肾治疗。按这种分治的方式来治疗,应该也能治愈。

山之子根据其无腹股沟胀痛,但常感腰痛,采用补肾益精治其本,清热通瘀治其标,标本兼治的方法取得了弱精症纠正,其妻在短期内即受孕的效果。

方药应用意图:

三阴、五子——五子取象比类,以子补种,生精助育。三阴补益肝、脾、肾。

金银花、连翘、土茯苓、虎杖——四清药组。为上海名医陈苏生先生"土忍翘薇"药组去白薇加虎杖而成。白薇,前人认为其能清任脉之虚热,亦清湿热(见焦树德先生《用药心得十讲》)。然山之子师徒在临床上常见应用白薇导致呕吐者,故以虎杖易之。

冬葵子、滑石、琥珀、怀牛膝——滑以利窍,清其瘀阻于精道中的败精浊液。

橘核、荔枝核——疏肝散结。

蛇床子、仙茅——益精。用此类辛温壮阳药于清通之剂中,各尽其能。

路路通——通泄扩管。使败精凝浊更易于排出。

用药大抵如此,但不必都用。于同类功效药中择其一味、二味用之即可。

此外,本例患者整个疗程之汤药皆为熬药机所熬制,其疗效并未受大的影响,亦是需要说明的。现仍有一些患者认为熬药机熬药疗效不及自熬,此种顾虑似无太大必要。

第十一节 肿瘤病案

鼻咽癌案

苑某某,男,70岁。

2012年2月8日,初诊:鼻咽癌。伴有疼痛,耳心痛,说不出话,吞

咽微呛,口腔溃疡,脉象沉弱。治宜活血化痰,软坚散结,清热解毒养阴益气合法。方用清消软活汤加味:

苍耳子10g	白芷6g	威灵仙15g	桔梗6g
牡蛎15g	天花粉15g	芦根20g	薏苡仁15g
浙贝母10g	海藻15g	昆布15g	田基黄15g
垂盆草15g	蛇舌草15g	夏枯草15g	西洋参6g
麦冬15g	天冬15g	石斛15g	玄参10g
牛膝15g			

5剂,水煎服,7日分服5剂。

2012年2月20日,二诊:药后,口腔溃疡一度好转,但有反复。口腔疼痛,耳心也痛,午夜1点钟时加剧。于首诊方加金银花30g,清热解毒;加青蒿20g,清降虚火;加蜂房6g,以加强止痛作用。

2012年3月3日,三诊:服用前方后病情明显改善,但仍有口腔痛,耳心痛,午夜后1时加剧。双下肢腓侧皮肤发痒。药用二诊方加牡丹皮12g、凌霄花20g,活血凉血,消风止痒。

2012年3月15日,四诊:说不出话,吞咽微呛,痰难咳出,耳鸣,脉沉弱。病状虽有变化,基本病因未变。方药为:

苍耳子10g	白芷6g	威灵仙15g	麦冬15g
乌梅12g	牡蛎15g	天花粉15g	木瓜5g
浙贝母10g	海藻15g	昆布15g	田基黄15g
垂盆草15g	蛇舌草15g	夏枯草12g	西洋参8g
天冬15g	石斛15g	玄参15g	牛膝15g
桔梗6g	薏苡仁15g	金银花30g	蜂房5g

3剂,水煎服。

2012年3月29日,五诊:说话表达尚难,晨起咽部不适,苔灰腻,耳鸣明显减轻,脉沉弱。前方加法半夏6g,化痰浊以散灰腻之苔。3剂,水煎服。

2012年4月10日,六诊:说话尚难,晨起仍然咽部不适,苔灰腻,脉

沉弱。方用清消软活汤,加味如下:

海藻 15g	昆布 15g	田基黄 15g	垂盆草 15g
蛇舌草 15g	夏枯草 12g	西洋参 8g	天冬 15g
石斛 15g	玄参 15g	牛膝 15g	桔梗 6g
薏苡仁 30g	金银花 30g	蜂房 5g	僵蚕 10g
麦冬 15g	法半夏 5g	黄芪 12g	

3剂,水煎服。

2012年4月27日,七诊:诸症未变,前方加柴胡6g、黄芩10g、枇杷叶6g。3剂,水煎服。

2012年7月18日,纳差,头痛,苔白微腻,脉弱。前方加冬瓜仁60g、沙参30g。2剂,水煎服。

2013年10月23日,复查未见鼻咽癌征象,左侧仍有中耳炎。经过自用冰片、枯矾吹入耳中,曾经一度痊愈,4个月后复发,影响听力,夜间好转,白天有痰。说话比之去年来诊时明显清楚。

2014年12月底随访,患者健在,精神爽朗,言语清楚。

[讨论]

因其为西医确诊之病,山之子在接诊时并无一定能治好的信心,故病历记述颇为简略。

关于清消软活汤的形成过程。此方山之子用之久矣!然从未想过为之命名,今为授受之便,乃勉为其命名。山之子在出席学术会议时,撰有《逐外邪消痰瘀扶正气治顽难重病——鳖甲煎丸组方法度及其对后世医学的影响》一文,对仲景鳖甲煎丸组方法度及其对后世医学之影响作以分析。其本意是认为仲景此方实开后世"久病治络"之先河,后来渐悟还要加上"散结气"三个字,成为"逐外邪,散结气,消痰瘀,扶正气,治顽难重病"的思路,方才较为完整,这个思路当然不是凭空想出来的,而是经过临床有效性的验证得来的。清消软活汤之核心药物,不过桃仁、天花粉、牡蛎而已。瘀甚者,加红花;痰甚者,加胆南星;欲加强软坚作用,则加鳖甲、海藻、昆布之属而已。

本方加味药的意义：田基黄、垂盆草、夏枯草、蛇舌草清热利湿，解毒抗癌；天冬、麦冬、石斛、玄参养阴生津，西洋参益气生津；牛膝、桔梗，一升一降，调畅气机。其余诸药，不过随证加减耳。

如果要问本方在使用中是辨证为主，还是辨病为主，山之子认为在本案中已经体现了辨病与辨证的高度一致性。只要患者没有表现出明显的阳虚证象，就可以按本法治疗，本案中患者脉象一直沉迟，但并不能据此认为他是阳虚。因为有口干、口腔溃疡及疼痛诸症支持阴虚。即使认为患者阳虚，亦只需要按叶天士"通阳不在温，而在利小便"，选用既能利尿又能防癌治癌的薏苡仁，重用即可；如果考虑其为气虚，用少许西洋参或中等量黄芪即可。至于人参，则不主张使用，以防生热动火助长癌毒复发。

宫颈鳞癌漏症治验

王某某，女，50岁。

2015年8月9日，初诊：月经量多，淋漓不尽，反复发作1年。在某三甲医院病理活检诊为宫颈鳞状细胞癌Ⅲ期，医院建议其采用放疗及化疗，患者拒绝。乃求治于某中医院肿瘤科，已服中药20余剂未效。月经淋漓，夹有血块，小腹及前阴疼痛。中度贫血。查血常规：血红蛋白86g/L，血细胞比容28.95%，红细胞3.62×10^{12}/L。口中无味，但纳食尚可，脉细数。方用加减补中益气汤：

党参15g	沙参15g	西洋参8g	黄芪30g
白术10g	川芎5g	当归10g	艾叶5g
柴胡6g	升麻5g	陈皮5g	茯苓10g
白蔻10g	半边莲15g	半枝莲15g	垂盆草15g
蛇舌草15g	荆芥5g	砂仁5g	

3剂，水煎服，每日1剂。

2015年8月12日，二诊：首剂服后，前阴出血一度减少，但至第三剂时，又有出血现象，小腹及前阴刺痛，肛门坠胀。乃于前方加大黄芪剂量至 50g，西洋参增量至 10g，加仙鹤草 30g、侧柏叶 20g、白茅根 30g 清热凉血补阴，加川楝子 12g、延胡索 10g 以理气止痛。5 剂，水煎服，每日服 4 次。

2015 年 8 月 19 日，三诊：经量已经明显减少，阴道内如有堵塞之感，小腹微痛。前方加醋炒花蕊石 12g。其全方如下：

党参 15g	沙参 15g	西洋参 10g	黄芪 50g
白术 10g	川芎 5g	当归 10g	艾叶 5g
柴胡 6g	升麻 5g	陈皮 5g	茯苓 10g
荆芥 5g	川楝子 10g	延胡索 12g	砂仁 5g
白蔻 10g	半边莲 15g	半枝莲 15g	垂盆草 15g
蛇舌草 15g	仙鹤草 25g	侧柏叶 15g	白茅根 30g
花蕊石 12g			

5 剂，水煎服，每日 4 服。

2015 年 8 月 26 日，四诊：阴道出血完全停止已经 1 周，小便不畅，肛门处如有痔核顶起之感，阴道内仍有物堵感，小腹痛已经减轻。原方黄芪减为 40g，易白茅根加栀子 12g、滑石 12g、川牛膝 30g，以利小便。加用一效丹 0.2g/d，以治其肿瘤。

[讨论]

本病当然是重大顽难疾病之一。患者于更年期出现不规则阴道出血，自以为是更年期常见症状，未予足够重视。直到病情深重，影响上班（患者夫妇俩正供着一个儿子上大学，故即使确诊后也拒绝住院行放疗及化疗），方才入院检查出本病。前医中药服至 20 余剂未能止血。其因是单纯从抗癌出发，在止血治标方面药力不足，二是没有注意"治下部出血宜用升提药"这一原则的应用。当然，本病要真正治好，尚需继续用药。

肝癌案

张某某，女，58 岁。

2014 年 9 月 30 日，初诊：肝尾叶癌远端转移，肩胛及双侧腹股沟疼

痛,肝硬化,脾大。脉象沉缓。患者已决意不选择西医疗法。方以清消
软活汤加减:

柴胡 6g	郁金 6g	白芍 15g	赤芍 10g
鳖甲 15g	牡蛎 15g	红花 2g	桃仁 6g
石斛 15g	三七 5g	蛇舌草 15g	半边莲 12g
半枝莲 12g	木鳖子 15g	鸡内金 6g	天冬 15g
西洋参 8g	麦冬 15g	五味子 10g	砂仁 5g
木香 12g			

10剂,水煎服,每剂服2天。

方义:柴胡、郁金、二芍,疏肝解郁;鳖甲、牡蛎、木鳖子,痰、瘀、虚同
调,软坚消结;蛇舌草、半边莲、半枝莲,清肝解毒抗癌;生脉散加天冬、石
斛,益气养阴;鸡内金、砂仁、木香,消食理气,和胃助运;三七,活血止血,
预防肝病出血。神郁、气滞、痰凝、血瘀、癥瘕,五个层次上皆有所照顾。

2014年10月15日,二诊:脉证同前。继进前方,10剂,水煎服,每
剂服2天。

2014年11月8日,三诊:时有呃逆,脉证同前。前方加旋覆花20g、
代赭石20g,以止其呃。10剂,水煎服,每剂服2天。

2014年11月27日:肩胛及腹股沟之疼痛次数较前明显减少。前方
加女贞子20g。10剂,水煎服,每2日服1剂。

2014年12月19日:原病为肝尾叶远处转移,肝硬化、脾大。脉象沉
缓。药后肩胛及腹股沟疼痛次数较前减少,纳佳。舌质淡,苔薄白。原
方加延胡索10g,另加黄芪15g,配女贞子双补气阴(现代药理认为该药
对有增强免疫之作用);另加黑芝麻、桑椹,养血柔肝。10剂,水煎服,每
2日服1剂。

2015年1月4日:诸症同前,睡眠略差。前方加酸枣仁20g。10剂,
水煎服,每2日服1剂。

2015年2月3日:春节中因为劳累及饮食忌口,状态较差,原疼痛部
位又有疼痛感,时感心中发慌、胸闷。药物不用增减,仍用原方10剂,水
煎服。

2015年3月4日：原方10剂，水煎服。

2015年12月9日：因为家庭经济原因，且卖掉原在涪陵之住房，全家迁来重庆与其子、媳同住。故暂停治疗达9个月之久。同前，仍感胸闷，血压170/105mmHg。原方加丹参15g、蒲黄10g、檀香5g，活血理气，宽胸止闷；橘络12g，舒络通管，以助降压。5剂，水煎服。

2016年1月10日：脉证同前。原方加豨莶草30g、牛膝30g，引血下行，钩藤20g，以助降血压。10剂，水煎服，每剂服3天。

> 本患在前来就诊之时，患者及其家人皆已做好"不治"之思想准备，但患者本人性情达观，家人在花钱治病方面已竭尽努力。每剂服用2日，疗效尚确。尽管本病达到临床"治愈"尚有很长的路要走，但较之患者初来就诊时医患双方的预期已经要好很多，故录以备考。

结肠腺癌浸润至肾上腺案

冉某某，女，74岁。

2016年10月7日，初诊：患者原为升结肠临近于肾上腺之腺癌，现已浸润至肾上腺。大便通畅，颜面偏白，轻度贫血。脉象沉细略数。血压140/90mmHg。

柴胡 6g	郁金 6g	白芍 15g	赤芍 10g
牡蛎 15g	桃仁 6g	威灵仙 15g	西洋参 6g
浙贝母 10g	田基黄 15g	蛇舌草 15g	半枝莲 12g
半边莲 12g	黄芪 15g	女贞子 15g	木鳖子 15g
鸡内金 6g	砂仁 5g	大枣 10g	阿胶 10g
夏枯草 15g	海藻 15g	昆布 15g	

20剂，水煎作28日量。

一效丹每次4粒，日3服。

2016年11月8日，二诊：精神体力明显好转，原方继进。

2016年12月6日，三诊：肤痒。复查仍有轻度贫血。前方阿胶增量至20g，另加桑椹、黑芝麻各20g，养血润燥。一效丹口服之剂量同前。

[讨论]

患者原为升结肠临近于肾上腺处之腺癌,现已浸润至肾上腺,是经由病理活检所证实的。大便通畅,可以排除肠梗阻。面色偏白,查血提示轻度贫血,皆可按血虚考虑。脉沉细略数,既反映正气不足,又提示癌灶在"燃烧",癌细胞增殖。升结肠在右侧腹部,与中医肝经循行部位有重合。故治以益气养阴固其本,疏肝化痰、清热软坚消其癥。方选用清消软活汤化裁。方中柴胡、郁金、赤白芍、桃仁疏肝活血;牡蛎、海藻、昆布、威灵仙软坚;浙贝母、木鳖子皆为消疮散结之品;半枝莲、半边莲、田基黄、蛇舌草解毒抗癌(癌,在中医外科中可视为治疗难度高的疽);西洋参、黄芪、阿胶益气养阴扶正;砂仁、鸡内金、大枣理气和胃扶脾。故药后精神体力均明显好转。肤痒则用黑芝麻、桑椹养血祛风,不过对症治疗而已。

肺癌案

刁某某,男,63岁。

2015年11月18日,初诊:肺癌,伴有右侧少许胸腔积液。其家人嘱咐医生勿告患者以"肺癌"。脉象尚缓和。清消软活汤加味治之。

柴胡 6g	郁金 6g	百合 15g	川贝母 10g
百部 15g	桃仁 6g	鳖甲 15g	牡蛎 15g
延胡索 12g	薏苡仁 15g	丝瓜络 15g	胆南星 10g
天竺黄 10g	田基黄 15g	垂盆草 15g	蛇舌草 15g
半边莲 15g	半枝莲 15g	西洋参 10g	麦冬 15g
五味子 10g	桑白皮 15g	白芥子 10g	黑牵牛子 6g

15剂,作3周量,水煎服。

加服一效丹,每日14粒。

2016年1月19日,二诊:病症同前,原方10剂,加服"一效丹",每日15粒。

2016年2月19日,三诊:病症同前,但血压偏高,舒张压106mmHg。

原方加地龙 20g、豨莶草 30g、怀牛膝 30g，平肝息风，以平稳血压。黑牵牛子增至 10g 加强逐水之力。20 剂，水煎，作 4 周服。一效丹每日 15 粒，分 3 次服。

2016 年 3 月 12 日，四诊：在当地医院 X 线片提示胸腔积液已经消失。原方黑牵牛子减至 8g，去地龙、豨莶草。20 剂，水煎，作 4 周服。一效丹每日 15 粒，以一半作口服，一半作"药烟"吸治。

2016 年 4 月 10 日，五诊：采用药烟熏吸法治疗后，偶有口中火热感，原方加天冬 20g 养阴润燥、黑牵牛子减量为 6g。20 剂，水煎，作 4 周服。一效丹服、吸同前法，前量。

2016 年 5 月 8 日，六诊：胸腔积液既无，逐水之黑牵牛子全去。20 剂，水煎，作 4 周服。一效丹熏服各半，用法、用量同前。

2016 年 6 月 4 日，七诊：汤剂同前，一效丹仅用口服法。

2016 年 7 月 10 日，八诊：因有右膝关节僵痛不适，X 线片提示右膝胫骨上缘疑似变炎处有少许骨质破坏，故予温消散，调醋、蜜，局部外敷，汤剂及丹剂用法同前。

2016 年 9 月 17 日，九诊：患者精神、体力、面部血色皆如常人，考虑药证不变。乃予汤剂及丹剂两月量。

采用生脉清消软活汤加味治疗肺癌，此例并非首例。大多数肺癌患者常在中、后期出现咯血症状，故本例所用桃仁为小剂量，每剂 6g。在未加用一效丹时，要消除由肺癌所致之胸腹腔积液，几乎未成功 1 例。曾记 1996 年，山之子受黄女士之邀，从就读博士之山东济南飞赴成都为其胞兄诊治间皮瘤所致腹水，终未能获效，亲见患者抽一次腹水即长一次腹水，终成不治。又曾于 5 年前，治恩师刘银青先生之肺癌胸腔积液，亦未能获效，皆令人痛心疾首。2015 年夏天，受江津区中山古镇刘成德老师善用药烟疗法治肺科大症之启发，查阅文献，觅得一效丹，获得了肺癌胸腔积液亦能令其消散之效果。虽不敢谓从此凡是肿瘤所致之胸腹腔积液皆能必效，但毕竟有了一个良好的开端，倘能从此突破此难题，真不知能造福肿瘤患者多少。故值得一记。

肺癌脑转移治验

赵某某,男,73 岁。

2016 年 7 月 1 日,初诊:脑梗死,语言不利,右侧轻偏瘫 1 月余,无咳嗽,轻微头晕,舌瘀斑明显,脉沉弦略数。

思析:患者虽为左侧脑梗死症状,其病实由肺癌脑转移所致,本案病例记载中无"肿瘤"二字,因患者家属提前与山之子见面并提供病历,患者已确诊为肺癌脑转移,且告知山之子,不能透露于患者,恐患者一旦知晓即弃医矣。因患者识字,故在病历记载时未出现"肿瘤"二字,以脑梗死贯穿就诊记录,且就诊记录简单。肺癌病位在肺,多见胸腔积液,胸腔积液常悬胁下,故立法应从肝入手,舌瘀斑明显,说明体内瘀滞已久,当予逐瘀,语言不利,右侧偏瘫,当用搜风入络之药,方选清消软活汤加减。

柴胡 10g	郁金 10g	赤芍 15g	白芍 30g
桃仁 10g	威灵仙 30g	鳖甲 30g	牡蛎 30g
海藻 30g	昆布 30g	石斛 30g	僵蚕 30g
天麻 12g	钩藤 30g	蜈蚣 3 条	全蝎 6g
三七 6g	砂仁 6g	木香 30g	木鳖子 30g

20 剂,水煎服,作一月量。

方义:柴胡、郁金、二芍,疏肝解郁;鳖甲、牡蛎、木鳖子、海藻、昆布,痰、瘀、虚同调,软坚消结;石斛益气养阴;砂仁、木香,理气和胃助运;天麻、钩藤,镇肝息风;蜈蚣、僵蚕、全蝎,振肌祛风;桃仁、三七,活血。神郁、气滞、内风、血瘀、癥瘕,全面考虑。

另服一效丹,每次 5 粒,每天 3 次。

2016 年 8 月 2 日,二诊:病症同前,微感乏力。前方加黄芪 20g,女贞子 20g,增强益气养阴之力。20 剂,水煎服,作一月量。一效丹同前。

2016 年 9 月 7 日,三诊:头晕好转,但仍阵发性发作,胃脘不适。加泽泻 30g 以利水,改善眩晕症状。20 剂,水煎服,作一月量。一效丹同前。

另用一方以护胃气：

> 白术15g　　陈皮6g　　谷芽15g　　鸡内金6g
> 麦芽15g　　山药15g

20剂，为散剂，每服3g，每日3次。

2016年10月11日，四诊：语言较前明显清晰，双上臂皮肤发痒。脉略数。前方加牛膝30g引热下行，地骨皮30g清虚热。20剂，水煎服，作一月量。一效丹同前。

2016年12月30日，五诊：皮肤瘙痒消失，口干，眼雾。前方去牛膝、地骨皮，加天冬30g滋阴、密蒙花15g明目。20剂，水煎服，作一月量。一效丹同前。

2017年6月24日，六诊：眼雾好转，前方继进。20剂，水煎服，作一月量。一效丹同前。

2017年11月24日，七诊：2017年10月18日在当地县医院复查，左侧基底节区及右侧丘脑腔隙性脑梗死，脑萎缩。病症同前，前方继进。20剂，水煎服，作一月量。一效丹照用。

2018年3月30日，八诊：言语清晰，前方继进。10剂，水煎服，作15日量。一效丹同前。

2018年4月18日，九诊：言语清晰，头晕基本消失，但有头闷感。前方加天花粉30g、川贝母15g，以增强化痰之力。5剂，炼蜜为丸，每次服12g，每天3次，饭后服。一效丹同前。

2018年12月28日，十诊：头闷消失，去天花粉、川贝母。20剂，水煎服，作一月量。一效丹同前。

2019年1月13日，十一诊：前方5剂，炼蜜为丸，每次服12g，每天3次，饭后服。一效丹同前。

2019年5月16日，十二诊：前方10剂，做膏剂，为一月量。一效丹照用。

2020年4月20日，十三诊：言语清晰，轻微乏力，偶有胸闷，脉弦细略数。前方加檀香理气开胸，蒲黄、地龙活血化瘀。全方如下：

柴胡 10g	白芍 15g	郁金 10g	赤芍 15g
天麻 12g	蜈蚣 3 条	僵蚕 30g	全蝎 6g
三七 6g	木鳖子 20g	海藻 30g	昆布 30g
桃仁 10g	威灵仙 30g	鳖甲 20g	泽泻 30g
牡蛎 30g	砂仁 6g	木香 30g	石斛 30g
黄芪 30g	女贞子 30g	天冬 30g	浙贝母 20g
地龙 10g	檀香 6g	蒲黄 6g	

20 剂,水煎服,作一月量。

一效丹同前。

　　本例治疗中山之子并未使用习惯的抗癌药组(蛇舌草、半边莲、半枝莲等),而是以清消软活汤加减为主方,长期使用一效丹为特点,患者 2017 年 10 月的复查,脑部并未发现肿瘤,至 2020 年 4 月,患者依然健在,故有一记。

第十二节　皮肤病病案

颜面皮肤疹斑血热证案

夏某某,女,25 岁。

2014 年 7 月 12 日,初诊:颜面皮肤过敏,导致湿疹及荨麻疹发作 4 年,以鼻部为主。月经不提前。脉沉缓滑。证属血热,犀角地黄汤合白虎汤加味治之。

生地 15g	丹皮 10g	赤芍 15g	水牛角 15g
金银花 15g	连翘 15g	知母 10g	竹叶 10g
黄柏 10g	栀子 10g	桃仁 10g	地骨皮 15g
莲子心 6g	侧柏叶 15g	甘草 6g	寒水石 15g
泽兰 12g	秦艽 10g	苦参 15g	

20 剂,水煎服,7 日分服 5 剂。连服 28 日。

2014年8月20日,二诊:药后病情明显好转。效不更方。继进20剂。

药后皮肤光洁红润,所有皮疹完全消失。其母将患者治疗前后所留照片给医生看,治疗前满脸疹斑,治疗后光洁如玉、白里透红,青春靓丽,焉能不喜? 故值一记。

[讨论]

本病治法并不复杂,处方也不玄妙。但病情反复发作长达四年之久,据称最初系由"过敏"所致。至于是何物引起则无从追查。病历记录中有"以鼻部为主",其实是提示有"以鼻部为中心的皮损",目的是要让患者慎防红斑狼疮的可能性。方中用犀角地黄汤,易以水牛角清热凉血,走血分;金银花、连翘,解毒清热而气味轻清,是气分之浅层了。若从取象比类角度看,质轻者走表,则能清皮毛之热。桃仁、侧柏叶,凉血活血;寒水石替代石膏清胃热以解肌肉之热;地骨皮凉血,莲子心清心;又为防止凉血药对月经有影响,乃加入泽兰,活血散血。其所以能获效,一在处方配伍合宜,二在患者坚信,坚持服药,三在配合忌口,其如羊肉、海鲜、辣椒、芹菜、芫荽等物皆不宜进食,并嘱打伞防晒。如此调理,方获理想疗效。

第四章

医 学 散 论

第一节　审证论治六要浅说

先辨外邪净未净，再观郁浊有和无；

三详是否伤何物，四审正气虚不虚；

五思病在何经脏，六选汤方加减符。

先辨"外邪净未净"？

其实质就是要辨有无外邪。若有，则辨其属风、寒、暑、湿、燥、火之何邪。感于风，必恶风；感于寒，必恶寒；感于湿，必身重；感于热，必口渴；感于燥，必口、鼻、咽、眼，甚至二阴干燥；感于暑之偏热者，必心烦、渴饮、汗多；感于暑之偏湿者，必身倦脘痞、纳呆、尿浊；感于火者，必头痛如破、大渴饮冷，或高热不退。审其为伤寒则按六经辨证辨之；审其为普通时病，则按温病卫气营血或三焦辨证辨之。外感之邪，其来路主要有三条：皮毛、口鼻与二阴；逐邪之路，亦主要有三条：汗、尿、粪。涌吐之法，古人本好用，今人畏其副作用，用之已少。此外，六邪为病，合邪正多。如二邪相合形成风寒、风湿、风热、风燥、寒湿、暑湿等等；甚至有三邪合病，如风寒湿等。要在平时对六淫致病特点了然于心，则不易致误也。

再观"郁浊有和无"？

郁，指郁结而言。含神郁、气郁、液郁、质郁四大类。液郁又可细分为湿郁、饮郁、痰郁、水郁、血郁（瘀血）。质郁则指有形的固体状增生、结节、瘢痕或者肿瘤之类的病变。质郁中另有一类为食积。

浊，指本来为人体正常所需要的物质，经过代谢后转化为机体所不需要的物质（废物，是为浊）。计有糖浊（高血糖）、脂浊（高脂血症）、黏浊、酸浊（高尿酸血症）、氮浊（氮质血症、慢性肾功能损害）诸种。由于诸浊皆能形成慢性郁结，故亦可以视为广义的郁。

神郁者，神志呆钝；气郁者，走窜胀痛；湿郁者，身重尿浊；痰郁者，胸闷眩晕；水郁者，停饮水肿；血郁者，青肿刺痛；糖郁者，渴饮尿多；脂郁者，形肥体胖；黏郁者，脉滑或涩；酸郁者，关节痛楚；氮郁者，关格呕逆；食郁者，脘胀嗳腐；质郁者，块垒难消。观其脉证，已得大要。若能结合现代医学之理化检查,则症情更不可逃。尤须注意"郁"与"伤"的辨证关系,郁为邪盛,然内伤之邪,郁积既久,阻滞正气流通。"郁气不去,正气不通,陈气不去,新气不来",反伤正气,亦可由实致虚。

三详"是否伤何物"?

若有,再辨是伤神、伤食、伤酒、伤茶、伤毒(指毒品)、伤药(指长期或者过度服药,其中包括并无大效之所谓"保健药")、伤色(房劳过度)、伤心(情绪过激与思虑太过)、伤力(劳力过度)。各有相应之治法与药物。其中以伤神为最抽象,亦治疗最难。这里把伤色、伤心、伤力这种伤于"事"的病证也视为伤物,可称为抽象之"物"。因为伤色的实质是损伤"精气",伤心的实质是损伤心血与心神;伤力的实质是损伤筋骨之"气"(力由气生)。

四审"正气虚不虚"?

若虚,则辨其为气虚、血虚、阴虚、阳虚。气虚,必无力;血虚,多不荣;阴虚,常内热;阳虚,常畏寒;且更有不同之舌、脉可见。

五思"病在何经脏"?

同已故方药中老教授在《辨证论治研究七讲》中提出的先脏腑经络定位、再定六淫等病性不同,山之子主张先定性。前面的四条都是关于定性的。因为五脏六腑生理功能常互有交叉,例如,心藏神、肝藏魂。神魂之病,究宜治心,还是治肝,终难细辨。若能辨其在血,属热或属虚,大要已得,方向不错。若兼心烦、尿赤、舌尖红,可定位在心;若兼易怒、胁痛、脉弦,可定位在肝。治法上但能抓住养血清热安神,则大要先已不错。当然,若能根据脏腑经络辨证要点,定出病位,固然更好。但须注意慢性疑难性疾病常常多脏合病,当审其何脏何经之病,当先治急治,后治缓治,立法处方才不致紊乱。

六选汤方加减符。

此一条对于后学而言只有在本书中去慢慢体会了。符者,符合于临床实际也。慎勿刻舟求剑,执方试病。

审证论治六要运用举例:

王某某,女,63岁。

2015年7月10日,初诊:双侧乳腺疼痛半月。右侧更为显著。查血：雌二醇奇高，为正常最高值之 24 倍。放射检查提示双侧乳腺增生致密，右侧乳腺结节钙化灶。B 超提示双侧腋下淋巴结可见。脉象沉缓细。

思析：先问外邪净未净？本病非外感所致，局部虽有疼痛，但无红、肿、热三症，故外邪不考虑。再问郁浊有和无？既已形成结节增生，已成有形之质，则其前端的神郁、气滞、痰阻、血瘀皆需适当考虑，既有有形瘤结，则软坚散结为主法。三问是否伤何物？本患雌二醇奇高，莫非患者在长期服用含有补充雌二醇作用之保健药乎？四看正气虚不虚？患者既往史中曾有阴虚火旺倾向，则用药不宜太温。五思病在何经脏？乳房属于肝胃二经，雌二醇增高属肾中精气失衡。六选汤方加减符。本病由肝郁气滞，痰瘀交阻，形成症瘤，伴有肾中精气失调。治宜疏肝理气、活血化痰、软坚散结，佐以调衡精气。方选化肝煎加味。

李某，女，31 岁。

2013 年 6 月 3 日，初诊：月经先期伴月经瘀块三月余。本次月经第二日经量特多。症见：神疲、头晕、骨节酸楚。平素白带多、气味臭，小腹隐隐冷痛。脉沉缓涩。来诊时为月经正行第三天。

思析：先审外邪净未净？平素白带多，气味臭，必有湿热毒邪自前阴或尿道上犯，蕴蓄在下焦（盆腔）。再观郁浊有和无？月经夹有瘀块，提示瘀血（血郁）内阻。月经先期，月经量多，为血分郁热。头晕，因去血过多，血不上荣所致。骨节酸楚，提示表邪未净。小腹隐隐冷痛，是阳气郁而不伸于局部。三详是否伤何物？所伤者乃无形湿热之邪，并无有形之食、饮、酒、茶、成瘾性药品之类。但既有湿热内郁，则辛辣、油炸、燥火性食物皆在所忌。四审正气虚不虚？脉沉缓涩，头晕，既为湿热内郁、阳气不伸之象，亦为白带平素已多（消耗人体正常津液），再加经行血去，血不上荣所致。五思病在何经脏？月经乃带脉以下之病，且冲为血海，任主胞胎，故责之冲任带三脉。八脉隶于肝肾，盖主闭藏者肾也，司疏泄者肝也。湿热蕴毒，瘀血内阻，属实，责之肝经；骨节酸楚，头晕，精气不足，责之肾经。热毒蕴结，瘀血内阻下焦为本；津伤血失，气乏载体为标，治宜清热燥湿，化瘀行气，佐以益阴升阳。方选桃红四物汤加味。

第二节 治则三要"逐、散、扶"

为了帮助已经具有一定理论基础但实践经验尚欠丰富的中医同仁,在分析他人处方和自己临证之际,快速地确立治则,现就临床大的治疗原则——逐邪、散结、扶正(简称逐、散、扶)讨论如下:

一、逐 邪

由于病邪有外来之邪(外邪)和内生之邪(中医传统所称的内伤之邪)之分,则逐邪亦有逐外邪、逐内邪之别。

外邪,主要指六淫之邪,风寒暑湿燥火是也。无论当代医学所指的病毒还是细菌,只要其临床表现符合中医六淫致病特点,就必须按照六淫治法选药组方治疗。对于病毒或细菌性质明确的还可以适当选用经过现代药理学证实确实有针对性效果的抗病毒、抗菌抑菌中药加入处方中治疗,但一般不主张单一地只用这类药来组方。

内邪,传统中医把饮食劳倦、七情六欲之伤括属于内伤。山之子主张把食积、虫积、糖浊、脂浊、黏浊、酸浊、尿浊、酒浊、药毒列入内邪,而把七情六欲之伤放入"结"的病理中去考量。如此,则各种瘀郁浊之邪皆可选择有针对性的药物组成药组(小方)来进行针对性治疗,可称为直接治法。例如:

食积,消食导滞药,神曲、谷芽、麦芽、鸡内金、莱菔子、五谷虫。

虫积,杀虫消积药,使君子、鹤虱、雷丸、榧子、芜荑、苦楝皮、槟榔等。

糖浊,是指在血液中积存太多,无益于机体,反而首先引起微小血管病变的葡萄糖。葡萄糖质阴(有黏稠度)而用阳(在机体内代谢后产生热能和水),本属水谷之精的范畴。过多则因其黏度过大而延缓血运,产能过多则为亢盛之火。从"清则为精,浊则为邪"的角度,将其命名为糖浊可也。其影响之主要疾病为消渴,因此,治糖浊之方药当从消渴病中求之。针对性的经验用药有桑叶、桑白皮、桑椹、晚蚕沙、地骨皮、枸杞子、知母、玄参、蚕茧、僵蚕、葛根之属。

酒浊,指饮酒过度,造成酒精在体内慢性蓄积,轻则伤胃、伤肝,重则影响脑神(神明之心受扰),成为一种慢性成瘾性疾患。其症状为得酒则安,乏酒则颤(周身发颤,剧烈者站立不稳,但给予"足量"酒饮后,其症状自平,似可称为"酒瘾病"),解酒浊之常用药有葛花、葛根、枳椇子、枇杷等。临床治"酒精肝"亦常须选用此类药配入清肝利湿、柔肝养血药队中。

脂浊,指脂肪过多地积存于血液、肝脏或机体组织中。现所称的高脂血症、脂肪肝、肥胖,从中医角度看,皆有脂浊积存的病机。临床常用的降脂中药有:泽泻、山楂、灵芝、决明子、茵陈、虎杖、绿豆、姜黄、葛根、茶树根、蒲黄、野蔷薇等。

酸浊,此处主要指血中尿酸增高。由于血尿酸增高易于导致痛风性关节炎。痛风性关节炎临床多表现为湿热痹,治疗可按湿热痹辨证选方。常见的具有降尿酸作用的中药有:山慈菇、土茯苓、萆薢、威灵仙、秦皮、泽泻、玉米须、车前子、毛尾薯、蚕沙、地龙、当归、桃仁、金钱草、芦笋等。

尿浊,这里特指"氮浊"。为蛋白质代谢后形成的非蛋白氮。对此,西医多主张用透析疗法。中医临床上可选早夺汤等攻下泄浊。《温病条辨·下焦篇》之宣清导浊汤(二苓、寒水石、蚕沙、皂子)亦属有效之方。

药毒,无论中药与西药,其药效越迅速,效果越明显,偏性越大,对机体的副作用也就越大。如果因为慢性疾病不得不成年累月地服药,因此而形成肝功能、肾功能的损害,可称为药毒。根据各药的毒性,各有解毒之法,不能一概而论。如果因为精神因素,或吸毒,服用或注射成瘾性药物,非个人意志所能戒者,当予强制戒毒。中药选用扶正泄毒之早夺汤,结合清代以来戒烟(指鸦片)的验方,亦能获得一定的效果。

二、散　结

散结简称"散"。在人体内的物质及其功能,依其可见可测的难易程度可分为"神→气→液→质"四个层次。从其"实变"的角度看则有神结、气结、液结、质结,现分述之。

(一)神郁与解郁

神,在中医学中分为五脏之神——心神、肝魂、肺魄、肾志、脾意,即

神、魂、魄、志、意。在五志表现为喜、怒、悲、思、恐。虽然不可测量(称
其重量,测量其长宽高目前皆不可能),但仍能为旁人所感知。"怒发冲
冠"就是典型的一例。此"神发气动引形变"也。五志过激对于机体的影
响首先在影响气机。如《素问·举痛论》说:"怒则气上,喜则气缓,悲则
气消,恐则气下,寒则气收,炅则气泄,惊则气乱,劳则气耗,思则气结,
九气不同,何病之生?"因此,对于神志郁结之病的治疗,首在于平顺其
气,临床上称为解郁行气。逍遥散、丹栀逍遥散、柴胡疏肝散、解郁合欢
汤等都是比较有名的解郁宁神之方。则此"解郁"一法,实为"散神结"
(解散神气郁结)之法则。但是对于因神郁而致的神志病,中医在临床上
常常通过化痰药的应用而使之减轻或缓解。因此亦把神志病中的各种
"怪相"理解为"无形之痰",即可以把"无形之痰"视为"神"的异化,或指
称"神郁"亦可。其治疗之代表方剂为礞石滚痰丸。

（二）气滞与理气（散结气）

气滞的症状为走窜胀痛。疏通气机的治法为理气。中医基础理论
和方剂学中讲解甚详。理气药依其气味辛香的程度而确定其功效之大
小。理气,在《神农本草经》中常称为散结气。四磨饮可视为行气之代表
方剂。

（三）津凝与化痰（散结水）

言津而液在其中也。津液之为变,纯气化则为气,半气化则为"湿",
泛溢于肌肤则为"肿",积于机体或脏器之一部分则为"饮",积于气道则
为"痰"。据此,则化湿、逐饮、化痰消肿皆可视为"化痰"法的扩充与变
形,皆可视为"散水液郁结"(散结水)之法的范畴。

（四）瘀阻与化瘀

血为流动在脉管中的红色液体。由于血液本身黏稠度增大导致流
动性减弱的病证可视为"隐性血瘀",由于出血凝结、寒凝血脉或热邪熬
炼津血导致血瘀可视为"显性血瘀"。典型症状为"刺痛不移",需用化瘀
法。近世所谓高血糖、高脂血症、高血黏度、血小板增多症等,皆因其导
致血液黏稠度增大,在治疗中除需要化痰降浊外,还需活血化瘀,所谓
"痰瘀并治"法就常用于此类病证。

（五）癥瘤与软坚

癥为有形血积，瘕为无形气聚。这是中医学中对癥瘕区别的习惯表达。但是考虑到血是"血液"的简称，属液态，而本文所谓之癥，则用癥瘤连称，其语义重在"瘤"，常指坚结不散，异于周围组织的"疙瘩"。包括中医外科所称的阴证和现代医学所称的各种肿瘤。病变到这一步，一般很难迅速消除，只有用软坚散结之法以治其标，用消除癌毒（抗癌）的药物以针对病本（病根），若由慢性炎性病灶衍化而来，还需要针对慢性炎症进行治疗，加之病至此时，病人正多已亏虚，则扶正固本之法亦不可少，只是在临证时需要区别轻重缓急而已。

以上解郁、行气、化痰、活血、消瘤，是针对机体神、气、液、质四个层次的"结"的"散法"，在临床是分开用，还是合起来用，都是值得认真考虑的。

三、扶　　正

扶正，就是中医传统的补法。补法有补阴、补阳、补气、补血之异。补阴针对"水不足"，补阳针对"火不足"，补气针对"气少"，补血针对"血少"。形体消瘦，"形不足者，补之以味"，在服药的同时还需要加强营养，针对五脏功能不健而"健"之，亦属补的范畴。那么"神虚"有补法吗？有。因为神为血气之性。心藏血，血舍神，补心血就是"补神"。在补心血的同时加用安神定魂之药，就更加全面了。若是精神气血耗散过度，则另有一强有力的治标之法——敛，即是收涩法。

收涩法中含固表止汗、升提止泻、收敛止泻、升提止血（如用归脾汤治脾虚崩漏）、涩精止遗（用收涩法止遗精）、固肾缩尿等。根据湖南中医药大学易续岐教授（先生曾经为山之子及朱章志等上过《中医内科学》研究生课）的经验，最难掌握的方法是敛肺止咳。盖以咳而无邪者不多，一旦余邪未尽，敛之过早，则留邪助病，易于导致病情反复故也。

关于治则"三要"，大体讨论到此。现在来回顾一下本文的主要内容，则可以一首打油诗概括之：

内外上下邪当逐，神气液质郁当开；阴阳气血虚方补，"三要"临床进退裁。

无论自己临证立法处方,还是学习古人今人临床经验,甚至研讨本书中所列医案,能从此"三要"入手分析解剖,则可谓"思过半矣"。

第三节 人体管道系统功能与中医脏象功能的相关性

人体管道系统功能与中医脏象功能的相关性,这个问题,对于当代中医来说是无可回避的。因为今时的中医处理的疾病大多是已经为西医方法所确诊的疾病,如果不能对这种西医确诊的疾病进行相应的中医脏象病因病机理论的转换,在运用中医中药治疗西医诊断明确的疾病过程中,治则治法的确立就会有困难,当然选方用药也同样有困难。这里选择人体管道系统来作为一个例子,目的是帮助临床中医较快地实现这种思维转换。

从物质运动角度说,中医强调神、气、液、质、食、精等物质的升降出入。当然,广义的神,是生命活动的总称,可能把它也称为"物质"是不恰当的。但是,在活体内"神"也是需要传导(传送)系统的,就是说也是有输送管道的。

神,发源于脑,运用于全身。感受外物的刺激,又传回"脑"。传导此"神"(神经冲动,本质上是一种生物电——电子的传导)的管道是"神经(管)"。因为神经纤维的周围,是被一层髓鞘包裹着的。在中医看来,脑,属于"神明之心",即脏象学说中"主神志"的那个"心"。全身的神经冲动当然不会仅限于经络学中的心经与心包经。但在讨论治疗脑病药物的功效时,无疑入脑治病之药在功能上是"归心经""归心包经"的。

气,传导系统是气管。含西医所说的气管、主支气管及各级支气管。由于气随血行,在肺部进行气体交换的血液经动脉运行于全身,在全身各组织细胞进行气体交换后的静脉血又流回心脏的右心房,通过心脏的右心室输送到肺脏,交出二氧化碳,带上氧气,运行全身。从这个意义上说,真是"气血不离"。总体上说,肺主气,司呼吸。在这一点上,中医与西医认识是一致的。

水，这里特指体内所存之水与人饮入之水。传统的进水渠道只有一条，食管。所谓"饮入于胃"，即是指此而言。出水之道有三，一是皮毛汗孔，通过"汗"排出；二是尿，从肾与膀胱、尿道排出；三是随大便，从大肠、肛门排出。此外，还可以通过呼吸，排出一部分。从排出功能上说，主要与肾和膀胱相关，也与肺和大肠有一定关系。《灵枢•本输》说："肾合膀胱，膀胱者，津液之府也。"《素问•灵兰秘典论》说："膀胱者，州都之官，津液藏焉，气化则能出矣。"提示尿的生成与排泄在肾与膀胱。肾与膀胱之间的输送管道是输尿管。

液，这里特指淋巴液。从血液和淋巴循环的角度说，血浆（在心脏泵血产生的压力下）从毛细血管壁漏出，形成组织间液。这些液体的一部分引流入淋巴管，成为淋巴液。当淋巴液管最终进入大静脉时，这些液体重新回到血液循环。血浆→组织间液→淋巴液，可以称为"血化为水"和"水化为血"。认识这种"水血互化"关系，对于理解病理上的"痰瘀互结"，治法上的"痰瘀并治"十分必要。血浆具有悬浮和运输红细胞（运送氧气和二氧化碳）到全身的作用；淋巴液运送白细胞（能够产生抗感染和疾病的抗体）到全身。组织间液在较低的压力下缓慢地流动于细胞和组织之间。

在淋巴管道系统中穿插点缀着淋巴结。淋巴结是穿插于淋巴管向心行程中的球状淋巴组织，淋巴管中流动的淋巴都经过多个淋巴结的过滤。淋巴结内含有很多淋巴细胞。单核细胞和巨噬细胞，这些细胞在淋巴结内增殖，其中一些细胞在炎症或感染时释放，参与循环。定居于淋巴结的白细胞包围、吞噬淋巴带来的微生物，使淋巴在进入体循环时已被净化。距感染部位最近的淋巴结接触微生物的数量最多，导致巨噬细胞和淋巴细胞增殖，淋巴结肿大。功能活跃的淋巴结在抗感染并使其局限时可能变得较软。中医针对肿大淋巴结除使用抗感染药物（例如清热解毒药）对因治疗外，还常配伍化痰软坚散结药以对症。由于前面所提到的"水血互化"生理和"痰瘀互结"病理，故亦常合并使用活血和营药乃至破瘀消癥药。

如果允许，我们可以把淋巴管称作"液管"。液与津常常并称，那么与之关系最密切的中医脏腑是什么呢?《素问·灵兰秘典论》说:"三焦者,决渎之官,水道出焉。"《难经·六十六难》又说:"三焦者,原气之别使也,主通行三气,经历于五脏六腑。"《中藏经》中也说:"三焦者,人之三元之气也,号曰中清之府,总领五脏六腑、营卫、经络、内外、左右、上下之气也。三焦通,则内外左右上下皆通也,其于周身灌体,和内调外,营左养右,导上宣下,莫大于此也。"这就说明了三焦是气的升降出入的通道,气化之场所。从"气血不离"的角度看,既然淋巴与血液可以互转,则"气液不离"。气能行液,液能载气,亦属常理。其治疗大法,则按照"上焦如雾,中焦如沤,下焦如渎"的理论。根据具体的病情表现采用宣肃肺气以宣散"雾气",升脾降胃以梳理"沤气",补肾利膀胱以通导"渎气"则可。如果嫌此法麻烦,根据《伤寒论》"上焦得通,津液得下,胃气因和"的原则从少阳三焦入手论治亦未为不可。又因为手足少阳经本属一经。而胆经(足少阳)与肝关系密切,则疏肝理气,使气行则水行,亦为一法。

食管系统,《难经》有七冲门之说:"唇为飞门,齿为户门,会厌为吸门,胃为贲门,太仓下口为幽门,大肠、小肠会为阑门,下极为魄门,故曰七冲门也。"太仓是胃的别称,下极指肛门。这个七冲门之说已经把以胃为中心的一个消化管系统描述详尽。在腑有胃、大肠、小肠,与之相表里的脏则有脾、心、肺。心肺居于上焦,大肠、小肠居于下焦,脾与胃同居中焦,为清升浊降之枢纽。故凡消化系统疾病之升降失调,多从脾胃论治,其大的原则是"脾宜升则健,胃宜降则和"。"实则阳明(胃),宜通宜泻;虚则太阴(脾),宜升宜补"。

精管,这里特指"生殖之精",包括男性之精子和女性之卵子。精子产生于睾丸,中医称为外肾。卵子产生于卵巢,中医把它放在"女子胞"中论述。男子的输精管和女性的输卵管都是确切的管道,中医称输卵管为"胞络",输精管则被称为"精道"的一部分。因为精道的下段是被包含在阴茎内的尿道。由于睾丸或卵巢本身的功能减退而引起的生卵排卵障碍及男性无精症、弱精症大多宜按肾虚论治,因为中医认为"肾藏精,司生殖"。由于输卵管下方器官如子宫或邻近区域的炎症,如慢性盆腔炎等导致炎性产物阻塞输卵管时,应从肝论治,这是因为中医认为"司疏泄者,肝也"。并且双侧输卵管的分布部位在少腹,与中医肝经循行部位大体一致,所以治疗中要疏肝理气是必然的;男子的无精症、少精症、弱精症,若是因为输精管下端器官主要是前列腺的慢性炎症,导致炎性产物"逆灌","毒害"了睾丸,睾丸功能减退所致者,也应当按"司疏泄者,肝也"的理论,予以疏肝治疗。当然,对于炎性产物本身的消除,则应当从痰瘀论治,且既有痰凝血瘀,则必有气滞,于是散结气、消痰瘀的治则自当贯穿其中。

乳管,即乳腺管,存在于乳房的腺叶中。乳房由皮肤、乳腺组织和脂肪组织构成。乳腺组织被脂肪组织分割为 10~20 个乳腺叶,以乳头为中心放射状排列。每个腺中有一条排泄管,就叫乳腺管,由该乳腺叶中各乳腺小叶的导管汇合而成,开口于乳头。其传送物质为乳汁,亦属中医"液"的范畴。从经络上看,乳头在纵线上正对肝经的募穴期门穴(期门穴的取穴法为:在胸部,当乳头之下,第六肋间隙,前正中线旁开四寸),故乳头之病,应从肝论治。同时,足阳明胃经从缺盆出体表,沿乳中线下行,挟脐两旁(旁开两寸),下行至腹股沟外的气街(气冲)穴。因此,凡乳腺之病,多从肝胃两经入手论治。由于乳汁为"液",气行则液行,神郁则气郁,气郁则水郁,水郁则为凝痰。因此疏肝解郁,理气化痰,就成为治疗乳管疾病的重要原则。当然,同时加用入管搜剔之药,更是必要的。

第四节　五脏概念三层浅说

心,五行属火。在时为夏,在方位为南方,有双重性,即血肉之心与神明之心。血肉之心即脏器之心,主血脉。神明之心,其功效今时定位在脑,主神明。其病变有神气液质之变。神平为神,太过为狂,不及为癫。古人所谓"癫乃重阴,狂乃重阳"。治狂以泻火为主,治癫以化痰为要。心之志为喜,喜之甚,近于狂。心之气,可分功能之气与物质之气。功能之气,谓心主血脉与神明的功能。主血脉之功能不及往往导致血脉(不仅指供应心脏的血脉如冠状动脉)瘀滞,主神志的功能不及,则常致烛事无明、记忆减退、反应迟钝之类病证。物质之气，指心（含脑）所贮之气。减少则与今时之所谓"缺氧"庶乎近之，表现为气短与头晕。理论上心（脑）之气壅为实，可见胸闷与头涨。因为血以载气，故心气壅滞常与心脉瘀滞同时并见；而脑部壅气则常与血压极升，脑部郁气（甚至血管破裂出血，颅压增高）并见。心血，指供应心脑之血。太过为血瘀，不及为血虚。血虚不足以营心，在心为悸，在脑为晕，亦可见失眠。心主血，心之液，即血也。然脉外之液，即是津液，太过则为水肿、痰饮（含痰、悬、支、溢诸饮），不及则为阴虚。血肉之心，质柔软而有弹性，能舒能缩，泵血纳血，交替进行，鼓荡终生。神明之心（脑），外刚内柔，内含脑髓，质柔而动性极速，脑电传输，速同光电。血肉之心，癌变少见。神明之心，由其他器官的肿瘤转变而来的转移癌多见，其本身形成的胶质瘤亦不少见。心在五行属火，火性炎上，然心火必须下交于肾，水火既济才能当兴则兴，当寐则寐。若心火亢极，不能下交于肾，则为水亏火旺之失眠（黄连阿胶汤证）。心开窍于舌，以诸窍之中，唯"舌"之血脉最为丰富。血脉中之精气营养全身，血脉中的浊质（代谢后的废料）主要经过肾的过滤，形成尿液排出体外。中医所谓小肠主液，与心相表里，其中一部分功能和肾与膀胱形成尿的机制重合。所谓"分清泌浊"，故泄泻之病，利小便即能实大便。

心能泵血，泵血一停，生命终止；脑主神明，藏有呼吸、循环中枢，一旦此中枢失用，生命亦告终止，故"心为君主之官"。

肺，五行属金，在时为秋，在位为西，在气为燥。此天人合一五行脏也。主气，司呼吸，既是功能脏，也是血肉脏，具有功能与结构的高度一致性。外合皮毛，是因为皮毛也具有类似于肺的呼吸功能。开窍于鼻，是因为鼻为气道的开端，呼吸的出入口。

与大肠相表里。大肠排泄有形糟粕而主津。肺吐纳无形之气，肺气壅实者泻大肠可助清肺；大肠失于收摄者补肺气可助摄纳。

肺，在神为魄，在志为悲忧。魄字从鬼从白，白者金之色，金主肃降。故人身肃降之气由肺主之（当把人体五脏系统作为一个整体看时，肝主升，肺主降，脾胃居中焦，为升降之枢纽）。在志为忧，是指神气下降，应于秋天叶落之象。历代医籍中对于魄的太过不及之变及其论治规律较少论及。欲胜悲忧，以喜胜之，于心理疗法有一定启示作用。

肺气，有功能之气，即主持呼吸的功能；有物质之气，即肺中出入之气。二者高度统一。肺气壅结为实，常有气道不通，所谓开肺，宣肺，夹痰热者，化痰清肺，夹痰水者，泻肺行水，皆治其肺气之实也。肺气不足，是由呼吸功能不及。由于肺主一身之气，肺气虚则五脏之气皆虚，故短气、乏力、喘促，为肺气虚最常见之症状。

肺液，在血管内者为血，在血脉之外为肺津（液）。肺主要由空虚的肺泡组成，人死之后肺中血少，所以古人较少言及肺血，然肺中之气，有自静脉经右心房、右心室来入肺之静气（二氧化碳），亦有出肺前经左心房、左心室之动气（氧气），是肺中清浊之气的交换，实未尝离于血也。若肺中郁血而不流，则清浊之气相混而为高度喘促，甚至吐出粉红色血水，《温病条辨·上焦篇》称此为"化源绝，死，不治"。今时医学发达，亦有救得生者，然病情至此，病人终难长寿。

肺津，显性的是指气管中的润滑液，起滋润和清理气道的作用。一旦有细菌、病毒等侵袭形成炎症，刺激气道，则各级气管中痰液增加，呼吸之气出入时振动痰液，可形成湿啰音或干啰音，此时清肺治其本，化痰治其标。标本合治，方能缓其病情。其肺津本亏者，常可形成肺痿，润肺生津是为大法，喻嘉言清燥救肺汤已立其例。

肺为水之上源，以肺主肃降，气降则水降，此其一也；又因为肺主宣发，通过气体上升、外达，上窍开而下窍泄，犹如提壶揭盖，其水流方畅。故腰以上肿者，发汗（实含宣肺之义）有助于利尿消肿。

肺质之变，可见炎症、结核、肺纤维化、肺脏肿瘤。其中难治程度乃是肿瘤大于纤维化，纤维化大于结核，结核大于炎症。肺质之变若见肺的体积缩小，若非急性之气胸，胸腔积液从上、下两方迫压肺组织，则往往为肿瘤细胞吞噬了肺组织，后者多不治。

肺与外邪的关系，在气为燥。故燥邪最易伤肺，然《易》云：水流湿，火就燥。火热之邪，灼伤肺津，最易致燥，此时清肺就是救津；寒湿之邪，阻遏阳气，阳气不升，水液不降，易于凝为痰饮，故《金匮要略》谓："治痰饮者，当以温药和之。"

肝，五行属木，在时为春，在方位为东方，在天为风，在地为木，其气温，其象升。此天人合一五行脏之肝也。

肝，其神为魂，其志为怒。则知所谓"魂者"乃是一种升动之气，附于肝血，出则为寤，藏则为寐。肝志为怒，怒则气上，"怒发冲冠"，气骤然暴上之形象也。

肝气，有物质之气，即血肉肝的血脉之中所藏之气；有功能之气，即指举凡人体全身升动之气，概与肝的生发功能相关。所谓"主疏泄"，实则由肝气之升动派生出来。《中医基础理论》已言，疏泄之功能表现于调畅情志、疏泄气机、疏泄津液（之运行）、疏泄血脉（之循环）、疏泄精气（之运动）诸项。

肝液，在脉内者为血，在脉外者为津液。就血肉肝而言，真是"阴柔"之体，以含血丰富也。肝藏血的初始意义在此，派生义则是肝气的疏泄对肝血，乃至全身（血液）的推动作用。由于肝气以升动为主，故肝血不藏所致之上部出血，多以平肝降逆、清肝降火为主要治法。

肝司转化，即转精化气，或者称为转化精气，此乃血肉肝的重要功能。在医学的发展尚未深入到细胞、分子水平时，人们自然是不可能认识到这一点的。医学发展到了今天，中医基础理论仍然回避"肝司转化——转精化气"的重要功能而不谈，这对于应用中医理论指导治疗血肉肝（解剖学上的肝脏）疾病是不利的。为什么肺、心、脾、肾都不具备这种"转精化气"功能，而肝却具有这种功能呢？这一定和肝脏本身的构造有极大的关系。我们可以作这样的联想：肺是浊气、清气交换之所；心是浊血（静脉血）和清血（含氧血）交换之所；肝是水谷之精（来自脾的输送——西医认为是吸收自小肠）进一步转化为蛋白质、脂肪、葡萄糖以及此三大物质降解之所；脾胃同居中焦，胃纳脾运，胃降脾升，胃燥脾湿相互作用，使水谷分为初步的清（水谷精微）浊（糟粕），清者上输于脾，浊者降传入肠以排出体外。如此等等，无不与五脏之结构相关。提出"肝司转化"说，如果能引起中医理论界的争鸣和临床家的探索，对于促进肝藏象理论的发展和血肉肝病症的治疗，都会有不可估量的意义。自然，这目前仅是一个初步的概念，要以之指导临床立法、处方、用药，还要克服许多理论与实践的障碍。

肾,五行属水,在天为寒,在地为水,在时为冬,在方位为北方。此天人合一五行脏之肾也。

肾,在神为志,在志为恐。此神气脏也。

肾主水者,以其在五行,肾属水;主水,又含主水液的蒸腾化气与气降为水之意。水受阳蒸则化为气,气受阴凝则变为水。故人身水气之升降,其原在肾。

肾藏精,藏五脏六腑之精。此项功能,并非仅仅定位于血肉脏之肾与外肾,而是凡是藏精功能皆归于肾,此肾者,气化肾也。藏生殖之精,于人体则脑部有下丘脑及垂体,可以谓之源肾;腰部有双肾,可以谓之本肾;下有双卵(女子之卵巢、男子之双睾丸),外借尿道为排泄之路,可以谓之外肾。此三者皆有形可征。

血肉之内肾,主水液之排泄,但同时有摄精泄浊之功。浊者,人身代谢后之废物也。如肌酐、尿素氮、尿酸等诸种含氮代谢废物是也。若排泄障碍,即形成所谓尿毒症,在中医则属于关格。而蛋白于人是有益之物,属"精"的范畴,故摄精与排浊,皆统一于血肉肾。

关于肾气,由于肾藏精,故肾气即精气也。气为阳,水为阴,故肾气与肾阴相提并论时,是肾气为阳,肾阴为阴。然中医还认为——气分阴阳,当把肾气视为肾阴、肾阳的统一体时,肾阴指肾中之精的滋润作用,肾阳指命门之火的蒸动作用。

若从肾对水液、精气两方的作用统言之,则可谓肾司藏泄水液与精气。医书中往往偏于强调"封藏",此盖从五行之理言,肾应于冬,冬主闭藏;肾中精气,虑其过泄也。

脾,五行属土,在天为湿,在时为四季之末、四立之前,各十八天,合成七十二天,在空间为中央,此为天人合一五行脏之脾也。由于脾土居中央而运四旁,故主四肢。开窍于口,其华在唇。

脾之神为意而主思。

脾气,一指脾胃所存的水谷精气,此就其物质性而言;一指脾(胃)的运化功能。习惯上脾胃常常并称,因为脾为太阴湿土,胃为阳明燥土,合起来,脾湿胃燥,脾运胃纳,脾升胃降,成为人体气机升降之枢纽。胃气下行,所以运水谷之浊物下行到肠,逐步排出体外,脾气上升,才能运化水谷精微以"上输于肺"。此所谓神气脏之脾也。

血肉脾,即解剖学上的"脾脏",因其在外伤所致脾破裂或某些血液病时是可以被切除的,故这个血肉脾虽被切除而神气脾(可以理解为"运化系统"的总称)依然存在,这就是中医和西医的区别所在。

如果要用一句话来说明脾(胃)的功能特点,就是"脾胃主纳运"。明确胃纳脾降、胃燥脾湿、胃降脾升的功能特点,是治疗脾胃病的一大法门。

结语:伴随于现代免疫学的进展,抗生素一代一代问世和激素的出现,伴随于社会经济的发展,人类平均寿命的延长,以《伤寒论》为代表的治疗外感病的种种理法方药,都不同程度地转到治疗内伤杂病上来了,这是中医不能不面对的现实。从临床需要看,探讨五脏六腑的神气液质之变,是当代中医必须面对的课题。从脏象病机学说看,首先要了解"五脏"概念的三个层次的问题,这个问题,教材似乎未能讲透。我们提出脏象学说的最抽象层次为"天人合一五行脏",是说这个层次的脏象学,以天人合一,"天是一大天(地),人是一小天(地)",人体具有与天地相通应的结构与功能特点。"天有五行御五位,以生寒暑燥湿风",用五行说对天地万物与人体脏腑经络器官组织进行类比归纳,得出的理论就是这个层次的脏象论——天人合一五行脏学说。这个层次的理论古人常用以解释疾病的善恶和判断病情的预后。今时仍常用者,以气机运动为最常见。肝应于春而主气之升,肺应于秋而主气之降,心气属火而上炎,肾气属水而润下,脾胃属土而为气机升降之枢纽,心虽属火必得肾水上润方能不亢;肾虽属水,必得心火下温乃能不寒。这种气机的运动,未必是肉眼看得见的,自然也不可能用数学来计算,不可测其质量,不可测其长宽高,但对于指导中医临床却依然有着非常重要的价值。

脏象学说的第二个层次,我们称之为神气脏,也称功能脏。目前的中医理论在这方探讨最多。其思维工具是观察与体验,所谓"司外揣内"是也。

第三个层次,其思维工具为解剖、生理、生化,思维方法是解剖实验与微观观察。中医脏象学说对此涉及较少、较浅,我们称之为血肉脏,即解剖学脏器。其中肝、肾两脏与中医脏象学说不重合者多。我们提出肝司精气之转化,肾司水与精气之藏泄以概括之,是想提醒新时代的中医师对这两脏的病理生理学常识应当有所了解,这种了解不仅有利于提高疗效,而且有助于和患者交流,因为大多数患者平素接受西医常识较多,对中医理论接触较少。

总之,本文的写作目的是希望临床中医能自觉地关注五脏的神气液质的常与变,以利于在处理老师没有教过的病证时能建立自己的思路,以免成为一个"死方"对"死症"的呆板"医匠"。

第五节　脑髓浅说

脑为髓海,精明之府,刚壳柔瓤,在体之颠,任督阴阳。统摄六经,藏布精气,出入神机,为生长壮老已之源,奇恒之府也。

脑为髓海,出于《灵枢·海论》:"脑为髓之海,其输上在于其盖,下在风府。"在结构上说,因其外壳为板状骨,其质至刚;内为脑髓,其质至柔,故称其刚壳柔瓤,此比之于瓜也。

脑的功能则是任督阴阳,统摄六经,藏布精气,出入神机。

任督阴阳,任是总任,督是总督。任督二脉交会于龈交。十二经脉之六阴经(心、肝、肾、脾、肺、心包经)皆交汇于任脉,则任脉能为六阴经之总任;六阳经(小肠、胆、膀胱、胃、大肠、三焦经)皆交汇于督脉,是督脉能总督六阳经也。六腑为阳,功在受水谷而传化物,动性为主;五脏为阴,功在藏精神血气魂魄,静性为主。阳气汇于督,阴气汇于任,任督相交,阴阳相济,上达颠顶百会,下则起于会阴。如环无端,这就是脑任督阴阳、统摄六经的理论依据。

脑为髓海,与其余三海的位置关系值得思考。

脑是一个独立的腔性结构,居人体之至高。

气海,所谓膻中,其实就是指胸腔,在颈项以下至膈膜以上的部位。

胃为水谷之海,在膈膜以下,肚脐以上,属于腹腔的上腹部。

冲脉为血海，由于其与女子月经关系密切，所谓"冲为血海，任主胞胎"。其起源部位应当就是女子胞。这女子胞（子宫）是在小腹的，也居于腹腔之内。水谷之海的水谷之精，化气上熏，注于胸中，则为宗气，所谓"宗气积于胸中"者是。生血下注，注于胞宫则为经血。

再进一步说，如果把胸腹腔看成一个统一的腔子，再把它分为三焦，就是部位上的三焦：上焦心与肺，中焦脾与胃，下焦肝与肾。

脑就不仅是位置上高于胸腹腔中的五脏六腑，而且在功能上也对五脏六腑有总摄作用。

藏布精气，是说脑既能贮藏从五脏上传来的精气，又能疏布精气到五脏之中。

中医典籍上虽然没有明确提出这一点，但是我们看，"所以任物者谓之心"，反映客观事物的心，显然应当属于赵献可所说的神明之心。《素问·脉要精微论》明确指出："头者，精明之府。头倾视深，精神将夺矣。"足见在这里，主神明的心和头（脑）实为一体。从现代医学角度看，视觉、听觉、嗅觉、味觉，虽司于眼、耳、鼻、舌，其实，皆有感觉神经从头中的上位核中发出，其根源在脑；可是从中医角度看，眼为肝窍，耳为肾窍，鼻为肺窍，舌为心窍。其实五脏之窍，在解剖学上都有一根传导生物电的电线——神经联系于脑。足见在西医上看来，他们都是脑之窍。这种由五官七窍上传的感觉神经传导的生物电，属于神的范畴，神乃气的作用。举例来说，一旦视神经萎缩，电线已断，虽有眼珠瞳仁，不能视物矣，何故？脑中精气不能下达到眼之故也。此即所谓"出入废则神机化灭"之一例也。

又如，肺主气，司呼吸，此中西医所共知也。然在脑中有呼吸中枢，一旦呼吸中枢受损，则可能导致呼吸骤停而生命终止。

再如，心主血脉，司循环，此中西医所共知也。然在脑中有循环中枢，一旦循环受损，可致心搏骤停，血脉静止，生命终结。

又如，肝主藏血而司疏泄，此为中医之认识。司精气之转化，此西医对于血肉脏的肝之所认知也。现代医学已经证明肝脏（血肉肝）是蛋白质合成的主要场所，而位于脑中的下丘脑分泌生长激素释放激素和生长抑素，这两种激素可促进或抑制腺垂体分泌生长激素，生长激素作用于所有细胞(当然也包括肝细胞),对蛋白质合成起抑制作用。这也是脑对肝"转精化气"功能有调控作用的证据之一。

总之,脑对五脏功能的支配作用,以及对五脏通过经络与气化延伸出的功能(如肝开窍于目而主视力、肾开窍于耳而主听力、肺开窍于鼻而主嗅觉、心开窍于舌而主味觉)的支配主宰作用,都是脑中贮藏和疏布五脏精气的表现。

藏布精气的另一个例子,如生殖系统功能的产生与调节。已知生精产卵者男子之睾丸,女子之卵巢也。而精子和卵子的产生成长、排泄都需要性激素的作用。性激素产生于男性之睾丸和女性之卵巢(此中医之"外肾"也,藏生殖之精)。然而支配与调节卵巢、睾丸功能的却是产生促性腺激素的脑(垂体)。如果说肾(这里指外肾——睾丸)是生命之源的话,那么下丘脑——脑垂体就是生命源之源了。高于普通意义上的"肾精"一个层次。

关于神机出入,由初中阶段就学过的传入神经、传出神经的知识出发往往不难理解。

关于脑为生长壮老已之源,《素问•上古天真论》中提到一个非常重要的概念——天癸。古人只能用"天一之肾水"来加以说明。如果能借鉴内分泌学的一些知识来认知天癸,则可能会更加深入和透彻。简单地说,位于间脑的下丘脑,其底丘脑的细胞能合成多种激素,通过轴突将他们释放入血,再由血液运送到腺垂体;下丘脑的其他细胞分泌的激素由轴突运送到神经垂体,并在那里贮存直到释放入血。通过这两条途径,下丘脑就能调节腺垂体和神经垂体的激素分泌。

垂体激素的靶器官是位于脑外的二级内分泌器官,包括甲状腺、肾上腺、睾丸和卵巢等。二级内分泌器官所分泌的多种激素对于人体的生长发育,疾病的防治都有着十分重要的作用,当然就与人体的生长壮老已关系至为密切了。《内经》还有一个重要论述,那就是"人始生,先成精,精成而后脑髓生"。新的生命是首先成于受精卵的,由受精卵再发育成五脏六腑、经络,各种组织(皮毛、血脉、肌肉、筋膜、髓)。《灵枢•本神》谓:"天之在我者德也,地之在我者气也,德流气薄而生者也,故生之来谓之精,两精相搏谓之神。"如果把"天"视为父的代称,地视为"母"的代称，则全句不难理解。谓生命成于先天父母之精的结合，而生命形成之后才会有精神、魂、魄、意、智、志等精神活动。正是在这个意义上，尽管脑为五脏六腑十二经络生命活动的总司，但其来源，即其先天却是父母的生殖之精，因此脑的不足之病可以从肾论治。也正因为脑未被列入以阴阳五行学来构建的脏象学，而只属于"奇恒之府"之一，所以历代医家在论述药性、归经时，并无一味"归脑经之药"。那么在治疗脑病时，当从何经入手？曰：唯治五脏而已。

我们还认为人犹如一棵倒长着的树，其根在脑，其干在躯干（内含五脏六腑），其枝叶在四肢。竹树花草，其根在外，根在外者，命曰气立，"升降息则气立孤危"；人与动物，其根在中（中者，内也），根于中者，命曰神机，"出入废则神机化灭"，故气体和营养物质的出入是每时每刻进行着的，从生命发生学上说，《灵枢·本神》说："人始生，先成精，精成而脑髓生。骨为干，脉为营，筋为刚，肉为墙，皮肤坚而毛发长。谷入于胃，脉道以通，血气乃行。"人成于父母之精后，首先形成脑髓，继而形成外合于五体的脏腑（这一步《内经》没有明说），继而或同时形成与五脏相应的五体——骨髓（肾之合）、血脉（心之合）、筋膜（肝之合）、肌肉（脾之合）、皮毛（肺之合）。这种"精→脑→五体"发生学已经提示了"脑"为人之根。

在功能上说，《素问·灵兰秘典论》已经指出："心者，君主之官也，神明出焉……主明则下安……主不明则十二官危。"十二官即原文中的十二脏，为五脏六腑之总称。在五脏六腑之上还有一主，且能主神明者，实指神明之心，即"脑髓"这个"精明之府"。如果再做一个形象的比喻，则人脑如树之根；脏腑（因藏躯壳之内）如树之干；四肢如树之枝；毛发如树之叶也。

综合前面的浅说，可以用一首小诗概括，这就是：

人根髓海府精明，任督循环统六经。

布气贮精神出入，神传脉导两途明。

所谓神传，指通过神经纤维来传导神经冲动；所谓脉导，指由脑分泌的各种激素，通过血液循环来布送到靶器官或靶细胞。

希望这篇浅说能引发中医师们对脑的生理、病理、治法、方药及其与五脏之关系的进一步探索的兴趣，以助提高疗效。

第五章

诗 文 记 学

第一节　散　文　习　作

《福宝诗文稿存》序

二〇一三年中秋于重庆南山北麓之九泽堂

癸巳中秋，圆月初上。亲人桂酒，共聚飞觞。登高眺远，南向故乡。因思福宝文坛耆宿刘师丕显等诸公，编汇《福宝诗文稿存》，嘱余作序，尚待成文。平日既乏文思，何不乘兹酒兴！

嗟余福宝，山高水长。林木葱茏，碧波荡漾。南邻天水乡镇，北通白鹿坪场，西接贵州一省，东际先滩数乡。人民既勤劳而朴实，历史更渊远而流长。

早自汉代，即有人居。惜字亭迹，清代之墟。乾隆以降，商旅云集；释缚脱艰，腾飞迅疾。镇号福宝，名副其实。允我为君，聊举一一：

佛光普照，福降黎民，庙宇鳞次，川主、火神。瓦屋栉比，石梯登云。农耕商鬻，玩友书声。

福在天高，宝在地阔。转龙山，看石笋冲天；蒲江源，踏平滩映月。白岩湾，品倒流清水；雷波洞，仰银河飞瀑。九道拐，登千步赤梯；玉兰山，赏万顷绿竹。石马扬蹄，十里奔吞蒲水动；鸡公翘嘴，一声高唱东方白。腊肉方熏，西北风扬飞雪漫天；新秧正插，杜鹃花绽子规啼血。夏雨浇凉，荔枝果露笑脸红腮；秋风送爽，豆腐干赠来宾往客。

天生福宝之地，地产灵杰之人。未就学时，善耕善种；勤读书后，能诗能文。

诗有言志之妙，文有载道之能。听田里蓑翁，纵情歌唱；观文坛宿匠，下笔成文。抚今追昔，代有其人。壮士穆青，"笑向九天传火种"；李氏耀先，"仿佛营中箫鼓声"；汪公海如，"民困久怜伤国本"；穆公晋明，日暮聊为《人海吟》。前贤垂范，蓝盼青生。失意处，文将滴泪下点点；扬眉时，诗以咏日上蒸蒸。民情风物，随时而转；诗文书画，借稿以存。

或问斯编价值何在，"能衣？能食？能温？能饮？"

——"福天,福地,福宝,福文","宝"字方为此中重心!

景色之宝,借山川而永蕴;地产之宝,赖物候以常新;诗书之宝,舍文稿于何证? 今之存昔,亦犹后之存今。存者,留也。对酒当歌,莫叹人生乃匆匆过客;如水月明,但留涓滴与芸芸众生。

蒲吉良传

一九六七年冬

蒲吉良,三棱山人,年六十余,身材短小,自云少壮负重,无逾八十斤者。

蒲老原居尖花山,结草为庐,打柴为生,家贫如洗,而从不叹苦。后迁下山,造屋,须于白沙购椽钉,往返二百六十里,仅食粮二两,甘蔗四尺,夜宿石上,归家米囊如故。

小四堰扛竹,余辈一日一次,早出晚归。蒲老至山,拉竹一条,上肩之后,换过即走,不至站头,决不稍歇,且不饮食。待余辈至家,彼复上山打柴而已归矣。视之惊叹不已:夫行不速于人,力不强于人,而能先达多为者,毅坚于人矣!

蒲老二子,皆负二百余斤善飞走者。视其父老不辍劳,不晓享福,讥曰"死积"。良怒,乃制灯芯绒衣一件,短至腹脐,紧于绳缚。六七年冬,二子乏币,蒲老倾其囊,尽授二子以分,各得二十。

余自识蒲吉良,即深仰其风,录之座右,铭于肺腑,盛衰荣辱无计,蒲老精神不忘。

第二节　诗词习作

《诗纪鸿泥》自序

丁亥年除夕

丁亥孟冬，余因查出糖尿病，亲人悉为耽忧，家慈尤为焦虑。家严慰励之余，嘱余将平生习作诗词整理成帙，拟付枣梨，聊赠亲友。爰将余爱诗之缘起略述于次：

窃思环境之熏陶，此盖余所以爱诗之一也。缘余九岁时，家慈教农民夜校，其课本有诗云："好久没到这方来，这方凉水长青苔，拨开青苔喝凉水，打湿喉咙唱起来。"此歌咏言也。食堂赛诗台上，余姐有诗云："三月里，桃花红，社员个个是英雄。"此诗言志也。至余十二岁时，读二舅家藏《唐诗》，乃知有"秦时明月汉时关"；读幺舅珍藏《三国演义》，方有"滚滚长江东逝水，浪花淘尽英雄。是非成败转头空……"之叹。时值灾困，外祖母以十三斤大米、三十斤红薯之月定量，勉力撑持余祖孙二人之生计，余常拾薯根于农民锄后，乃渐知盘中餐，粒粒皆辛苦。返乡背粮，路经白水口，听飞瀑轰鸣，仰青松矗立，遂有白水口抒怀之作。辍学返乡务农，耕余读家严珍藏之《水浒传》，诸语不能复记，唯"豪气冲天贯斗牛"一语，至今仍横亘胸中。十三岁，在火烧坝，旁听家严与刘师丕显氏品评毛氏诗词，余一闻即能背诵，最伏膺于毛氏者，乃"俱往矣，数风流人物，还看今朝"。有如是诗境之熏陶，此乃余之所以不能不爱诗一也。

复念心底波澜，诚余写诗之动力也。余素以有志自许，然数十间，读书嫌少，结婚嫌早，家道嫌贫，心肠总好。豪情万丈与事业无成之冲突；亲情浓郁与捉襟见肘之冲突；立功用世的雄心壮志与躬耕陇亩的生存环境之冲突；寄望于后人的不尽情结与所望难期的无奈现实之冲突；即以所挚爱的中医学而言，树大根深，源远流长的岐黄学术，与蚍蜉撼树，狂犬吠日的跳梁小丑之冲突，诸如此类，无可胜计。外撞于目，内叩于心，胸中波澜不能不激荡为诗。此余诗之所以不能不作二也。

惜乎读书太少,功底难言,无论修辞炼句,即于音韵平仄,亦多有不合。惟以聊记鸿爪自宽。尝愿天假之年,诊余自《诗经》《楚辞》汉魏乐府、唐诗、宋词、元曲,逮明清诸家,通读一过,彼时再来习诗,或者有登堂入室之望?且尤有说焉:余今年五十又九,犹赖家慈羹藜以饷,家严导理而安;荆妻虽识字无多,然能耕读相伴,甘苦相随;子女孝顺,兄妹关心。即单位同仁,亦知余名利无争,相处友好。所诊患者,有成知音者。为人至此,何幸如之?歌发胸中之气,又何务以诗之工否为斤斤乎?且余平生读书,飘寄在外,多不在父母膝下,今且以此一诗集,权当呈于八旬双老面前的一份家庭作业如何?

是为序。

白水口抒怀

一九六一年初夏

飞瀑震轰轰,峰顶树苍松,
壮士无屈节,俯首非英雄!

注:时余十二岁,艰难的生活,随时都会把我逼向辍学的边缘,我只感觉总有一种沉重的压力,这种压力是什么?会给我带来什么结果?我不知道。仰视白水口上的飞瀑、苍松,写下了前面的诗句,应该说,那时写的东西受《水浒》的影响是比较深的。

赠友人　调寄沁园春

一九七三年春节

快逐隆冬,旧年瞬逝,迈进新春。正日照高峰,冰消雪化;风吹碧野,叶放花芬。有志人生,青春永在,天下何愁事不成?年二十,愿悬崖摘草,贡献人民。

读书自问何成,只学得耕耘度此生?渐弃却涂鸦,横吹不奏,夜观本草,昼试银针。小犊初生,老牛心事,苦酒甘尝饮自斟。前程指,要高山打虎,大海擒鲸。

注:小犊,取"新生之犊不畏虎"意;老牛,言"俯首甘为孺子牛"志。友人,指小学同学丁学贵,参加工作后,改名丁坚。

天堂坝

一九七三年春

旬前梦至天堂坝,水秀山清树茂华。
醒谓山乡何觅此,身临幽境倍惊嗟。
风掀麦菽千重浪,日丽河山万树花。
许我临兹施手段,为民除病幸无涯。

注:天堂坝为四川省泸州市合江县福宝镇下属一乡,地处偏僻山区,四山环抱,中间一处平坦之地,风景秀丽,若桃花源。家父 1953—1954 年曾在比天堂坝更加山僻之地——转龙山,教书两年,现转龙山已更名为平滩印月,为国家级自然风景区。

呈穆老

一九七四年农历四月二十

一别先生瞬数年，朝耕暮种百忙间。

读书自问成何事，建树毫无只抱惭。

株守深忧豪气失，金针直刺病魔歼。

学无止境殷殷望，万丈高峰必越巅！

注：①穆老，指穆晋明先生。②"株守"句原作"笔墨横流豪气在"，据穆老意见，为避嫌疑，改。③"学无止境"句，原作"叮咛又复叮咛忆"，据穆老意见改。穆老晚年，以其未早志学医为终生憾。对我学医，坚决支持，反复勉励。

悼穆老

一九七六年

先生知识少人齐，晚志难成殒老躯。

最憾青春从利发，偏遗教训指航迷。

苏杭辗转驰名教，沈赵评谈作杰师。

故事两篇寓意远，鞭催劣马直前驱。

注：沈赵，沈佛愚、赵云生，俱为合江县已故名中医。

为风雪青石路柴翁画像

一九七六年冬

两寸胡须三尺身，皱纹无数额头横。

叮叮脚马声声碎，飒飒寒风股股凌。

童稚无由从学艺，老衰唯此勉营生。

扪心自问将来我，甘作柴翁一样人？

午眠初醒

一九七八年夏于秧田坝

同学骤还述考场，雷鸣雨啸滚聘旁。
心潮浩荡眠难再，思绪万千理絮茫。
只认崎岖登岭径，攀缘藤葛上林乡。
活河呀哟声盈耳，霹雳二锤催起床。

注：牟家忠同学自城里归来，述高考情况。恰逢雷雨骤作，作上诗以记其事。"活河呀哟"为石工呼号声。

三十抒怀

一九七九年

三旬人道正华年，岂敢滩头恋谧闲。
多仗师亲为后盾，久怀素志着先鞭。
攀峰路漫瞻巅远，把棹滩多识道难。
举目将来存一念，坦途唯在破荆间。

答母信

一九七九年夏于竹板滩

母信寥寥仅数行，千斤字字击心房。
告儿家事担忧减，励我征程跃进忙。
三旬抱愧依亲饲，数子腾欢唱祖旁。
岂敢濒湖同比志，悬梁刺股不堪忘。

午眠再醒

一九七九年夏于竹板滩

又当午睡听惊雷，亦被声声喊急催。

醒忆南柯多憾事，遥闻师父夺先旗。

群医昨赴科场假，儿辈今驰赛马期。

头疼只为眠难稳，旧瘾新思发笔啼。

注：作此诗约两月之后，即参加全省中医药人员选拔初试。

宜宾三赴

一九七九年冬

宜宾三赴尽艰辛，脑海掀涛寐不宁。

早伺车窗客座满，暮投旅店夜更深。

阿姨四唤连铺卧，师傅三声站票乘。

雨急风狂冷坝晚，紧挨满伯待鸡鸣。

得《针灸甲乙经》

一九七九年冬于宜宾光明旅社

三赴宜宾却为何？不堪心血付蹉跎。

初逢《甲乙经》思读，久向《伤寒论》里磨。

对镜鬓旁添发白，持书心里出劲多。

单衣父母寒无炭，儿莫如趋大埂坡！

注：大埂坡，福宝高山，为余打柴、挑炭所常经之所。

何时得出猿溪口

一九八〇年夏的某夜

猿溪水，日夜流，你唱欢歌我发愁！
何时得出猿溪口，海阔天空任自由！

得《素问直解》

一九八〇年夏

忙忙碌碌度光阴，何日能成研究生。
灵素金辉开瞽目，惟期十载别江城！

得友人无纸信一封而作

一九八〇年秋

儿时交道幼时情，莫逆初成为共贫。
世事沧桑分友谊，人间寒暑隔知音。
进展有乎探学术，回书无纸励征程。
仁兄拭目请稍待，他日重逢是甚人！

注：一九七三年夏末，仁兄曾经来信关心："近几月来，弟的学术一定有大的进展吧！"

满江红·呈家严（兼呈慈母）

一九八一年腊月二十三日

萤火雪窗，熬尽了，几多心血，原指望，欣然晚景，心愉襟阔。不意难防崩堵水，何期捞取江中月。细思量，无味是家庭，愿长别。乌蒙岭，千峰迭，黔江水，万迴折。问桃源何处，人生几得？曾为玲愁生怒气，方闻榘庆添欢色。愿双亲释怨手重携，扶桦雪。

黔驴自解

一九八二年秋

人世艰难今始悟，须清头脑莫糊涂。
甘倾心血扶儿女，忍弃前程作匹夫。
法律堪依担我责，感情无靠任亲疏。
厥生只当还前债，何必斤斤计较乎？

旧居回首

一九八二年七月

旧居回首慨千端，往事桩桩耀目前。
锹锹垦土爷儿共，风雨临窗婆媳关。
独憾今朝成破裂，唯期异日再团圆。
前嫌应弃从兹始，携手中流挽巨澜。

无题

一九八二年于福宝卫生院

家破财空筑债台，欲飞犹恨翅难开。
身加百补千钉服，肚塞重忧叠虑才。
咫尺慈亲心隔障，影随淑眷趣临筛。
悠悠此恨谁能解，唯向长沙觅指归。

呈袁老

一九八三年

油苗扶植赖园丁,学遇良师若旱霖。
指点频频情倍切,叮咛细细意何深。
扶桑欲请操舟渡,岱岳将升引经登。
直教顽童忘浅陋,梦吟一律颂师尊。

注:袁植群先生为熊传樑之日语初师,早年留学日本东京早稻田大学。抗战期间归国。退休后曾自费考察长江三年,并向长江水利委员会呈递考察报告一份。84岁加入中国共产党。

答母信

一九八四年秋

又值深秋霜降时,依然母信嘱添衣。
心飞竹板滩头远,目顾长田角上迟。
父抱殷忧遣以画,母怀沉痛赋于诗。
堪怜逆子功无就,枉负亲恩抚育慈!
半生历坎复经坷,总爱高山及大河。
风顺帆张得意少,山重水复怨幽多。
赤脚黄泥三尺厚,青丝白发十年磨。
哪望上苍能佑我,唯期父母和谐过。

寄夏度衡教授

一九八六年六月

千里关山度若飞,丹心一片叩吾师。
长沙风鼓湘江雨,仲景光腾岳麓辉。
教授关怀滋肺腑,导师慰励暖心扉。
徽音盼待来天际,梦绕魂牵受教时。

如梦令

一九八六年于合江大市巷六十四号

昨夜飞来喜报,令我腾欢雀跃。
急急展开时,催我长沙报到。
报到,报到,却是南柯谁料?

感事呈游泳书记

一九九二年

鲲鹏未缚不还朝,东去当年意气豪。
父母符阳揩目望,宗师岳麓碎心教。
廿年求索功难就,一纸文凭岂足操。
此日重逢添马力,长风万里破惊涛!

注:东去,指1986年长沙读硕之行。

重回三合有感

一九九三年秋,姨母灼灵,余重回三合,
时外婆、舅舅均先后逝世,扫外婆墓后有感。

江海重归小笋溪,遐思伴鹤暮烟飞。
沉沉困顿催孙醒,苦苦扶持叹祖痴。
路远山高姨母泪,事难书少舅爷诗。
亲人两代今存几? 衰病双亲不忍思!

东行

一九九四年

负笈当年为哪般? 泰山极顶誓登攀。
东瀛遥指兴医药,西蜀回眸济病残。
出笋当年生峻岭,挥师此日克雄关。
龙归大海乘风雨,踊跃奔腾卷巨澜。

思亲

一九九四年中秋前夕于济南

时近中秋望月圆,巴山遥指恨绵绵。
愧无一饼呈双老,喜有千回克数关。
蒲水潺潺迎谱曲,黄河滚滚扣筝弦。
倾聆此际双亲语,传椠灯前咏哪般?

周云生先生颂

一九九四年冬于天堂坝

云生周老住铜梁，挟术扶民达寿康。

重剂祛邪三肱折，轻名持正二竖亡。

华佗可有行医证？伯乐堪嗟失眼光。

倘许愚生承绝技，应教寰宇仰岐黄。

注：周云生老先生，"文革"中，曾在合江天堂坝公社生活数年，活人甚众。既精易学，又精中医，身怀绝学，埋没林泉，可惜之至！

寿严父七旬

一九九八年正月于福室

梅溪激荡沐群雄，凤岭巍峨拔翠中。

汲汲攻书千夜晚，孜孜力学万山红。

生徒展翼鹏程远，子女成材蜀道通。

杯祝古稀人羡寿，拈须微笑壮心隆。

寿慈母七旬

一九九八年正月于福室

张翮扶摇入翠微，朝风暮雨瞬依稀。

玉心一片随夫转，高识多番放子飞。

风暖三春桃李笑，仁登七秩子孙围。

爱心夜入慈亲梦，人颂霞天处处晖。

五十抒怀

一九九九年四月二十日

初中博士庆飞升，驹隙回眸五十春。
福宝双亲漂泊客，巴渝儿女寄篱人。
三餐一宿同亲慰，朝露夕阳独自怜。
赤子拳拳心未老，回回梦里赴东瀛。

无题

二〇〇一年

除夕驱车鹅岭上，关门大吉学田湾。
弟兄误会辞青岛，授受无亲返四川。
鲁祖庙前板凳冷，中研所内蜚声传。
纷纷侧目兼哼鼻，看尔如何过此关！

开题之后

一九九六年

从师仰教历三秋，灵素精深费索求。
象属功能探动阈，藏超实体异形畴。
肝司罢极含消长，木具阴阳有放收。
欲从此论彰文意，未识先生可点头？

悼张老

二〇〇五年

七岁音书一字无，恩师日夜惦愚徒。
中医百载忧存废，大道千年虑众孤。
时髦勿赶多临证，根本务求重念书。
医海慈航方是赖，重聆教诲恨无途。

为盛和兄晋升主任中医师而作

二〇〇七年冬

红姜共品味潇湘，八载攻书志益刚。
巴蜀困余颠沛久，萍乡励尔攀登忙。
临床逼我书重拾，生活教君弦更张。
额首鼠年春欲至，鹊歌梅笑正高当。

鹊梅既奏正高当，烈士雄风晚更张。
疢难横行呼扁鹊，黎元仁寿盼长桑，
难明指下渊微杳，无限壶中日月长。
欲报君亲当爱己，身心两护记无忘。

注：曾盛和，湖南中医药大学研究生毕业，获硕士学位。任江西省萍乡市中医院业务院长。

沁园春·贺双亲八十寿诞

二〇〇八年正月

其一：献给爸爸

凤岭松苍，梅溪柏翠，园育褓襁。忆黑岩寺里，书声琅琅；郑家祠内，胜绩煌煌。重庆游归，昆明向往，霹雳惊天梦未长。从兹后，为奔忙生计，背井离乡！他乡何胜故乡！赖知己石龙话意长。更转龙山下，能掰溪蟹；周山北麓，可借余粮。候得春回，迎来日暖，山里腾飞出凤凰。风正顺，看儿孙锚起，破浪行航！

其二：献给妈妈

龙洞山环，笋溪竹抱，最爱家园。恨火灾匪劫，家贫似洗；父丧兄逝，深造无缘。强打行装，白沙待发，一妪婆心误哪堪！于归后，幸翁姑教诲，挑菜耘田。神州何处桃源？值骤雨狂风撼世间。仗腹有诗书，政通策晓；胸存正义，善辩能言。风至当风，雨来冒雨，敢为儿撑一片天。和谐世，庆儿孙绕膝，足慰余年。

扉页小题

二〇一三年

存破何如读破佳？好书伴我度天涯。
三餐得饱衣穿暖，觅乐安心莫少它。

七十抒怀

二〇一九年四月

汲汲孜孜七十春，回眸犹憾事无成。
习耕习种胼胝厚，为学为医砥砺勤。
水复难回探宝志，山重未改取经心。
南湘北鲁游归罢，乐在悬壶扬子浔。

图书在版编目（CIP）数据

熊传榘中医课徒录 / 熊传榘著. —北京：人民卫
生出版社，2022.5

ISBN 978-7-117-33110-4

Ⅰ. ①熊… Ⅱ. ①熊… Ⅲ. ①中医临床－经验－中国
－现代 Ⅳ. ①R249.7

中国版本图书馆 CIP 数据核字（2022）第 081881 号

人卫智网	www.ipmph.com	医学教育、学术、考试、健康， 购书智慧智能综合服务平台
人卫官网	www.pmph.com	人卫官方资讯发布平台

熊传榘中医课徒录

Xiong Chuanju Zhongyi Ketu Lu

著　　者：熊传榘

出版发行：人民卫生出版社（中继线 010-59780011）

地　　址：北京市朝阳区潘家园南里 19 号

邮　　编：100021

E - mail： pmph @ pmph.com

购书热线：010-59787592　010-59787584　010-65264830

印　　刷：北京汇林印务有限公司

经　　销：新华书店

开　　本：710×1000　1/16　**印张：**19　**插页：**2

字　　数：283 千字

版　　次：2022 年 5 月第 1 版

印　　次：2022 年 5 月第 1 次印刷

标准书号：ISBN 978-7-117-33110-4

定　　价：59.00 元

打击盗版举报电话：010-59787491　E-mail：WQ @ pmph.com

质量问题联系电话：010-59787234　E-mail：zhiliang @ pmph.com

数字融合服务电话：4001118166　E-mail：zengzhi @ pmph.com